中國近代中醫藥期刊彙編

第一輯

26

中西醫學報

上海辭書出版社

目録

（第二十二期）

中西醫學報

中華民國元年三月中西醫學研究會出版

總發行所上海新馬路昌壽里五十八號無錫丁廣

目錄　三月份

●價目●
本報全年十二册本埠八角四分外埠九角六分

新撰虛癆講義序

日本愛知醫學專門學校學生　朱笏雲

自古殺人之多未有過於結核菌者也歐美諸國每歲死於結核者百餘萬日本八萬乃至十萬我國人口之衆爲各國冠而國民之衛生與醫生之知識尚遠不如日本則每歲死於結核者不知有幾百萬也考結核菌之爲物也抵抗力甚強在空氣中能活半年對於寒冷則雖在攝氏零下十度尚能七週不死蔓延極廣不論寒帶溫帶熱帶不問貴賤貧富罔不傳染之而自十五歲至四十歲尤易被其侵襲其增殖之速則在幽暗溫暖濕潤與養氣充足之處一晝夜間一個可化生千六百萬其入人之器臟也使其部硬結如果核如入肺則人患肺結核入腸則患腸結核入喉頭則患喉頭結核等各器臟中肺臟最易爲結核菌所侵故結核菌每侵入肺臟以施其殺人之術嗚呼結核菌亦狡矣哉然人之器臟本具有殺菌之機能也至不能殺菌而反爲菌所侵則有種種原因焉原因於體質者如顏白頰赤頸細長胸扁平骨格狹長筋肉瘦削皮下脂肪缺乏皮膚薄弱之人易罹結核是也原因於職業者如學者官吏教員學生社會員成衣匠及礦山之工夫紡績之工女等易罹結核是也原因於疾病者如痲疹百日

咳流行性感冒糖尿病血液及心臟病痲刺利亞呼吸器加答兒黴毒及淋病精神病肋膜炎等患者每續發結核是也原因於不攝生者如運動不足營養不良酒色過度精神憂鬱與在不潔之空氣中行過劇之勞働之人皆易罹結核是也而人之罹結核也有自覺症狀有他覺症狀如發熱盜汗咳嗽咯痰咯血顏色蒼白肌肉消瘦呼吸困難心機衰弱等皆自覺症狀也打診之濁音鼓音聽診之囉音氣管支呼吸音等皆他覺症狀也結核病因各種症狀之輕重而其經過有良否大抵初期十可治七八二期十可治五六其必死無疑者僅末期重症耳而漢醫學家不知結核之治法遂謂結核為死症不其傎歟蓋嘗論之結核病之增減與治療及豫防之疏密為比例近數年來歐洲各國患結核者日減而日本反日增此非日本之國民較歐洲各國之國民易罹結核乃日本之治療及豫防不如歐洲各國也試就治療言之歐洲各國之療養院也空氣食餌藥物注射等療法悉備其規則復極嚴密凡患者之起居飲食皆有一定章程不令有絲毫之過或不及故其進步速收效鉅入院者百人中可治愈五十乃至八十以上今日本之肺病院於各種療法雖已畧備然缺點甚多其規則亦不及療養院之嚴密如療養院中於病室外設有橫臥室讀書室會話室食堂病室內置有換氣窗

屏風等。日本之病院皆無之。療養院之食物。貧富一致。日本則因病室之不同。而分爲三等或四等。強練皮膚。有冷浴、溫浴、乾擦、濕擦、冷水灌身、濕布捲體之別。療養院中聘有熟練之醫生。因患者之體質及病狀。而示以適當之方法。日本之病院無之。煙酒稗史小說及不規則之語言動作。凡足以傷生或感動精神誘起淫慾者。療養院皆著爲厲禁。日本之病院則不若是之嚴。若夫患結核而力不能入院者。歐洲各國皆設有結核投藥所以治療之。投藥所置有審查官若干名。凡投藥所斷定爲結核者。其生活之情形。勞働之狀態。與家族之健康與否。住宅之衛生與否。皆由審查官詳細審查之。而報告於投藥所。投藥所乃按審查官之報告。而與患者以適當之治療。并授患者以各種攝生法等。投藥所猶恐患者之不能實行其言也。則常派審查官以監督之。不惟監督之也。如工場之工人等。罹結核後。其職業必需變更者。住居必需改良者。資斧常虞不給者。投藥所必直接與工場主交涉。以變更患者之職業。且令改良患者之住居。濟患者以金錢。若行以上諸法。而尚窘於財。不克行完全之療法。則藥品滋養品由投藥所供給之。消毒及洗濯等。由投藥所辦理。不取其費。是歐洲各國對於貧苦之結核患者。其仁至義盡有如此者。而日本則無此種慈善之投藥所。此日本之治療所以不如歐洲各國也。又以豫防言之。歐洲各國於豫防結核。皆設會研究之。研究所得者。必施諸實行。而其所設之會。有世界大會。有國會。有省會。有一城一鄉之會。此種會。今日本尚無之。歐洲各國。患結核而匿不報者。病家與醫生。均有罰金。凡一家有患結核者。則其家之左右各若干家。均須嚴行消毒。日本之法律。則不若是之嚴肅。療養院中。於入院之患者。必竭力教育之。以養成其衛生之習慣。俾治癒者退院後。不至再罹結核。即未能全治而中途退院者。亦不至以其病毒傳染他人。日本之病院。則於教育一端。不甚注意。此日本之豫防所以不如歐洲各國也。夫日本之結核豫防及治療。固不逮歐洲各國。然較諸吾國無治療及豫防之堪言者。程度之差。尚未可以道里計也。日本之結核患者。尚有增無減。則吾國結核患者之日益加多。必更遠過於日本可知。嗚呼吾言及此不禁為吾國民之前途哭。願吾政府及地方官紳。速辦衛生實講所。以普通之衛生知識普及齊民。速辦醫學校。多造就醫學人才。以起吾四萬萬同胞於沈疴而登諸壽域也。丁先生仲祜。痛吾國死於結核病者日衆。吾國醫界。又不知結核病之治療法、豫防法也。於是譯印肺癆病豫防法、肺癆病一夕談、肺癆病救護法、癆蟲戰爭記、已行世矣。近又薈萃各種結核病。曰肺結核。曰腸結核。曰胃結核。曰喉頭結核。曰咽頭結核。曰舌結核。曰鼻腔結核。曰腎臟及膀胱結核。曰副睪丸及睪丸結核。曰攝護腺結核。曰全身粟粒結核。曰結核性腦膜炎。曰頭蓋骨結核。曰結核性腹膜炎。曰結核性肋膜炎及心囊炎。曰結核性肋骨骨瘍。曰腺病。即淋巴腺結核。(瘰癧)曰骨結核。曰結核性關節炎。(關節結核)曰結核性脊椎炎。曰狼瘡。曰結核性腱炎及腱鞘炎。曰結核性粘液囊炎。曰孤發性結核。凡二十有八種。名其書曰新撰虛癆講義。書成。示於予。予觀。是。書。學說。嶄。新。蒐羅。閎。富。說理。及。所。述。療。法。等。悉極。精。當。不禁。拍。案。叫。絕。曰。是書。也。患結。核。病。者。得之。可。以。起。死。回。生。本無。結。核。病。者。得之。可。以。保。持。健。康。永不。罹。結。核。病。而在。研。究。結。核。病。者。尤當。以。是。書。爲。獨。一。無。二。之。善。本。是書。之。出。也。吾國。結。核。病。之。死。亡。數。必歲。有。所。減。焉。則是。書。之。造。福。蒼。生。詎有。涯。涘。哉。予讀先生之書。嘗謂先生於吾國醫界。有大功者三。曰開。風。氣。存國。粹。保利。權。曷言之。夫欲。改。良。醫。學。必先。造。就。多。數。醫。生。然吾。國。今。日。財政。之。窘。已達。極。點。欲於。數。年。內。造就。多。數。醫。生。斷無。此。財。力。匪特。此。也。一般。人。民。苟無。淺。近。之。衛。生。知。識。則雖。有。專。門。醫。生。亦難。得。社。會。上。之。信。用。而無。所。展。其。長。此吾。國。今。日。欲改。良。醫。學。自當。以。多。譯。西。醫。書。籍。爲。急。務。而尤。宜。多。辦。醫。學。報。以喚。起。國。民。之。衛。生。知。識。也。自先。生。之。醫。學。書。醫。學。報。出。一般。漢。醫。漸知。研。究。西。醫。一般。

新撰虛癆講義序

人民漸知講究衛生而西醫漸得社會上之信用吾謂先生之著作足以開風氣者此也今之尊中醫者既不知習西醫而習西醫者則又欲盡廢中醫一若中醫竟無一可取者卒之門戶之意見愈深醫學之進步愈難先生則破除成見於中西學說求其匯通凡古書之謬誤處必力闢之而古書中之經驗良方必竭力表彰之俾不至歷久而失其傳此先生之著作足以保存國粹者也中醫既處於劣敗之地則中藥之利權大有不能保存之勢吾國人口之衆爲世界各國冠若舍中藥而盡用西藥則每歲之漏卮必在數千萬以上且舊有之藥舖亦將盡行閉歇國民之生計不愈益艱難乎先生知其然故力主將中藥設法改良凡西藥之可以中藥代者概以中藥代之其不可以中藥代者始用一二西藥以補中藥之缺則中藥之利權庶不至爲西藥所奪此先生之於吾國醫界有保護利權之功者也然先生以過人之腦力積數十年之苦心研究始能融貫中西出所長以利濟民物則信乎良醫之難得等於良相也昔扁鵲飲上池水倉公傳禁方皆以艱難而成絕詣先生亦猶是耳語曰雖不能至心嚮往之予於先生亦云

新撰虛癆講義序

嗚呼。肺癆之阨。吾親族故舊也。亦已酷矣。先府君死於瘵。先嫂狄氏死於瘵。余妹及二姪女又死於瘵。友朋中如王庶常邁卿、范孝廉素行、高上舍仲安、廉上舍沂卿及振聲等。皆以瘵死。余亦病瘵。幾殆。每發咳逆。不可假仰。呻吟徹晝夜。茂陵病肺。經歲難痊。叔寶常羸。感時彌劇。遂受醫學於新陽趙先生元益。專治肺癆一門。期年。稍稍得其門徑。而病。亦尋愈。邇來十五年中。凡關於結核之學說。靡不博覽兼收。潛心玩索。芟薙繁冗。舉其宏綱。別為二十五門。其第一章、曰總論。凡結核之名義、歷史及病理皆詳焉。第二章、曰肺結核。即肺癆。凡原因、解剖的變化、症候及診斷、豫後療法皆詳焉。而療法中述空氣療法。物理學療法。食物療法。注射賚佩爾苦林療法。為尤詳。第三章、曰腸結核。其內容之次第。皆與肺結核同。不贅述。第四章、曰胃結核。第五章、曰喉頭結核。第六章、曰咽頭結核。第七章、曰舌結核。第八章、曰鼻腔結核。第九章、曰腎臟及膀胱結核。第十章、曰副睪丸及睪丸結核。第十一章、曰攝護腺結核。第十二章、曰全身粟粒結核。第十三章、曰結核性腦膜炎。第十四章、曰頭蓋骨結核。第十五章、曰結核性腹膜炎。第十六章、曰結核性肋膜炎及心囊炎。第十七章、曰結核性肋骨骨瘍。第十八章、曰腺病。卽淋巴腺結核。(瘰癧)第十九章、曰骨結核。第二十章、曰結核性關節炎。(關節結核)第二十一章、曰結核性脊椎炎。第二十二章、曰狼瘡。第二十三章、曰結核性腱炎及腱鞘炎。第二十四章、曰結核性粘液囊炎。第二十五章、曰孤發性結核。

婦女所患之結核症。大抵與男子同。其所異者。有數端焉。女子結核病進行時。往往不姙娠然在結核初期受胎者亦不少夫受胎及分娩能使潛伏之結核發生其未全癒之結核且能增進其病勢因此而速其死者約占四分之三故婦女患結核而有懷孕者最爲危險又有胎盤結核者其胎盤雖爲通常之狀態而母體面之組織內每有散在性之圓形結節透明如粟粒大呈灰白色以顯微鏡視之其病竈內可證明其結核菌也其結核菌有自母體通胎盤而傳播於胎兒者此先天性結核之新說也又有兩側喇叭管患結核者每犯及腹膜內而爲腹膜結核焉凡此種種皆爲婦女患結核之特徵因識於此爲研究結核者告焉

或謂是書也搜羅各種結核病多至二十八種可謂詳備矣宜名曰結核全書余曰誠有是然舊醫界中但知有虛癆不知其爲結核也書名不過爲書之記號而已呼我爲

馬者吾將應之以爲馬呼我爲牛者吾將應之以爲牛以虛癆爲結核之別名可也以結核爲虛癆之別名亦無不可吾願讀此書者由虛癆之舊名進而考其原因則在結核斯可矣或又謂舊法之治虛癆也氣虛者宗東垣血虛者宗丹溪陰虛陽虛者宗景岳虛而成損損而成癆者則奉葛可久十藥神書爲圭臬醫者遂睥睨一切新學說哆然自尊已卑物儼然自命爲上工人自爲師家自爲學強其外空其中不根而植以錢刀相尙視書籍若氷炭結核固不知爲何物卽虛癆亦無暇研究也是書理趣甚奧賾非一覽所能得其深處操瑟齊門賫漿冬日吾知其枘鑿之不相入也或有爲桀犬之吠叔孫武叔之毀者亦未可知余無以應校閱既竣例有弁首遂誌顚末以紀歲月云爾

中華民國元年壬子二月無錫丁福保仲祜識

最危險之施醫院

錄癆蟲戰爭記

算學先生服童便紫河車。雖不見治癒之效。然近頗不以肺病爲念。但求胎兒能完全發育。爲唯一之目的。

因是夫婦二人。求治於某善堂之施醫院。施醫院者。官紳合辦之慈善事業也。經費頗充足。內外科醫生。共十餘人。每日之求治者。以中率計之。可二百號。此二百人中。有內科病。有外科病。其患內科病者。有痲疹。有猩紅熱。有腸窒扶斯。有實扶垤里。有赤痢。有各種結核病。其號稱內科醫生者。既不知何者爲傳染病。又不知各種病原菌之性質。而營一切豫防消毒之法。於是求診之病人。有咳嗽者。有涕唾者。有執茶杯而狂飲者。有就厠所而便溺者。有以咯痰咯血狼籍滿地者。是時內科醫生。熟視無覩。一任病原菌之散佈。毫不加意。其患外科病者。有脾脫疽。有馬鼻疽。有黴毒丹毒軟性下疳。有癩

最危險之施醫院　二

病及瘰腫。於是所謂外科之醫生。有磨小刀於鞋底而行切開術者。有以甲之釀膿菌移種於乙丙丁者。有揭各病人之膏藥。高貼牆壁。若魚身之有鱗甲者。是時外科醫生。非特於各病原菌。漫不經意。且若爲之設法增殖。吾曹見各種病原菌。皆虎視眈眈。萃集於施醫院內。求醫之人。往往以輕病來者。染重病而去。以一種病而來者。得數種病而歸。醫生無診病之學識。診病時之草率苟且。吾亦不暇責焉。以吾曹視之。凡天下之施醫院。皆可改稱爲傳染病製造廠。施醫院之醫生。可改稱爲病原菌之介紹員。即直呼爲無形之暗殺黨。亦無不可也。院中僕役。既懶惰不事事。日常之塵埃。垃圾。每於灑掃時。積置於門限下。空隙中。一切之病原菌。蓋略備於此。算學先生偕其妻入院求治時。誤以右脚踏入門限下之垃圾中。於是各細菌乘勢一躍。登先生右脚之絨靴上矣。

某學生病牀日記一則

錄瘵蟲戰爭記

某日晨起劇咳不已咯痰愈多加以奇寒逼人手足欲僵冷風砭骨如刺晨曦漸昇作淡白色狀愈森肅心中益無聊賴乃引鏡自覽面容慘白少血額上多皺紋顴骨高聳而肉已盡脫此乃病魔先生手持巨斧隨時斫人先削去其肉嗣後逐月逐日徐徐加以鐫刻俾額上遂多皺紋也至下午病魔先生又以紅色煊染其兩顴如蘋菓狀吾之體溫亦朝低而暮高適與兩顴之朝白暮絳者爲四率正比例每日不爽其時刻病魔先生之與吾相周旋吾亦深佩其堅忍而有恆心吾人之辦事不可無定時尤宜取以爲法也嗚乎自晨而午自午而夜領略病魔先生之風味亦不啻時光之度過幾許矣室中舉動一一印之腦中鐘上機械徐徐作聲在病枕中默默數之能堪之乎午後日光射入窗內映壁如水光蕩漾知斜陽已西將入崦嵫韶華匆匆如白駒之過隙又似催殘年病夫入諸窀穸者可悲也已瞑想外間天色必有晚霞引目外睇見夕照尚滯小籬之下餘光漸歛入夜矣又思市上必已張燈往年之今日尚在劇場見一妙齡女子舞蹈於紅氍毹上歌

某學生病牀日記一則　二

楊柳岸曉風殘月又見關西大漢鐵板銅琶高唱大江東去今則纏綿牀席不克往觀矣迨及夜深慘然如入古洞檽風出入殘燈無焰作慘綠色孔道人跡已稀猶徐徐細數來人脚步歷落如有音節至於遙遙不聞而止又聞雲際哀鴻其音淒厲而尖山寺鳴鐘戍兵吹笳宜在何時余應候即聞其聲苟不聞聲則注目燈光作團暈直至燈滅始已少頃昏昏冥冥頹然靡然夢還故里陰雲慘澹月色微明徘徊於邱隴之側坏土纍纍先祖父之墳墓在焉而一剎那間病魔先生又促之醒矣朔風徹夜嗚號如代病夫哀哭而弔其不辰者夜中體溫尤熾焦渴欲死終宵竟不成寐逆旅主人蓄一獵犬臥於余房外爲狀至馴酣睡不嘷吠想彼夢境良佳吾知天下之善睡者豈皆獵犬之類也歟默念吾之生命如電復如露爲時至迅又如風颶驅夜飛之鳥將從黑闇中去覺世界一切繁華事如吾烹水於釜水沸泡騰滾滾相競及揭蓋停薪則萬泡俱滅矣

癆蟲戰爭記無錫丁福保著上海新馬路昌壽里醫學書局刊印

學理的强壯劑

顧祖瑛譯

配爾氏司配爾明 Spermin(以下配爾氏省稱配氏)

緒言

司配爾明者。乃配氏先以化學的純粹之物質分離之而定其爲有 $C_5H_{14}N_2$ 之化學式者也。最初之動物試驗。由泰氏行之。證明其對於諸症。均有興奮作用。配氏之於司配爾明。其生理的化學的實驗。爲蓋氏所稱揚。由其實驗觀之。則司配爾明之作用。爲細胞酸化作用之發酵素。換言之。則司配爾明。有酸化退行的變化生成物之作用。能防禦惡性之自毒。使血液之アルカレスツエンツ。復其常態。綏氏里氏及雷氏均以司配爾明。能防禦生體之自毒。而爲自然免疫之一要素。此假定說。綏氏亦有確證焉。

配氏司配爾明之製劑如下。

(一)注射用配氏司配爾明。

爲皮下注射或靜脈內注射用。爲重鹽司配爾明曹達之二%生理的溶液。

(二)配氏司配爾明精。

供內用。爲重鹽司配爾明曹達芳香性之酒精溶液。

(三)乾燥配氏司配爾明。

供灌腸用本品以一、〇瓦容管販賣各管含〇、二瓦司配爾明及〇、八瓦生理的食鹽。

效用之概畧

生體細胞內之物質變化。由其產出物之蓄積。致此變化作用減退。而發現諸種之自毒症狀。其最普通者。爲血液アルカレスツエンツ之低降。與尿中酸化係數之減退。其時生活體內之生理的司配爾明。因神經系之過勞。或過於興奮。而失其生活之機。遂成結晶體而排出。(如「アストマ」、肺炎、肺結核、「チフス」、白血症等所見之賴氏結晶)

由活潑司配爾明之注入。則血液之アルカレスツエンツ增加。還其定規狀體。(雷氏、里氏、配氏等)同時有機酸之始由神經細胞過勞過興奮而生者。再爲司配爾明

所酸化。由物質變化之產出物。全無毒性。又爲可溶性。而排出於體外。

以上表司配爾明治癒效果之基礎主意（配氏、卡氏、泰氏、綏氏）其由動物試驗及臨牀上觀察。所確認者。則爲自然免疫。該傳染病因司配爾明注入而敗滅。不可不歸於上言細胞酸化作用之力也。

應用

血管硬化症　動脈硬變症

司配爾明對於本症之有效者。爲那氏、邁氏、派氏等所認。（邁氏以沃度劑與司配爾明精交互用之）其作用。能改良一切狀態。且對於呼吸切廹、關節痛、夜間尿意頻數、尿壓暴增、手足重倦、老視眼等極有效。

動脈硬變症之有尿酸ジアテーゼ者。尿酸之排泄、甚爲減少。而此症以春秋二期爲多。故邁氏於此時間。常用司配爾明。

槐氏、里氏、綏氏及排氏數多實驗。以爲司配爾明之使用。可全滅アドレナール之毒。或減少之。（アドレナール）者。於化學意義。與司配爾明。有反對之作用也。

尿酸ジアテーゼ及痛風。由細胞內酸化作用減退而起。不外自毒之結果。（配氏）而

弗氏、殼氏、排氏、喜氏、挨氏、拉氏等臨牀上之觀察。則確證司配爾明之效益。與學理的效果一致。

糖尿病

各種之糖尿病。於細胞酸化作用減退時。使用司配爾明。頗可賛賞。多數之例。投少量司配爾明精或灌腸用司配爾明劑。尿中蛋白消失。拉氏於糖尿病昏瞭。注射司配爾明多量。(一日注射七回至八回每回一管)屢獲效果。哈氏亦有同樣之實驗。

對於膵臟或肝臟機能不全。以司配爾明與エンテリン或ヘパナヌム併用。其效頗著。

壞血症

拂氏欒氏及蓋氏對於壞血症之極重者。用司配爾明。每收偉效。

司配爾明之所以有效者。在使血液之アルカレスツエンツ復其常規也。

貧血症

喜氏與他之學者等。認司配爾明對於貧血症之有偉效。其重者。與鐵劑療法或ヘモクロヒヌム併用爲便。

霍氏及備氏於腦貧血。亦以司配爾明有顯效報告。

神經疾患　神經衰弱　歇私的里　緊張狂

司配爾明之對於神經衰弱。其確實有益。屢爲多數醫學者所稱揚。蓋使用司配爾明。可恢復精神上肉體上之虛弱。改良諸器官機能之障害。使復其常態。患者無疲勞及衰憊之感。而得始終從事於職業。以營生產之動作。神經衰弱者。可消除幻覺。以數回之司配爾明注射。或少量之司配爾明精內服。可增進其自信力。爲良好之睡眠。催進食慾。且血管運動。復其常態。對於生殖機能。亦有可喜之作用。

脊髓癆

司配爾明對於本症之有偉效。已爲多數學者所實驗。可改良其狀態。增進筋力及體重。催進食慾。使血管運動活潑。

眼疾患

耶氏、卡氏、攝氏等。久用司配爾明精。則對於視神經萎縮、眼精疲勞、亂視等。有良好之結果。可使視野擴大。視力增加。以至明視。

皮膚疾患

對於黴毒性狼瘡及重症プリアーシス。有良好之結果。（攝氏拂氏）屋氏使用司配爾明。於三月有半以內之時間。治愈三年間不治之下肢潰瘍。又由十二回之注射。治愈落屑濕疹。後者發生於手。同時全肢所患之感覺異常。亦爲恢復。

心臟病

弗氏於喘息之肺氣腫。注射司配爾明二回。至廢棄實芰答利斯。司配爾明能調整心臟之作用。爲多數醫學者所實驗。叔氏於慢性心臟內膜炎。認心臟收縮數之減少。

拂氏於バセドウ氏病。用司配爾明。則心悸亢進良好。但甲狀腺之腫脹。殆全消失。駭氏於神經衰弱症。可防遏ステノカルジア及アグラフオビア。備氏用以治心弱。可緩其脈搏之急速。心室及他之心臟疾患。致心筋虛弱及變質者。用司配爾明甚著。且收永久之效果。（邁氏）

司配爾明之對於心臟作用。爲泰氏及掛氏以切離之心臟實驗之。有良好之效果。

腎臟疾患

配氏、泰氏、綏氏等之實驗證明司配爾明。能增進酸化作用。即有保持常態之酸化機能之效。故其用於腎臟之有驗者。蓋促進腎臟細胞之酸化作用。使其退行的變性之有毒產出物。化爲無毒。殆以不溶性化合物。化爲可溶性。其移行之際。細胞漿液之滲透壓增加也。溪氏以司配爾明爲滲透劑。

腎臟炎多以司配爾明。與レニイヌム併用爲便。

結核

數多之科學者。其莫大之實驗。爲證明司配爾明之對於結核。有良好之效果。患者能達於全治之域與否。雖尙未明。而大改良其一切感覺。防遏病之進行。則頗確實也。司配爾明可治愈不快症候之大部分如左。

(一)止盜汗。

(二)去體溫之激變。殆使之復於常溫。

(三)減弱激烈之咳嗽。時至消滅。

(四)咯痰易而分量減少。(數例結核菌與彈力纖維全不發見)

(五)恢復食慾。

（六）增進體重及生活力。對於腺病質。亦有偉效。

肺炎

洛氏、霍氏及派氏。於肺炎用司配爾明。得佳結果。是等之觀察。有雷氏及里氏之動物試驗。

窒扶斯

司配爾明之對於窒扶斯。亦奏偉功。喜氏、愛氏、洛氏等。於重症之心臟虛弱時。爲皮下注射或灌腸（或與生理的食鹽混合）有效。

傳染病

配氏、綏氏、皮氏、泰氏、雷氏、里氏等。以細密之實驗對於傳染病之諸種毒源。人類及動物體之免疫性。使用司配爾明。顯爲改善。（例如肺炎、實布的里亞細亞虎列拉丹毒、流行性感冒等）

黴毒

司配爾明對於黴毒症之良好影響。其最初之報告。爲護謨腫黴毒。由攝氏及敷氏用之。不惟改良其一切狀態。且血壓增加。筋活力强壯。噓氏於水銀療法之前後。盛用司配爾明。於黴毒性狼瘡。不惟防止其腫瘍之擴張。且得以較短之時間治愈。凡有六例。派氏於十二年間。有多數之實例。爲司配爾明對於黴毒之優美效果。氏之證言。以爲治療黴毒。水銀劑與司配爾明併用。則有比前時速而安定確實之效果。生體並無不快之副作用。雖有時使用多量之水銀劑。亦無障害。

麻醉

嗎囉仿謨及依的兒等之麻醉藥。爲血漿毒素。逞其毒性作用。能減弱血液之酸化性。是則此時宜用司配爾明也明矣。華氏及酷氏於多數難手術時使用之每有效。其爲酒精中毒症及歇私的里患者。得容受多量之嗎囉仿謨麻醉時。無嘔氣窒息心臟不正等之併發症狀。雖手術後。亦不發可恐之「ショック」症狀。（備氏預恐「ショック」症之發作。常於手術後注射司配爾明。）

用法

司配爾明精與如ヴィナー、エムスピリン等之亞爾加里水。共以一日服一回至四回。每回二〇滴至五〇滴。以早朝（食前）日中服之爲最良。

灌腸用乾燥司配爾明　常用於難症糖尿病。其效果有甚著者。可賛賞之處不少。灌腸用管含〇、二瓦之司配爾明及〇、八瓦之生理的食鹽。以此溶解於一〇〇立方仙迷之熱湯。注入於直腸之深部。用其稍溫之溶液。徐徐注入。絕無刺戟。

注射用司配爾明　各管皮下注射。一回用量充足。其部位以上肢或下肢或肩間爲最良。

非極重症。一日注射一回。俟十回至十二回後。減其日日之度數。通用之規則。最初用其多量。以次漸減數日間中絕。後更一週間續用。極有效。

司配爾明毫無不快及危險之副作用。皮下注射。不起局所的刺戟。全爲無害。

灌腸注入之效果。其皮下注射。於心臟異常之症。五分時後顯著。而血液之「アルカレスツエンツ」注射後十分間增加。(雷氏里氏及綏氏)

神經質患者。就眠時不可用司配爾明。以其酸化作用。反破壞催眠物質也。

通用之規則。一日以一回注射或灌腸爲足。而拉氏及派氏則八回注射或二回注入。

處方

普通性面皰

內用　一日三回至五回二十至三十滴（司配爾明精）

灌腸　一日一筒至二筒（溶於一〇〇立方仙迷熱湯中）

苦悶（心臟不正）

皮下注射　一日一筒至二筒

灌腸　一筒至二筒

アグラフオビヤ

皮下注射　一日一筒至二筒

灌腸　一日一筒至二筒

酒精中毒症

內用　一日二回至五回二十至三十滴

灌腸　一日一筒至二筒

皮下注射　一日一筒至二筒

貧血

內用　一日二回至五回二十至三十滴

灌腸　一日一回至二回每回一筒

腦貧血

灌腸　一日一回至二回每回一筒

皮下注射　一日一筒至二筒

心苦悶症

內用　二十至三十滴一日三回至五回

灌腸　一日一回至二回每回一筒

皮下注射　一日一筒至二筒

食慾減損

內用　一日三回至五回二十至三十滴

心動不整

內用　一日三回至五回二十至三十滴

灌腸　一日一回至二回每回一筒

皮下注射　一日一筒至二筒

動脈硬變症
內用　一日三回至五回二十至三十滴
灌腸　一日一回至二回每回一筒
皮下注射　一日一筒至二筒

氣官枝喘息
內用　一日三回至五回二十至三十滴
灌腸　一日一回至二回每回一筒

脊髓癆
內用　一日三回至五回二十至三十滴
灌腸　一日一回至二回一筒
皮下注射　一日一筒至二筒

視神經萎縮症
皮下注射　一日一筒至二筒
灌腸　一日一回至二回一筒

進行性筋萎縮症

灌腸　一日一回至二回一筒

皮下注射　一日一筒至二筒

表皮癌

內用　一日二回至五回二十至三十滴

皮下注射　一日一筒至二筒

胃痛

內用　一日三回至五回二十至三十滴

灌腸　一日一回至二回一筒

緊張狂

灌腸　一日一筒至二筒

皮下注射　一日一筒至二筒

哥囉仿謨麻醉

內用　二十至三十滴

灌腸　一日一回至二回一筒

皮下注射　一日一筒至二筒

クロローシス

內用　二十至三十滴

灌腸　一日一筒至二筒

皮下注射　一日一筒至二筒

脂肪心臟

內用　一日三回至五回二十至三十滴

灌腸　一日一回至二回一筒

皮下注射　一日一筒至二筒

糖尿病

內用　一日三回至五回二十至三十滴

灌腸　一日一回至三回一筒

寶布的里亞

灌腸　一日一回至二回一筒

皮下注射　一日一筒至二筒

鱗屑性濕疹

內用　二十至三十滴一日一回至五回

有喘息發作之肺氣腫

內用　一日三回至五回二十至三十滴

灌腸　一日一回至二回一筒

皮下注射　一日一筒至二筒

萎縮性動脈內膜炎

內用　一日三回至五回二十至三十滴

灌腸　一日一回至二回一筒

皮下注射　一日一筒至二筒

心臟內膜炎

內用　一日三回至五回二十至三十滴

灌腸 一日一回至二回一筒
皮下注射 一日一筒至二筒

丹毒
內用 一日三回至五回二十至三十滴
灌腸 一日一回至二回一筒
皮下注射 一日一筒至二筒

依的兒痲醉
皮下注射 一日一筒至二筒

壞疽(萎縮性動脈內膜炎)
內用 一日三回至五回二十至三十滴
灌腸 一日一回至二回一筒
皮下注射 一日一筒至二筒

說胃

季士京譯稿

胃之形狀　胃爲囊狀之器官。其左端頗形膨大之處。名曰噴門端。其右端則形狹窄。幽門端卽該處。距噴門端約二三英寸許與食道相連之處。名曰噴門。胃之右端與小腸連合之處。名幽門。胃之上面呈凹陷之處。名曰小灣。其下面呈凸隆之處。名曰大灣。

胃之位置　胃當横隔膜之直下。自左横右。長約十英寸許。其前面則與腹壁接觸。而其右端則上被以肝臟。

胃壁之構造　胃壁可分四層。其最外之一層曰漿液膜。（漿液膜因分泌漿液而名。漿液之用所以滑潤各器官面。使各器官不致生摩擦）腹部諸器官皆有之。茲姑以其餘三層分外中內膜述之如右。

外層由筋組織而成。故名筋織膜。而筋織膜。又由三種不隨意筋纖維而成。茲亦分外中內三層述之。

（甲）外層爲縱走筋纖維。與食道之縱纖維相連合。

（乙）中層爲環繞胃全部之横走筋纖維。司幽門開閉之括約筋。亦卽此種筋纖維。

（丙）內層爲斜走筋纖維。與食道之輪狀筋纖維相連續。此於胃之噴門端見之。

食物之能於胃中運動。而受胃液之作用。實全賴夫上三種筋纖維之收縮。食物於胃中受胃液消化之時。幽門之括約筋緊閉。移時則漸弛張。任食物之已消化者。流行入小腸。俟食物全行消化後。則括約筋開放而胃中之內容物可盡入小腸之內也。

中層爲一種絲狀組織。聯內外二層之物也。

內層曰粘膜。當胃內存食物之時。其面平滑而呈淡紅色。淡紅色之顯現。由血液凝集胃部之故。當胃空虛之時。則其面現縱皺之紋而呈土色。僅粘液分泌也。內層粘膜面。除粘液腺外。又有胃腺分泌之口。胃腺者乃一種管狀腺也。

胃液之成分　見於左表

水		九九四、四
固體之部	百普聖	三、二
	食鹽	一、五
	鹽酸	〇、二
	鹽化鈉	〇、五

鹽化鉀　○、一
燐化合物　○、一
共一○○○、○

胃液分泌之量　欲精密檢查胃液每日或於一定時間分泌之量。非僅不易。抑恐不能。然據實驗及觀察所及。則知胃液每二十四小時。必分泌自五磅至十五磅之量於胃內。

胃液之機能　胃液爲無色透明之液體。含有輕度之酸鹽味。有凝固蛋白質及防腐之機能。百普聖乃胃液之主成分。能於酸性液中溶解蛋白質爲一種物質。即可透過胃壁之粘膜而被吸收於血液中。名曰百布敦。胃液對於食物中之澱粉及脂肪不呈作用。口津遇胃液即失其變澱粉爲砂糖之機能。脂肪間之絲狀組織及脂肪細胞外被之蛋白質。皆受胃液之作用。而任脂肪細胞單體游離。

乳糜　此爲胃中已消化之物。成乳狀樣之軟塊。而入小腸。乳糜中含之物如左。

(甲)口津及半消化之澱粉食物

(乙)胃液及半消化之蛋白質食物

(丙)成固形狀之脂肪

(丁)粘液

(戊)餘不能消化之物

乳糜之性質。大概含酸性。且粘稠而成乳狀樣。有不快之臭氣。

食物進胃後受胃液之作用。而變爲乳糜所歷之階級名曰乳糜作用。完成此作用。大約需時一時以至四時。故食物在胃中之時。雖因食物種類之有異及其烹煮之不同而有差。然終未有不滿一小時。亦未有過於五小時者。

胃之衛生　食物宜擇易消化。最當注意者。食時宜有定。食後非隔五小時。不能再進食物。間食爲中國人之習慣。然於衛生極不合。故宜去除爲尙。食物總須先於口中細嚼至無可再嚼而後下咽。食時進飲料尤爲不合。食後須不用心不運動一小時。且宜挺胸直背而坐。餘外一切胃之衛生無暇盡述。然苟能遵上所述而無間斷。胃病始終可免矣。

大腦之責務

季士京譯

大腦之責務

乃而河之戰。英將某當出令於兵士之際。其首爲飛彈所中。立時昏睡。知覺亦全行消失。嗣後居留醫院中。不能語言。作半眠之狀者。十有五月。常人見此情形。必決其無再生之望矣。

後有外科專家。將其頭蓋之一部分剖開。而取去其壓迫腦之碎骨。患者卽自其半眠中醒起。此時知覺亦復回。卽以其中彈時所欲述之命。悉行述畢。斯時彼方大奇己之何以在醫院中也。

由是知吾人腦中。必有主宰知覺及語言之一部。此部維何。卽大腦是也。大腦位於頭蓋腔之前上部。由中央之縱裂。區爲左右兩半球。因其占全腦之大部分。故名大腦。

人之大腦。貴重異常。一旦以不愼致傷。則其人之意志與知覺必消失。或減少。如將人之大腦取去。則其人必死。

兒科經驗良方

第一類

一　甘汞　〇、〇四
乳糖　〇、一
右分六包一日三次二日分服(七日)

二　甘汞　〇、〇二
白糖　〇、〇二
右一日三次分服(半個月)

三　甘汞　〇、〇二
含糖百布聖　〇、〇三
右一日三次分服　(二十三日)

四　甘汞　〇、〇六
含糖百布聖　〇、〇八
白糖　〇、二
右分六包一日三包　(一個月)

五　甘汞　〇、〇三—〇、〇四—〇、〇五
白糖　〇、一
右一日三次分服(二個月)(三個月)(四個月)

六　甘汞　一　〇、〇六

兒科經驗良方

含糖百布聖　〇、一
白糖　〇、一
右一日三次二日分服（五個月）

七　甘汞　〇、〇六—〇、〇七—〇、一二
含糖百布聖　〇、一二
白糖　〇、二
右一日三次二日分服（六個月）

八　甘汞　〇、一
白糖　〇、一
右一日三次二日分服（八個月）

二

九　甘汞　〇、〇六—〇、〇八
白糖　〇、一
右一日三次二日分服（九個月）

一〇　甘汞　〇、〇六
含糖百布聖　〇、〇八
白糖　〇、一
右一日三次二日分服（十個月）

一一　甘汞　〇、一
乳糖　〇、一
右分二次頓服（十一個月）

一二　甘汞　〇、〇四
白糖　〇、一

右一日三次分服（一歲）

一三

甘汞　〇、〇六

乳糖　〇、〇五

右頓服（一歲）

一四

甘汞　〇、〇五—〇、〇八

乳糖　〇、一

右頓服（一歲一個月）

一五

甘汞　〇、〇一

乳糖　〇、一

右一日三次二日分服（一年一個月二十日）

一六

甘汞　〇、〇三

含糖百布聖　〇、〇五

乳糖　〇、〇五

右一日三次分服食前（一歲三個月）

一七

甘汞　〇、〇八

白糖　〇、二

右一日三次二日分服（一歲四個月）

一八

甘汞　〇、一六

乳糖　〇、二

右分二次頓服（一歲五個月）

一九

甘汞　〇、〇三—〇、〇六

乳糖　〇、〇五

右一日三次分服食前二十分（一歲六個月）

二〇 甘汞 〇、一二
乳糖 〇、二
右一日一次二日分服（一歲八個月）

二一 甘汞 〇、〇八
白糖 〇、一
右頓服食前（一歲八個月）（二歲）（二歲十個月）（三歲）

二二 甘汞 〇、一
含糖百布聖 〇、二
白糖 〇、二
右分六包一日三次二日分服食前三十分（二歲）

二三 甘汞 〇、二
乳糖 〇、〇七
右一日三次分服食前（二歲一個月）

二四 甘汞 〇、一五
白糖 〇、一
右頓服（二歲四個月）（六歲）

二五 甘汞 〇、二
白糖 〇、二
右分二次頓服（三歲）（六歲）

二六 甘汞 〇、一
白糖 〇、一

右頓服(四歲)

二七 甘汞 〇、一五
白糖 〇、一
右頓服(六歲)

二八 硫酸マクチシア 八、〇

第二類

二九 珊篤寧 〇、〇一六
甘汞 〇、〇八
白糖 〇、二
右一日三次二日分服食後
(一歲六個月)

三〇 珊篤寧 〇、〇一二
甘汞 〇、〇八

單舍 六、〇
水 一〇〇、〇
右一日三次二日分服食前
(五歲)

白糖 〇、二
右一日三次二日分服 (二
歲)

三一 珊篤寧 〇、〇〇八
甘汞 〇、〇五
白糖 〇、一
右分三次食前三十分 (二

歳五個月）

三二

珊篤寧 ○、○二
甘汞 ○、一
白糖 ○、二
右一日三次二日分服（二

歳六個月）

三三

珊篤寧 ○、○一
甘汞 ○、二
右頓服（八歳）

第三類

三四

吐根丁 ○、二四
撒曹 ○、三
杏仁水 ○、五
安母尼亞茴香精 ○、二四
單舍 六、○
水 三○、○
右一日三次二日分服（二

十三日）（一個月二十日）

三五

吐根丁 ○、三
沃剝 ○、○五
杏仁水 ○、六
單舍 一○、○
水 三○、○
右一日三次二日分服（兩

個月四十日）（三個月）（五
個月）

三六

吐根丁	〇、一五
沃剝	〇、〇〇四
單舍	三、〇
水	一五、〇

右一日三次分服食後（三
個月）

三七

吐根丁	〇、四
杏仁水	〇、六
安母尼亞茴香精	〇、四
單舍	六、〇
水	三〇、〇

右一日三次二日分服（六
個月）

三八

吐根丁	〇、六
杏仁水	一、〇
沃剝	〇、〇〇六
單舍	八、〇
水	三〇、〇

右一日三次二日分服食後
（八個月）（十個月）

三九

吐根丁	一、六
沃剝	〇、二
杏仁水	一、六
單舍	六、〇
水	六〇、〇

右一日六次二日分服（八

個月）

四〇　吐根丁　一、〇
沃剝　〇、二
杏仁水　二、〇
單舍　六、〇
水　六〇、〇
右一日六次二日分服（九
個月）

四一　吐根丁　〇、三四—〇、五—
〇、六
杏仁水　一、〇
單舍　六、〇
水　三〇、〇
右一日三次二日分服食後

（十個月）

四二　吐根丁　〇、五
杏仁水　一、〇
安母尼亞茴香精　〇、五
單舍　六、〇
水　三〇、〇
右一日三次二日分服（十
一個月）

四三　吐根浸（〇、二）　三〇、〇
沃剝　〇、二
單舍　六、〇
右一日三次二日分服（十
一個月）

四四　吐根丁　〇、二

撒曹　〇、一
杏仁水　〇、四
單舍　三、〇
水　一五、〇
右分三次每次半格一日分服(十二個月)

四五
吐根丁　〇、六—一、一
沃剝　〇、一二
杏仁水　一、二
單舍　八、〇
水　三〇、〇
右一日三次二日分服食後二時(一歲)

四六
吐根丁　一、〇—一、二
撒曹　一、二
安母尼亞茴香精　一、二
杏仁水　一、四
單舍　四、〇
水　三〇、〇
右一日六次二日分服食後二時(一歲一個月)

四七
吐根丁　一、二
杏仁水　一、二
安母尼亞茴香精　一、〇
水　三〇、〇
右一日六次二日分服(一歲六個月)

四八
吐根丁　〇、八

兒科經驗良方

杏仁水　一、二
安母尼亞茴香精　〇、六
單舍　六、〇
水　六〇、〇
右一日三次二日分服食後
二時（一歲八個月）（二歲）
（二歲七個月）（三歲九個
月）（四歲）

四九　吐根浸（〇、〇八）　三〇、〇
撒曹　〇、六
杏仁水　一、〇
安母尼亞茴香精　〇、五
單舍　六、〇
右一日三次二日分服食後

十

（二歲）

五〇　吐根丁　〇、六—〇、八—
一、〇
杏仁水　一、二
安母尼亞茴香精　〇、六
單舍　八、〇
撒曹　一、〇
水　三〇、〇
右一日三次二日分服食後
二時（二歲）

五一　吐根丁　〇、六
杏仁水　一、二
安母尼亞茴香精　〇、六
單舍　一〇、〇

水　六〇、〇

右一日三次二日分服食後二時（二歲二個月）

五二

吐根丁　〇、六

杏仁水　一、〇

安母尼亞茴香精　〇、八

單舍　四、〇

水　三〇、〇

右一日六次分服食後二時（二歲四個月）

五三

吐根丁　〇、五

沃剝　〇、一二

杏仁水　一、〇

單舍　四、〇

水　三〇、〇

右一日三次二日分服食後二時（二歲六個月）

五四

吐根丁　二、〇

沃剝　〇、四

杏仁水　三、〇

單舍　六、〇

水　六〇、〇

右一日六次二日分服食後二時（二歲十個月）

五五

吐根浸（〇、一四）　六〇、〇

沃剝　〇、三

單舍　八、〇

右一日三次二日分服食後

二時(四歲)

五六

吐根丁	○、四
杏仁水	○、八
撒曹	○、六
安母尼亞茴香精	○、四
單舍	五、○
水	一五、○

右一日三次分服食後二時

(四歲)

五七

吐根丁	一、二—二、○
杏仁水	二、四
沃剝	一、二
單舍	八、○
水	六○、○

右一日三次二日分服食後

二時(五歲)

五八

吐根丁	二、○
杏仁水	四、○
安母尼亞茴香精	二、○
單舍	一二、○
水	六○、○

右一日三次四日分服食後

二時(五歲)

五九

吐根丁	二、四
杏仁水	三、四
安母尼亞茴香精	二、四
單舍	六、○
水	六○、○

右一日六次二日分服食後
二時（五歲）

六〇
吐根丁　一、〇
杏仁水　二、〇
安母尼亞茴香精　一、〇
單舍　八、〇
水　六〇、〇
右一日三次二日分服食後
二時（五歲六個月）

六一
吐根丁　〇、八—一、〇—
二、〇
杏仁水　四、〇
沃剝　〇、六
單舍　六、〇
水　六〇、〇
右一日三次二日分服食後
二時（六歲）

六二
吐根丁　一、四
杏仁水　三、〇
沃剝　〇、六
單舍　八、〇
水　一〇〇、〇
右一日三次二日分服食後
二時（七歲）

六三
吐根丁　二、〇—二、四
杏仁水　五、〇
安母尼亞茴香精　二、四
燐酸古垤乙涅　〇、〇八

單舍　六、〇
水　六〇、〇
右一日三次二日分服食後
二時(八歲)

六四　吐根丁　七、〇
沃剝　一、〇
單舍　六、〇
水　六〇、〇
右一日六次二日分服(九
歲)

六五　吐根丁　一、五
杏仁水　三、〇
安母尼亞茴香精　一、五
單舍　八、〇
水　六〇、〇
右一日三次二日分服(九
歲)

六六　吐根丁　二、〇—二、四
杏仁水　五、〇
安母尼亞茴香精　二、四
單舍　一〇、〇
水　六〇、〇
右一日三次二日分服食後
二時(十歲)

第四類

六七

拕汤氏散　〇、一六—〇、二
白糖　二、〇
右分六包一日三包（二個月）（四個月）右分六包一日三包（六個月）

六八

拕汤氏散　〇、二一—〇、三
白糖　〇、二
右分六包一日三包（三個月）

六九

拕汤氏散　〇、〇六
乳糖　〇、〇五
右分三包一日分服食前（三個月）

七〇

拕汤氏散　〇、一六—〇、四
白糖　二、〇

七一

拕汤氏散　〇、〇二
乳糖　〇、二
右分六包一日三包（七個月）

七二

拕汤氏散　〇、六
白糖　〇、二
右分六包一日三包（八個月）

七三

拕汤氏散　〇、三
乳糖　二、〇
右分六包一日三包（九個月）

七四　拕沕氏散　○、二四
乳糖　○、四
右分六包一日三包（十個月）

七五　拕沕氏散　○、二
乳糖　○、二
右分六包一日三包食後二時（一歲）

七六　拕沕氏散　○、一
乳糖　○、二
右分六包一日三包食後二時（一歲四個月）

七七　拕沕氏散　○、四
乳糖　○、二

右分六包一日三包（一歲六個月）（一歲七個月）（二歲九個月）（六歲）

七八　拕沕氏散　一、二
白糖　○、六
右分十二包一日六包（一歲六個月）

七九　拕沕氏散　○、一—○、六
白糖　○、四
右分十二包一日六包（三歲）

八○　拕沕氏散　○、五
白糖　○、二
右分六包一日三包（二歲）

醫事新聞

蓮伯

醫院實行開辦　甯垣中西醫院。向爲附郭城鄉各貧民診病之所。其藥資一切。概由醫院施給。金陵光復伊始。人煙稠集。其有因病而瞻仰於該院者。不一而足。莊都督爲軫恤貧民起見。於前日委王某將該院調查切實。頒給五百元爲開辦之資。其按月活支。再由開辦後造册具領。現已料理開辦手續云。

衞生隊之熱誠　前江南陸軍軍醫學生在六邑組織臨時衞生隊。隨柏師團長出發。抵浦光復以來。負傷兵士頗夥。旋經該隊醫員等熱心療治。不數日而奏奇効。且該隊看護人等。亦無不博愛爲懷。推誠服侍。病室地點之佈置。雖未完備擴張。而在行軍中有如此精潔。亦屬不可多得。邇來該隊受診者日有三百六七十起。異常擁擠。而診斷仍順序不紊。因是軍人無不額手相慶云。

總統擇醫　總統自蒞甯後。以滿清政府未倒。非有强大武力。不足制敵之死命。故對於各軍團之進行。最爲注意。特頒命令於各師團。謂軍中應設軍醫。均須於西醫上確有程度。方能委任。並一面佈告各軍團。凡已厠身軍醫。須確實試驗云云。

獸醫隊熱心　江南陸軍獸醫學堂畢業生洪興讓劉崙范超等。因討虜勁旅。現已一律編練完全。但馬匹一項。爲軍中要物。尤不能不加意保護。特在甯組織獸醫討虜隊。隨同討虜。凡各軍團馬匹罹有病症。皆歸該隊診治。日前已條陳辦法於陸軍總長核奪。想洪等之如此熱心。定爲當道所稱許焉。

廣東衛生司勸告種痘文　近日天花痘流行。被染者不知凡幾。查此症傳染最速。患斯症者。其痘痂脫落時。微點飛揚於空中。人偶感觸。病卽發生。欲爲防範。種痘爲佳。故凡小兒生長三月後。卽須種痘。常人亦必五年一種。殊可防患於未然。經種者卽再被傳染。其病亦必較輕。第舊日種痘法。多係取用人痘。實屬非常危險。苟其有瘋疾者及傳染病者。其貽害更甚於天花。故經考察。以牛痘爲最宜。以其易取痘種而無他病之虞也。至種痘之期。世人每以爲春令萬物發生。種痘亦必如此。殊不知此事可以隨時爲之。而當此傳染劇烈之時。實屬刻不容緩。本司長爲保衛人羣起見。特派委種痘師分赴各警區施贈。凡居民未經種痘。或經種多年。及附近有天花痘發見者。急宜種痘以杜傳染。特此宣佈。

注意潔淨街道　廣東衛生司李樹芬。比因省城街道不潔已極。微特妨礙衛生。抑且貽笑外人。特擬添設潔淨局稽查員數名。藉資整頓云。

菌栽養於無生命物之上。觀其生活之力如何。(午)試驗毒菌，對於乾燥日光。以及凝結之冰凍融化之冰凍之抗拒力如何。二患肺疫者之傳染力。(子)患疫者排泄物之傳染力(丑)患疫者呼吸氣之傳染力。(寅)患疫者身上之蚤及其他蟲類之傳染力。(卯)疫死者屍身之傳染力。三肺百斯篤在毒菌上之診斷。(子)查驗患疫者之吐沫。(丑)查驗患疫者之血。(寅)肺之鑽刺。(卯)脾之鑽刺。四抗拒傳染病之能力。(子)藥品注射。(丑)血清注射。五患普通病者與患肺百斯篤者之關係。

(丁)抗拒肺百斯篤傳染之方法　一血清注射。瘟牛痘注射。(子)瘟牛痘注射與肺百斯篤有無效驗之證據。(丑)既經瘟牛痘注射之後。有無不受肺百斯篤傳染之證據。(寅)疫鼠之血清。與患腺百斯篤之人之血清。與患肺百斯篤之人之血清。以之注射人身。其抗拒傳染之力孰大。(卯)人身受血清注射之部。與全身有何影響。(辰)用一種純粹之血清注射。與用數種羼雜之血清注射。功效有無區別。二有疫之城鎮。欲限制其傳染。應用何法。(子)行人及貨物由有疫之區來者。禁止交通。(丑)實行禁止社會交通。(如學堂、醫院、禮拜堂、戲館、客棧、工廠均皆停歇。各種車輛不准通行。居人不准往來。以及分區實行禁止交通之類。)(寅)刊布告示、傳單、白話報、設立宣講所。

(卯)設立疫症病院。疑似病院。(辰)立健康隔離所。貧民留驗所。(巳)居民患病者須隨時報告並組織驗疫隊。挨戶查驗。棺材鋪須令其報告售出數目。(午)消毒法。(元)患疫者所居之室。與所用之衣物應否消毒抑應否焚毀。(亨)生石灰、炭酸、昇汞、硫酸、夫爾麻林、各種消毒品之效力。與適於天氣之區別。(未)處置死屍之方法。(申)設立衛生部。(酉)看護人與埋葬隊應用如何相當之法自衛。如打預防針、帶呼吸袋、穿預防衣、洗澡、帶手套、眼鏡諸法。是否相宜。三有疫之城鎮。欲限制其傳出應用何法。(子)患疫之人與本地之貨物禁止他往。(丑)鐵道交通處設立客商及貨物留驗所。(寅)河道交通處設立客商及貨物留驗所。(卯)　海道交通處。設立客商及貨物留驗所。

(辰)工人來往如何約束。

(戊)此番瘟疫與商業有無影響。　一黃豆。二麥麵。三皮貨頭髮。四煤。五鐵路。六各種商業。

十四日早十點。開第七次會議。專研究血清療治法。先由義醫格羅梯君演說。與羅斯笛斯同製之血清。係注射於馬身中取出者。以之治腺百斯篤。百人中可活三十九人。若不注射此漿。則百人中祗可活二十人。若治敗血症。則可延長其生命十二日至十五日。惟須每日注射之。若治肺百斯篤。則無效云。次日醫宇山君演說。一九零三年。用玻璃漿每人注射二次。第一次與第二次相距八日。注射後三日至六日。熱度甚高。頭痛出汗現核。經過四十八小時始已。次日醫河西君演說。曾注射二千八百三十二人。經過二日至一月。染疫者只有八人。次與醫瓦樗而君演說。曾注射八十人。則無一染疫者。次俄醫哈失鏗君演說。曾注射一百三十二人內染疫者有二十二人。次美醫司德朗君演說。予與馬梯尼君意見相同。予曾注射血清於鼠身。然注射過量。則鼠亦受毒而死。嘗考注射血清之效果。在初得病時。卽行注射。百人中可治六十人。於二十四小時內注射。百人中可治四十人。於四十八小時內注射。百人中可治三十三人。然在二十四小時內。病狀未現。故亦無甚把握也。次日醫籐浪君演說。在日本時有得肺百斯篤者八人。內五人注射東京血清得不死。次德醫馬梯尼君演說。在德試驗血清。亦有效驗。次日醫北里司君演說。隔離人亦宜注射。次美醫司德耶君演說。曾剖解二十五人。其肺脾核中微生物皆多云云。研究未及解決。嗣指定伍連德。梯克。瓦樗而。勃羅克。馬梯尼。德拉。格羅梯。柴山。海維夫。薩竇羅尼。爲十國代表員。專研究各種預防漿之效用云。

十五日早十點。開第八次會議。是日為研究微生物最後之一日。先由中醫王恩紹君演說。奉天某磨房有人十二名。疫死九人。有騾十二頭。疫死十頭。解剖騾之屍體。含菌甚多。其無菌之部分。另以菌培養之。滋生亦極迅速。從前醫學界皆認騾馬不易染疫。亦不足憑。次日醫柴山君演說。用顯微鏡試驗病人肺中。含菌最多。可見菌皆從氣管中侵入。予意與司德朗君相同。蓋肺之血管細易繁殖也。次德醫馬梯尼君演說。在德試驗鼠子。以腺百斯篤病菌。從呼吸中送入鼠身。則染疫尤速云。次中醫全紹清君演說。臨床經驗。在哈爾濱時試驗。當初染疫時。未見咳嗽。實難解決。至病狀為脈快細頭痛。面色焦急。心部重。脇痛。舌苔厚。後變鮮血色而發亮。熱度不甚高。約一百零二度云。次英醫司督閣君演說。大旨與全君略同。次中政府所派海而君演說經驗。凡染疫者。必六日後始發現病狀。次直隸代表霞卜乃君演說。在哈爾濱有兩醫學生染疫。注射多量之血清。皆不治而死云云。下午。研究預防漿之成效。仍未解決。

十六日開第九次會議。是日議題一為臨床診斷。一為傳染之一因。先由會長伍連德君演說。在哈爾濱時之臨床經驗。略謂不論病者之身體強弱。其脈息皆細快。以手緊按之。且可停止其顫動。又病者之呼吸。微有聲息。與美醫司德朗君之主張各同。司德朗君謂病者不宜播動。一經播動。則病者者之心。卽停止其跳動云云。時英醫司督閣君。起而反對。謂病者初起時。其脈甚壯。後乃細快云云。中政府所派之愛司勃蘭德君演說。在哈爾濱時曾見有女子四人。染疫死去三人。此四人皆有乳哺之兒。而小兒皆未染疫。可見婦人之乳汁並不傳染云云。次伍連德君演說。在哈爾濱時對於輕症百斯篤之經驗。其現象僅腹瀉云云。嗣公決腸中有無病菌之一問題。決定無菌。蓋欲入腸。必經過胃中。胃中之酸質。足以殺菌。故不能入腸。至排泄物中發見之菌。乃係血中傳入。非由腸中傳入也。次俄醫薩寶羅尼君。演說病者之脈息。大都細快，且不平均。朝壯而夕弱。弱時幾等於無。又熱度高時。則脈細。熱度低時則脈壯云云。次英國使館醫官格蕊君。演說病之起原。及由滿洲里蔓延各地之疫綫。次直隸代表醫官霞卜乃君。演說天津疫症發生。由於一商人自哈爾濱歸。遂致傳染云云。次日醫籐浪君演說。皮毛黃豆等貨物。凡屬無生命者。皆不能傳染疫症。病菌經日光卽死。貨物能見光。卽不爲傳染。至驢騾等生物。則確可傳染云。次司督閣君演說。據一醫生云。有林姓婦人家中數人。皆染疫死。惟林獨存，投宿親戚家。又受其傳染。全家盡死。如此凡傳染至三家。無一免者。而林姓婦人獨生。誠醫學上一大研究資料云云。愛司勃蘭德君演說。哈爾瀋當疫症初發生時。毫不注意於防備之法。以致死人如麻。迨後實行防禦。一切防疫機關。在在完備。而疫症卽已消滅。可見防備之法。實爲必要云云。次上海派來醫官司丹萊君演說。預防之法。誠爲必要。上海一埠。爲交通最繁之區。此次竟未傳染。可見防疫之效。以後遇有疫症發生。於防疫一端。務宜注意云云。次俄醫薩寶維尼君演說。依據新發明之預防各法。疫症當易消滅云云。至此閉會。

旅大視察　十七日及十八日休會各會員。應日本南滿鐵道會社之請。視察旅大。於十六晚八點三十五分。乘臨時列車首途。預定本日上午八點十五分抵大連。巡覽順序列下。大和旅館朝餐。大連醫院。電氣游園。中央試驗所。乘電車赴星浦午餐。午後三時。至路工場埠頭遊歷。七點二十分。滿鐵會社招待晚餐。會滿鐵總裁。社宅餘興。當夜旅館住宿。十八日上午三十分乘列車赴旅順地方巡覽。關東都督宴會。當夜八點十分登車。十九日上午七點到奉。

十九日上午十點鐘。開第十次會議。議題爲居室炕床衣服塵土等能否傳疫。先由吉林代表員官醫院院長鍾穆生君演說。衣服確能傳疫。謂雙城一當典。因收質疫者之衣。其店員立卽染疫。傳染至三十四人云。嗣經各醫官公決。房屋衣服等。確不傳染。惟衣上粘有疫者之痰。如未曬乾。則可傳染。若經日光曬乾後。則不傳染。次伍連德薩賚羅尼馬梯尼北里諸君。研究天氣與疫症之關係。謂當哈爾濱疫症消時。雙城之寒度。與哈爾濱相同。何以疫症反熾。可見疫症與天氣無甚關係。公認以後遇有疫症發見。惟有施以完備之預防法云。次俄醫亞苦斯楷君。演說東清鐵路沿線之始疫。及消滅情形。次俄醫巴苦斯楷君。演說哈爾濱之傳疫情形。次美醫司德朗君演說。謂疫者之痰。吐於地上。未乾時確可傳染。乾後則不傳染。此係屢試屢驗云。議至此。即宣告散會。

二十日開第十一次會議。會長報告接到日本關東都督大島君來電。略謂諸君來旅順時。恰值天氣失晴。致未能盡歡而散。鄙人實抱慚歉等語。嗣開會研究。先由中國醫官全紹清君。與克雷心醫官演說瘋疫之原由。次英醫培特里君。說明近來驗明旱獺身中之蚤。實能囓人。傳染腺百斯篤。並可變爲肺百斯篤云云。次美醫司德朗君說明近來種預防漿於旱獺者。約有六隻。並其結果。又日醫北里君說明日本防百斯篤之隔離及其消毒法。並製預防漿與種豫防漿之方法。次王恩紹君說明奉天防疫之情形及其方法。次日醫西河君說明在南滿鐵道大連防疫之隔離情形。次俄醫雅沁司格君演說東清鐵道各處防疫之法。次長春防疫提調黃君說明在長春防疫之一切情形。(英阿司蒲耶通譯)次阿司蒲耶君演說在傅家甸預防之方法及其情形。次全君演說在傅家甸防疫之實驗。

一受瘟疫者以苦力及下等社會人爲多。雙城有全家染疫斃者。　二染疫死者。以年在二十至四十之人爲最多。統計死者一百人中約有六十人。一歲至十歲之人。與六十以上之人染疫死者甚少。　三染疫死者男女一致。惟在傅家甸女子死者甚少。在雙城染疫死者女子占三分之一。　四此疫與種族無甚關係。此次染疫死者中國人居多數。而外國之人甚少。良由外人講求衛生。飲食居處。皆潔淨於華人。若外人一染此症。其死與華人同。　五染疫死者下等社會比上等社會爲多。　六傅家甸在隔離所之人。有四千一百八十七名。死者二百八十五名。　七在傅家甸中醫。因預防此疫斃命者有數人。在醫院役使之苦力死者甚多。　八此次染疫死者。合計東三省直隸山東人數。共有四萬三千三百之多。

下午二點續開會議。仍研究肺百斯篤傳染之原因。英使館醫官猗雷問俄醫云。貴國防疫甚完備。何以疫症仍傳及於東三省。俄醫亞心斯楷答云。其原因有二。一因疫初起時。設備未周。一因鐵路雖禁載小工。但步行至東者。仍不能禁絕之故。次安度醫官

記德來司登衛生會

譯英國五月六號醫報

甘永龍

德來司登 Dresden 省。德聯邦薩克遜那 Saxony 之首府也。本年開萬國衛生展覽會。於陽歷五月七號開會。十月間閉會。該府有著名建築家二十一人。受衛生會之聘。以建築宏壯精雅之屋宇。是屋宇者。一轉瞬而出現於御公園 Royal Park 之鄰近。若有神力驅遣之使然。而大力士蔭路 (Hercules Avenue 林蔭路之名) 中千株萬樹之檸檬。其濃翠之枝葉。即足以資屋宇之蔭庇焉。

集科學家和平家之熱心毅力。以建設此研究衛生之大會。是爲濟世利民起見。固應有崇閎之體制。充分之禮儀。以昭其誠敬。彼日耳曼四十年聯邦慶賀會。及政軍兩界勞績紀念之大典。要未必能凌駕乎其上。

就屋宇之形式而言。固有種種之不同。非千篇一律者。然合而觀之。則其土石之工。自有互相調和之致。其中初無特別顯著。亦無過於幽隱者。蓋當事者有鑒於歷來各國之陳列會。其所建屋宇。大抵各不相謀。以是而太過不及之弊。在所弗免。即參差零落之觀。亦因是而生。此殊不足以當會字之義。此次衛生會董事部。議決將建築事宜。規定一集合各國包含衆切之計畫。俾每一所之屋宇。如練之一節。分而觀之。莫不自成格局。合而望之。則一長練而已。以如是之工程。非得有超絕等倫之工師不可。蓋此次會場。凡佔地三十二萬方邁當。其中應須建屋者居七萬方邁當。陳列者既不一其國。承造者之建築家又不一。融洽各國爭競之意見。調和各建築家衝突之心思。而使之出於一途。無論其規畫之才不可及。卽其威望亦不卜可知矣。然此僅就陳列所而言也。至於游戲之場。亦係特建而成。其佔地絕廣。而其中種種之游戲場。如競馬場賽武場。以及其他武力游戲或消遣游戲等。莫不畢備。是又足以引遠人之輿而駐遊客之踪者也。

此次衛生大會。各國所有會社。因此而特開會議者。（如會議應否赴賽或用何種品物赴賽等）當五月之前。已有二百五十起。是可知此會實爲世界文明國所共同注意者。凡有志於個人衛生及公衆衛生者。以及地方自治之所。城鄕村鎭之間。其有關於衛生上未解決之問題。皆將於是取決焉。

中西醫學研究會會員題名錄

劉藹雲號錫光安徽安慶府桐城縣附貢生年三十五歲前任廣東陸軍九十七標三營軍醫長現任滬軍北伐先鋒第二聯隊軍醫長臨症多見奇效蓋由其精於醫學故也

陳昌道號子朋年二十五歲廣東廣州府順德縣人日本東京同仁醫學校畢業生現爲日本名古屋愛知醫學專門學校第二年級生深通中西醫學洵不愧爲後起之秀

胡庚生字蘸香年四十二歲浙江平湖縣附生內外方脈專門花柳病科臨症如神名滿海上

徐友丞浙江紹興府餘姚縣人精內科刋贈良方選要以惠同胞蓋醫家而兼慈善家也

高慕庭江蘇鎮江府丹徒縣人江南將備學堂畢業生紅十字會會員熱心公益見義勇爲

盧成龍字林榮年三十九歲湖北武昌府江夏縣人前清湖廣督標左營花翎都司銜補用守備幼承父業精擅岐黃懸壺問世幾於有口皆碑光緒二十年曾充陝西湘軍武威後軍醫員洎二十五年回鄂在漢口行道宣統三年八月武漢起義避地來滬

屠鈞字友梅年三十八歲江蘇常州人上海自新醫院補習科最優等畢業生前任常州中學堂醫員五年現任常州高等實業學校醫員精通中西醫學以改革中國醫學自任

羅晉槎號秋飈湖南湘鄉縣人候選巡檢前清光緒三十二年考充江蘇陸軍四十六標第一營軍醫副軍校三十四年應南洋大臣考試醫學得有優等證書宣統二年考升四十六標二營軍醫正軍校武漢起義以來改任陸軍第九師十七旅三十三團第三營二等軍醫長著有醫書二種蜚聲軍界歷有年所爲醫界中不可多得之材

董天錫字古辰遼陽人創設亞歐藥房輸入東西洋新藥活人無算而研究西醫之學不遺餘力尤非常人所能及

蒙學生理教科書

無錫丁福保著、共二十七課、內分骨骼筋肉皮膚消化器循環器呼吸器排泄器神經系五官器等、提要鈎元、縮長篇於尺幅、爲生理學中最簡之書、故南北各學堂、都用此書爲課本、現已銷至十餘萬部矣、 每本一角

新內經

無錫丁福保編纂。第一集曰新素問。上編論縮短人壽之原理。凡十章。一、柔弱之教育。二、放逸之逸樂。三、腦力使用之過度。四、疾病及不合理之處置。五、不潔之空氣。六、飲食之過度。七、害人壽之氣質及情慾。八、誇大之想像力。九、毀壞人體之毒物。十、年齡及早老。下編論延長人壽之原理。凡十九章。一、遺傳上壯健之出生。二、合理的身體之教育。三、活潑能動的之青年。四、愼伉儷以外之肉慾。五、幸福之夫妻關係。六、睡眠。七、身體之運動。八、新鮮之空氣與適當之溫度。九、田園生活。十、旅行。十一、淸潔與皮膚之衛生。十二、良好之食品。十三、精神之平和。十四、快適之感覺及刺戟。十五、疾病之豫防及療法。十六、變死之救助。十七、老年之衛生。十八、精神及身體之修養。十九、因體質氣候及生活法不同之各長壽法。其第二集曰新靈樞經。凡二十一章。一、細胞。二、組織。三、骨骼之解剖。四、骨骼之生理衛生。五、筋肉之解剖。六、筋肉之生理衛生。七、皮膚之解剖。八、皮膚之生理衛生。九、消化器之解剖。十、消化器之生理衛生。十一、循環器之解剖。十二、循環器之生理衛生。十三、呼吸器之解剖。十四、呼吸器之生理衛生。十五、排泄器之解剖。十六、排泄器之生理衛生。十七、神經系之解剖。十八、神經系之生理衛生。十九、五官器之解剖生理衛生。二十、男女生殖器之解剖生理。二十一、男女生殖器之衛生。爲醫家必讀之書。爲教員學生必讀之書。可爲高等小學堂中學堂生理衛生學最新之課本。洋裝二册 每部一元四角

內科全書

無錫丁福保譯述共分七類曰傳染病篇如腸窒扶斯、（卽傷寒）實扶的里、（卽喉痧）虎列剌、（卽霍亂）麻拉利亞（卽瘧疾）等凡二十三種曰呼吸器病篇如鼻答加兒、（卽鼻之流涕凡粘膜內多流出液者謂之加答兒）喉頭加答兒、（舊譯作喉管炎）氣管枝加答兒、（舊譯作氣管炎卽咳嗽）咯血、（卽欬血）肺結核（卽肺癆病）等凡三十種曰循環器病篇如心臟內膜炎、（舊譯作心房炎）心包氣腫、（舊譯作心包絡積水與氣）胸部大動脈瘤、（舊譯作胸總脈管生血瘤）神經性心悸亢進（舊譯作心跳症）等凡十七種曰消化器病篇如胃癌、（卽胃毒瘫）腹水、（卽水臌）胃潰瘍、（舊譯作胃內皮生潰瘡）腸結核、（卽腸癆）胃加答兒、（舊譯作胃炎）食道狹窄、（卽膈症一作噎膈拒食）耳下腺炎、（卽痄腮）肝臟膿瘍、（卽肝癰）腸管內寄生蟲（卽腹內蟲症）等凡三十五種曰泌尿器病篇如遺尿、（卽小便不禁）膀胱炎、（卽膀胱熱症）腎臟結核、（卽腎癆）腎臟癌腫、（舊譯作腎生毒瘤）尿毒症狀、（舊譯作尿毒入血）等。凡十六種曰運動器體質病篇如腺病、（卽瘰癧症舊譯作頸胸吸核腫脹）貧血、（卽血虛）佝僂病、（舊譯作小兒骨軟症）血友病、（卽出血不止）蜜尿病、（卽中消病又名消渴）關節僂麻質斯（舊譯作風濕古名痛痺）等。凡一十九種。曰神經系病篇如癲癇、（卽羊癲風）腦出血、（卽中風）腦膜炎、（卽驚風）神經衰弱、（舊譯作腦筋失力）歇私的里（舊譯作煩惋善怒）等。凡三十種。每一病名之下亦列西文原名凡敎會中已有舊譯名者亦詳注於目錄中。各品之治療法。不厭分詳者。做卷末之藥物分類用拉表卽知。對症的療法者。卽便秘而療以瀉藥。咳嗽而療以鎮咳藥。發熱而療以退熱藥等。對各症而施各種療法也。 洋裝精本。每部兩元。

內科學綱要

無錫丁福保譯述。共二十八類。曰傳染病篇。曰血行器疾患。曰鼻腔疾患。曰喉頭疾患。曰氣管枝疾患。曰肺臟疾患。曰腹疾患。曰腎臟疾患。曰副腎疾患。曰膀胱疾患。曰生殖器疾患、曰血液疾患、曰脾臟疾患。曰運動器疾患。曰新陳代謝疾患。曰末梢神經疾患。曰脊髓疾患。曰延髓疾患。曰腦髓疾患。曰官能的神經疾患。曰中毒篇。所載之病都四百四十種。其病名爲吾國所固有者則以吾國之舊病名條注而列於下(如以中消病注糖尿病以中風注腦出血等)。爲古人所未知而於敎會醫院中已譯有定名者則以舊譯名條注於下(如以胃生毒瘤注胃癌以傷風時症注流行性感冒等)。設既有譯名復有古名則古名與譯名掇拾薈萃而咸列之。(如實扶的里之下注舊譯作假白皮或白皮瘀或時疫白喉即爛喉痧。古名脾風。喉風。馬脾風。鎖喉風等。)是書於各種疾病。每詳列子目八項。曰原因。言疾病之異源也。(如結核桿菌爲肺癆之因。白斯篤菌爲鼠疫之因。)曰潛伏期。言病原隱伏於體內之日數也。(如痘瘡之潛伏期約十日至十四日。爛喉痧之潛伏期約二日至七日。)曰前驅期。言發病以前之先兆也。(如傷寒未發以前。其先兆爲食慾不振。全身倦怠、頭痛不眠。筋肉疼痛。就業厭倦等。)曰症候。言患者之病狀也。(如傷寒之第一週、爲何種病狀、其第二第三週、則爲何種病狀、)曰合併症。言患者於本病之外。兼患他種疾病也。(如患傷寒者、兼患氣管枝炎、或肺炎、或心囊炎、或腎盂炎、或脾臟破裂等病、)曰轉歸。言疾病之輾轉流行歸於治愈或死亡或廢疾或畸形之預料也。(或作預後、舊譯作決病、如肺癆病在第一期、可預決其能愈、在第三期則預決其必死、)曰療法。治病所用之藥品及手術之方法也。(療法中有對症的者。即言病人患咳症。則對其咳症而治之。患便秘與發熱。則對其便秘發熱而治之。)曰類症。言各種類似之病症直抉其異同之點。下精確之評語以斷定其病名也。病之無潛伏期、前驅期、合併症者、則闕之。

每部兩元五角

TRADE MARK　'KEPLER'　商標

商 解百勒 標

麥精魚肝油

SOLUTION

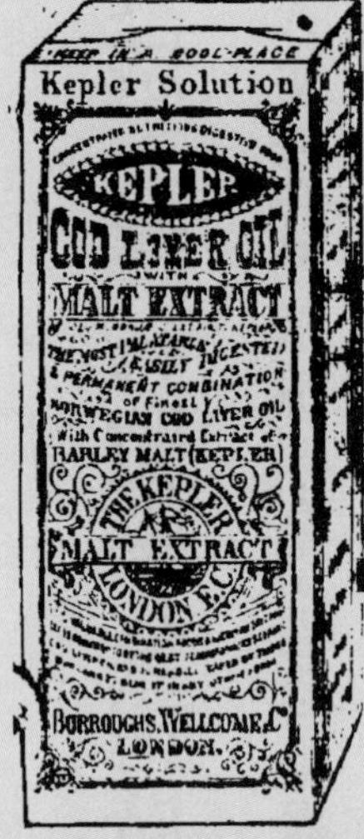

勞傷與消瘦

解百勒　麥精魚肝油、其能充補組織身體料之耗費、及恢復因疾病之所毀壞者、此品爲最佳、自可篤信無疑、

解百勒　麥精魚肝油之物質、純粹濃厚、精細、悉爲構造腦髓、血液、筋骨、肌肉、經絡所需之資料、

解百勒　麥精魚肝油、挽回病後元氣、有非常之功、其能使憔悴形骸、速成强壯有力身體、精神充足、逾於常時、

解百勒　麥精魚肝油、其能建造康强身體、又能培補病兒、使其有堅固氣質、

解百勒　麥精魚肝油、更爲乳母最相宜之妙品、蓋其能滋養乳母、雖身體柔弱、胃納不强、亦容易消化、又能使乳量增加、乳汁改良、是則小兒亦大獲裨益、

解百勒　麥精魚肝油、凡中國各埠著名西藥房均發售、

欲知此品詳細、請函致上海寶威大藥行、索取仿書可也、

(第二十三期)

中西醫學報

中華民國元年四月中西醫學研究會出版

總發行所上海新馬路昌壽里五十八號無錫丁廌

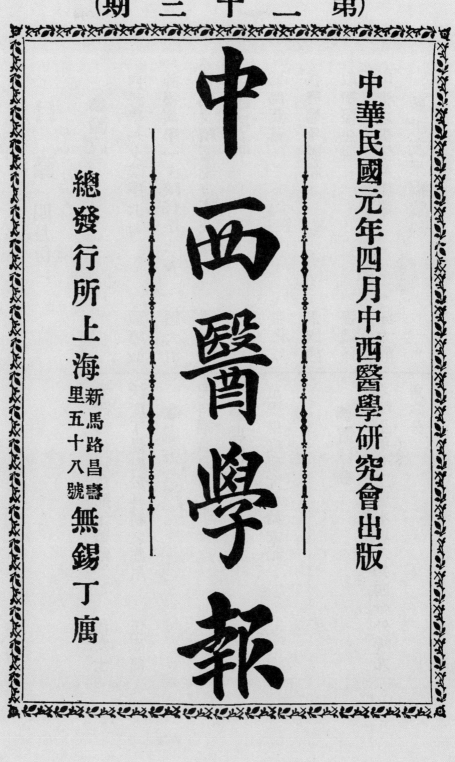

目錄　四月份

●價目●

本報全年十二册本埠八角四分外埠九角六分

內科學一夕談序

病臥於牀委之庸醫比於不慈不孝昔李密因母病而精習經方高訥若以親疾而見重國手故為人子者不可以不知醫雖然醫豈易知哉有傳染病焉急慢殊歸有呼吸器病焉險夷異趣有消化器病焉生死判若兩塗有泌尿生殖器病焉久暫顯分二致有神經病焉輕重具有千變蓋其原因其經過其診斷其豫後至為繁賾故欲造其極詣斷非一蹴可幾先哲有言曰人之所病病疾多醫之所病病道少旨哉斯言余少多病每一遘疾輒不易治耽醫之癖由是而生藥譜醫經瀏覽幾遍鑽研既久施治且衆而後知思貴純一淺嘗者未許問津學貴沈潛浮躁者不容涉獵也雖然古今人死於三指下者如恒河沙之無量數則以齊民無普通醫學智識且不知衛生之術不知豫防之道不知看護之法一旦有病惟醫是賴醫之優劣又至無定遇名醫則生遇庸醫則死於虖悲矣余於是譯輯是書用災梨棗其言簡其詞賅不以病情之變幻而晦目不以診治之微茫而侈口鄉國市里戶藏一編俾毋為庸醫所誤此余所殷殷跂望者也無錫顧鳴盛序

肺癆病學一夕談後序

顧大治

肺癆病學一夕談。無錫丁仲祜先生所譯述也。分上下二編。上編爲肺癆病攝生法。下編爲肺癆病豫防法。攝生法中凡十有二章。首章論空氣療法。(附論風雨雪霧寒暖日光)次論安靜及運動。次論皮膚之堅强法。次論飲食。(內有朝食午食夜食一定之食單)次論被服。次論發熱。次論盜汗及不眠。次論咳嗽咯痰。次論咯血。次論下痢。次論輕快及治癒。次論職業。而附之以結論。豫防法分爲二項。一爲撲滅結核菌不令侵入肺中之法。一爲除去肺病素因之法。而以肺病約言、肺病談附焉。按肺病爲人類之一大敵也。歐洲諸國人之死於此者。歲不下百萬人。日本爲肺病而死者。歲亦不止十萬人。而吾國人之死於此者。尤夥。劇烈之戰爭。猛惡之流行病。均無奪人命至如是之多者也。此病之爲害人類。旣如此。則關乎治療防禦之諸法。安可不講。求乎肺癆病攝生法者。卽爲治療肺病最要之方法。藥物療法。尙其後焉者也。曩時治療肺病之舊藥。近今名爲特效之新藥。雖已極繁。而據學者之經驗。世尙無有殺滅結核菌奏特效之藥品。故本病之治療法。仍不外乎攝生療法也。此治療法。不獨用之於今日。恐特效藥發見以後。仍不能廢之者也。而肺癆病豫防法者。又防禦肺病最善之法也。其法專一撲滅結核菌。不令侵入肺中。幷除去肺病素因。使結核菌無繁殖之機會。而令吾人得永享健康之幸福者也。故依此二法行之。則未病者可免傳染。已病者可望全治。而肺結核病流行之勢。亦或從此而稍息乎。然則肺癆病學一夕談之功。不綦偉哉。

醫說及續醫說後序

顧大治

醫說者。宋張杲所撰也。續醫說者。明俞弁所撰也。合兩書爲二十卷。凡二十萬餘言。就其內容詳晰言之。張氏醫說類分四十有九。卷一、曰三皇歷代名醫。卷二凡四類。曰醫書、本草、鍼灸、神醫。卷三凡四類。曰神方、診法、傷寒、諸風。卷四凡八類。曰勞瘵、鼻衄、吐血、頭風、眼疾、口齒喉舌耳、骨哽、喘嗽、翻胃。卷五凡七類。曰心疾健忘、膈噎、諸氣、消渴、心腹痛、諸瘧、癥結、諸蟲。卷六凡八類。曰臟腑泄疾、腸風痔疾、癰疽、脚氣、漏腫、癭、中毒、解毒。卷七凡六類。曰積、攧撲打傷、奇疾、蛇蟲獸咬、犬傷、湯火金瘡、食忌。卷八凡三類。曰服餌幷藥忌、疾證、論醫。卷九凡三類。曰養生修養調攝、金石藥之戒、婦人。卷十凡五類。曰小兒、瘡、五絕病、疝癉痺。醫功報應。俞氏醫說類分二十有七。卷首凡二類。曰原醫、醫書。卷二凡二類。曰古今名醫、厚德。卷三、曰辯惑。卷四凡三類。曰格言、妄治、藥戒。卷五凡二類。曰養生雜言、湯名。卷六凡六類。曰傷寒、頭痛頭風、膈噎、諸氣、喘嗽、痰火、泄瀉、痢疾、瘧疾。卷七凡三類。曰仙方、神鍼、食忌。卷八凡四類。曰白濁、諸血、水腫、蟲類。卷九凡三類。曰眼齒耳鼻、骨鯁、小兒。卷十曰藥性。綜合上述諸類言之。張氏醫說者。集自秦至宋之大成。詳醫學源流分類例著效。能終之以陰德報應澤物。警世之心懋矣。尤足貴者。所引之書。多唐宋以前古書。所列之方。皆唐宋以前古方。語多實用。文無虛設。學者讀之可知吾國宋以前醫學程度之高。欽定四庫提要。謂其取材既富。奇疾險症。頗足以資觸發。非虛語也。兪氏醫說者。集宋以後至明之大成。援據賅博。立論多發前人所未發。足與醫案醫原互相頡頏者也。吾錫丁君仲祜、以是書之大有裨於醫界也。特刊行之。以廣流傳而惠斯世。治與丁君交有年矣。得讀是編。因略述其大要如斯。

醫師箴言

我國醫界腐敗、已達極點、其間英俊之士、苦心孤詣、冀達改良目的者、固不乏人、而挾金錢主義、以招搖標榜、爲唯一之手段者、亦比比皆是、當此共和時代百度維新、醫爲司命、寧可任其長此終古乎、威不敏、敬與同社諸君、約自今以後、乞將關於醫師品格學術之金玉良言、陸續登本報醫師箴言內、併誌芳名於下、以期丕變醫風於萬一云、古剡張德威謹白

濟人利物、良醫之抱負也、臨機應變、良醫之手段也、海闊天空、良醫之度量也

眞正之良醫品爲上、術次之

陶謙年十四、尚騎竹馬兒戲、後舉茂才、位至牧伯、陳子昂年十八、從博徒游、後精經史爲唐大儒、蘇洵三十始讀書、爲歐公所許、姚元崇少以射獵爲娛、四十始讀書、後爲賢相、歐公學書在半百外、王右軍書至五十三乃成、願我醫界同志、諸君勿以年長而灰心。

隋王通謂北山黃公善醫、先寢食而後針藥、近泰西醫術、看護與療法並重、願我醫界。

醫師箴言

同志諸君急注重看護學

醫家五戒第四條曰凡爲醫者勿耽嗜好恐志慮紛馳勿晏起勿無事他出致就診者守候無時切脈必當用意寫方務要依經不可胡亂杜撰受人批駁

醫家十要第三條曰凡鄉井同道之士不可傲慢輕侮年尊者恭敬之有學者師事之名重而自高者遜讓之技精而未顯者薦拔之如此自無謗怨

勸讀十則第十條曰亞聖有云予豈好辯哉不得已也今醫學各成門戶所藉乎明先聖之功溯委窮源不絕於口則陷溺未久及穎慧過人者自必悔而就學道不孤矣若言之過激則怨而生謗位置太高則望而思避踽踽獨行濟人有幾凡我同人務宜推誠相與誠能動物俾此道日益昌明

威案右三條、言言金玉、字字珠璣、醫界同志諸君、當奉之爲座右銘、

欲改良醫學非實行醫界革命不可醫界革命維何即多譯新醫學書籍多辦新醫學學校多開新醫學報館擴充函授新醫學講習社是也

醫學者一極有興味之科學也善學之可以益壽延年

國朝名醫徐靈胎示張瑞五曰行醫之要唯存心救人小心謹慎擇淸淡切病之藥品

俾其病勢稍減卽無大功亦不貽害若欺世衒人祗知求利亂投重劑一或有誤無從挽回病家縱不知我心何忍世之孟浪從事草菅人命之醫家盍三復斯言

西人比的自幼有志爲總理大臣起居坐臥讀書行事無處無時不集精力於此一點經二十五年之久卒能遂其願而就職可知千古偉大人物之所以成偉大事業無不由數十年勤勉專恒而成醫爲一種難解之科學非有特別之毅力決不能自立一幟願我醫界同志諸君始終如一如比的

成功十要素(一)健康(二)勤苦(三)專一(四)勇猛(五)忍耐(六)快樂(七)量力(八)謹愼(九)謙和(十)有恒

振興醫學說帖

張國淦 乾若

竊維東亞之病夫相望久騰笑於於歐人西瀛之鴻寶紛來受歡迎於學子此並非人情厭故喜新蓋亦醫理發明必趨之勢也吾國醫學之創始神農嘗百草黃帝著內經度當時必別物性究解剖以從事於生理及病理然結繩時代尙無文字安有成書論者謂爲秦漢方士所作託名古聖故怪幻離奇不可究詰肝居右而以爲居左肺五葉

而以爲六葉心運血而以爲主知覺腎製溺而以爲藏精此古書中所論之內臟每誤其位置誤其形狀且誤其功用者至精囊與膵臟則幷名目而不知矣黃連能助消化而以爲苦寒敗胃石膏不堪入藥而以爲能治傷寒中風牙痛等人參但能平胃而以爲有治虛癆內傷中暑中風通血脈補肺氣等種種之利益此古書中所述之藥性說多不確者也至謂色青味酸入肝色赤味苦入心色白味辛入肺色黃味甘入脾色黑味鹽入腎則以色味强配五臟尤屬臆斷中風腦出血也而或以爲風或以爲火或以爲氣虛或以爲濕盛霍亂虎列剌菌之入於胃腸也而或以爲暑熱或以爲陰寒瘧疾麻拉利亞菌入於血液也而以爲風暑之邪客於營衛此古書中所言之病原多似是而非者也綜觀中醫所論之內臟及藥性與病原牽强附會未經實驗而欲恃此以强種强國舉吾二十行省之衆一一登諸壽域豈可得耶近來注意衛生者恒言取締醫生然一經取締勢必多數淘汰須先造就若干新醫人材而後可以替代之猶之前淸時綠營腐敗必練成新兵若干鎭然後裁撤綠營社會始有恃無恐也今日百度維新日不暇給然醫學一科關於民命醫學之改革較諸政治之改革尤爲急急也醫學振興之事業最要有三謹列如左

一京都宜開辦醫科大學也此學校規模宏大當於京都設立一區聘歐美高等醫員為教習凡由中學以上之畢業者乃有入學之資格本科畢業之後再由國家資送歐美各國實習以擴大其學識與經驗為完全優美之醫學鴻材如遇萬國開醫學各種研究會時吾國即派此項人材與會必能採取新法發明新理日本小於中國數倍尚有北里青山等醫界偉人出見為歐美各國所驚駭吾國何能望而却步也

一各省宜開辦醫學別科學校也所謂醫學別科學校者其學科不用外國文字語言教授將外國醫籍譯為本國文而以國文國語教授別於正式之醫科而言之也此制日本嘗行之方明治維新之始其國需用新醫甚廣爾時之渡歐畢業及在本國之英美醫院畢業者人數雖多殊不敷用故變通其制開辦別科習醫者不必以習過外國文為合格則預科學期可以縮短早習本科易於速成我國地廣民衆需用新醫較日本尤多日人某嘗言中國須有新醫三十萬人方足敷用此項人材如必待醫科大學畢業而後得則曠日持久人民之夭札者已不可勝言故今日宜仿日制令各省開辦醫學別科學校擇中醫之文理清通志趣遠大

振興醫學說帖

者入其中授以西洋最新之醫學限期畢業由各省之民政司嚴加考核分別等第給予文憑嗣後有文憑者准其行醫無文憑者一概不准如此計有三班畢業後則停止別科各省所有之別科醫學校一律改爲各省專門醫學校江蘇常州人屠鈞於前清宣統二年著有今日急宜開辦醫學別科學校說一篇曾登中西醫學報附抄呈
鑒

一　各縣宜組織醫學講習會也查日本自中央及市町莫不有各醫學研究會醫生診事之暇入會研究其目的在採取新理改良舊學茲云講習會者蓋新醫學之程度已優者方有研究之資格新醫學之門徑未知者則必以講習爲先河也吾國之以中醫營業者其數不下百萬人如必一一驅之別科醫學校修業其勢必有所不能不甯維是社會狃於數千年之習慣不知西醫之利中醫之弊恒薄西醫而崇中醫即從嚴取締而社會習慣非旦夕所能變更彼中醫仍可陽奉而陰違則取締亦有名而無實故今日各縣亟宜組織縣立醫學講習會聘請講員編最新而最簡要之講義每日以半日爲講習之時二年畢業凡地方所有之中醫

一概勒令入會聽講如不遵行及不堪造就者不准營業以免害人修業期滿則由縣民政長嚴加考驗與醫學別科學同例惟一次畢業之後凡有志醫學者概入醫學校修業不准再習中醫

右之所列第一條所以爲醫界造就完全之人材第二條及第三條所以救今日醫生之缺乏使全國之業醫者咸有文明國醫生之資格吾國醫學之壞在今日已達極點矣然醫學與國家有密切之關係蓋人種之盛衰爲國家存亡之要素醫術之良否實民命修短之樞紐用敢謹陳管見伏候

裁奪倘蒙取交議會討論實行中國幸甚四萬萬同胞幸甚

取締醫生說

四明張織孫

今中國不患無醫生也患在醫生流品之太雜讀書不成學賈不就去而爲醫者有之從師數月抄方一束去而懸壺者亦有之讀譯籍三五種購西藥十餘味自號爲新醫者有之爲細崽二三年識藥名數十種自命爲西醫者亦有之然此猶其上焉者也若夫下焉者則巫醫土醫走方祝由等名目繁夥幾不可屈指數矣以今日科學萌芽之

取締醫生說

中國而有此等非驢非馬之醫生濫厠其間。欲使醫學勃興。躋於歐美日本之列。其可得乎。間嘗思之。吾國醫界流品之雜。由於國家無取締之舉。考之周禮醫師掌醫之政令。凡邦之有疾病者。使醫分治之。稽其醫事。以制其食。十全爲上。十失四爲下。此中國取締醫生之濫觴也。自漢至五代。有醫官之制。而無考醫之典。宋興始舉司醫科。以春試取三百人爲額。元循宋制。置醫學提舉司。考校天下醫生。以憑黜陟。明仍元舊。分醫學爲十三科。令醫家子弟擇師教授。三年一試。五年再試。三試乃黜陟之。自靖難以後。宋代春試之盛典。幾不復聞。降至近世。人自爲學。家自爲教。流品愈雜。學術愈澌。推原其故。豈非基因於國家無取締之舉哉。泰東西各國。其取締醫生之規律甚嚴。無中學堂普通學科畢業之文憑者。不得受專門醫學堂之選拔試驗。無專門醫學堂畢業之文憑者。不得稱醫生。既畢業於專門醫學堂矣。而尙欲研究醫科中之專門學者。則必入某科專門病院若干年。方得稱爲某科專門家。其取締之嚴有如此者。以視吾國。仙授神授。世傳秘傳之醫生。爲何如。今者世運開闢。交通日繁。而致病之途亦益廣。處今日而欲保衛生命。當以整頓醫生始。欲整頓醫生。則取締之舉。尤爲當務之急矣。取締之法有二。一曰、取締漢醫。一曰、取締西醫。取締漢醫。除巫醫、土醫等不列受試驗外。凡以前懸壺之醫生未受開業試驗者均在受試驗之列品以殿最給以證書不合格者勸令改業試驗及第者牌上註明等次俾病家一望而知爲某等之醫生未受試驗者而私自行道者查出處以罰金一面設立醫學補習科凡試驗不及格而才尚堪造就者令在此科補習二年考驗合格給以證書准予一體開業自行開業試驗後無論及第與否一概不准收授生徒此取締漢醫之法也取締西醫凡無醫學堂畢業文憑者亦均在受試驗之列學問優長經驗有素者列入甲等富於學術而少經驗或富於經驗而少學理者列入乙等粗通文字略解醫理者列入丙等列入丙等者須補習二年考驗合格然後給以證據許其開業俟將來東西洋學醫回國者及官私醫學堂畢業者漸衆已足供社會之用乃卽截止開業試驗俾十年以後之醫生則皆由於專門醫學堂出身而無學術龐雜之弊此取締西醫之法也雖然取締醫生豈易言哉試觀吾國之所謂神授仙授世傳秘傳之醫生其能讀黃帝仲景之書者有幾何人能明骨骼臟腑之部位者有幾何人不特讀黃帝仲景之書也明骨骼臟腑之部位也卽受普通敎育而能畧解醫學上之術語者亦不多覯豈中國人之心思才力有所不逮歟亦以流品太雜加之但知牟利不知求學之故耳以此等之人才一旦驟行試驗而欲於此中

取締醫生說　十

選拔眞才焉豈不難哉雖然欲苗之長必去其莠取締醫生之舉實爲當今之急務若因其才難而緩之則悠悠歲月雖歷數千百年而醫學之腐敗流品之龐雜較之今日更加甚焉未可知也願當軸者亟起而舉行之

五　虛脫之症狀(甲)皮膚粘冷(乙)眼定而發光瞳孔放大無反應(丙)四肢軟弱(丁)脈極微弱

處置

此類之毒發作極迅速救治務須從速如服此毒者服後適爲人所見或立時爲人所覺當立即用一二三諸法順序行之行第二法後一方面持續行第三法一方面當速行第四五六諸法如中毒未立時爲人所覺則不可用第二法餘法均可試行

一　置患者於空氣流通之處

二　洗胃或令吐

三　以冷水從高處灑其頭與脊或持續以冷水衝之

四　人工呼吸法(約二十分時)并令吸安母尼亞氣(又名淡輕三氣阿摩尼氣)

五　溶皂礬(又名青礬　綠礬　磺强鐵　硫酸鐵　低鐵硫强礬　鐵磺養四 Iron Sulphate(Ferri Sulphas))約十五喱(一瓦)鐵綠液或酒　(又名鐵二綠三　二鹽化鐵　過綠化鐵　過格魯兒鐵 Solution 鐵綠强鹽 Of Iron Perchloride) 約二十滴(一·三瓦)於一大酒杯水內溶盡後加以炭酸鎂六

十至百二十喱（四至八瓦）和爲稀乳劑如未效可再服（此方之量足解英國局方稀輕衰酸百喱（六、五瓦）之毒）

六　以伊打注射皮下或內服興奮劑

苛性鹼類　CAUSTIC AIKALIES

苛性鉀（又名鎃沘　鎃丹　鉀輕養　鉀養　苛性加里　烙炙性鉀CAUTIC POTASH(Potassiumhydroxide)）苛性鈉（又名鈉沘　鎦丹　鈉輕養　苛性曹達　烙炙性鈉　鈉養 CAUSTIC SODA (Natrium Hydroxide)）石鹼渣　濃安母尼亞液（又名錏沘　淡輕三水　淡輕四養　阿摩尼亞臭水Strong Ammcnia Solution

徵候　一　胃腸之症狀與腐蝕性毒品同（參觀前鹽酸等下）

二　常有逼迫疼痛之下利

三　身冷而發冷汗

四　容貌鬱悶

五　脈弱而疾

處置

一　不可洗胃及服吐劑但與以下之方以中和其毒(甲)醋不拘多少以水稀釋之(乙)檸檬汁冲水(丙)檸酸(又作枸櫞酸 Acid Citric)溶液(丁)葡萄酸(又名菓酸　酒石酸 Acid Tartaric)三十喱(二五)水十盎(二八三、○五)可反覆服之

二　中和毒性後與以(甲)牛乳或蛋白多量(乙)洋橄油五盎(一一○、○五)水一呏(四八○、○五)

三　注射硫酸嗼啡三分喱之一(○、○二五)於皮下以減輕其痛

四　興奮劑

無機物中毒 INORGANIC POISONS

銻(又名銨　安知母尼 ANTIMONY)之雜質　吐酒石(又名銨鉀菓礬　鉀銻葡吐散　打打伊密的 TARTAR EMETIC(Antimon Tartaratum))

銻膏 Butter Of Antimony

徵候　通常發現於三十分至一小時之際

一　咽喉灼熱而收縮或壅塞作悶以致嚥下困難

二 作惡心及吐瀉不止吐出物多爲膽綠色

三 胃腹疼痛

四 腓腸筋痙攣

五 小便障礙

六 問有譫妄或癱瘓者

七 虛脫 皮膚粘冷有發濕疹形之紅點者脉小速而不整或難於觸知

處置

一 嘔吐不止乃銻中毒之常見者此際須令多飲溫水以助其吐淨如不吐者可用(甲)洗胃管或(乙)吐劑

二 (甲)濃茶(乙)單甯 (又名鞣酸 鞣尼酸 炭匿酸 樹皮酸 槲皮酸 TANNIN(Acid Tannic)) 三十喱(二瓦)溶熱水內(丙)沒石子多服數次見吐則止

三 吐止後多與以(甲)蛋白和水(乙)牛乳

四 注射硫酸嗎啡三分喱之一(〇、〇二瓦)於皮下以減輕其痛

五 虛脫者內服興奮劑外用熱水瓶暖其四肢再注射鹽類液

砒質。（又名鉮 𨫼 鍌 Arsenium）及砒之製劑。

徵候　與銻中毒同但吐出之物爲煤黑色或靛青色。

處置　一（甲）洗胃管或（乙）吐劑務使毒物全出爲要。

二（甲）鐵養濕散（又名高鐵沘　鐵輕養　濕鐵銹　水酸化鐵 Ferric Hydrate）備此品之法乃以水一大酒杯稀釋鐵綠液（或酒）一盎半（四三、〇瓦）加入炭酸鈉約半盎（十四瓦）水半大杯之溶液內和而與之。（此量足令五喱（〇、三二瓦）之砒成不化之質）如未見效可再與之（乙）熬化鐵水 Dialysed Iron 時與一食匙至共服十食匙即止每次服後須與少量之鹽水。

三（甲）牛乳與雞蛋（乙）洋橄油五盎（一二〇、〇瓦）水一升（四八〇、〇瓦）（丙）大麥煮水。

四　虛弱者與以興奮劑口渴可含小氷塊。

五　以熱水瓶暖其四肢。

六　諸急劇症狀止後可注射硫酸嗼啡三分喱之一（〇、〇二瓦）

銅鹽類　銅綠 VERNIGRIS 膽礬 BLUE VITRIOL

徵候

一　流涎。

二　腸胃刺激絞痛作吐。（帶藍或綠色）

三　眩暈頭痛。

四　譫妄痙攣（間有甚猛者）

五　脉疾甚。

六　黃癉及小便障礙。

七　昏睡。

處置

中此類毒者往往嘔吐。可多飲溫水。以助其吐。淨如不吐者。可用下之第一二法。

一　在傾出胃中之物之前。先與以大量之牛乳及雞蛋。

二　（甲）洗胃管或（乙）吐劑。

三　黃血鹽（又名黃鐵衰鉀　黃色血滷鹽　鉀低鐵藍洽　黃鐵炭淡鉀 Potassium Ferrocyanide）六十。喱（四瓦）水半。大杯化服。如不效可再三服或（乙）

鐵粉二百三十喱（十五瓦）硫黃華一百二十喱（八瓦）水及糖漿各十英錢
Drachm（四十瓦）每一小時服一茶匙

四　緩和飲料

五　（甲）注射硫酸嗎啡三分之一喱（〇、〇二瓦）於皮下或（乙）內服鴉片酒
（卽阿片丁幾Tincture Opium）二十滴水半盅（一五、〇瓦）

碘（又名沃素　氣　海碘　挨阿顚 Iodine (Iodum)）

徵候

一　咽喉及胃灼痛

二　吐瀉吐物色黃如胃中有含澱粉之物則爲藍色　糞中有含血者

三　非常作渴

四　間有眩暈痙攣衰弱失神者

處置

一　（甲）洗胃管或（乙）吐劑

二　（甲）硫酸鈉半盅（十五瓦）水三盅半（二百瓦）先以三分之一與之以後每十分時服一食匙（乙）重炭酸鈉一百二十喱（八瓦）水半大杯（丙）鉛糖（又名醋酸鉛　鉛醋鹽 Lead Acetate）一百二十喱（八瓦）水一大酒杯此

法只可用一次因鉛糖亦爲大毒品也但若確知所中毒之量則可不拘(丁)以大量之澱粉以冷水製爲糊

三　潤劑及(甲)牛乳與雞蛋(乙)牛乳和穀粉加水煮沸

四　注射硫酸嗎啡三分之一喱(〇、〇二五)於皮下以止其痛

碘化物 Iodide

徵候　服大量者有劇烈之刺激與碘同

處置　與碘同

慢性碘中毒

徵候　一　前頭部疼痛

二　常流涕淚

三　流涎

四　喉門發炎有延及齒齦與氣管者

五　發皮疹及紅斑

六　腺之營養不足(例如乳房睾丸)

看護婦佛連色那丁蓋 Florence Nightingale 傳

潘女士

佛連色那丁蓋者英國創辦看護之名女也其一生行狀不欲表揚嘗曰俟吾蓋棺然後論定今女士去世矣不可無以誌之其父母皆以德行稱於時富而好禮女士生年十七已精格致及臘丁希臘文算學且嫺音樂繪事能操義德兩國語言讀書之暇即關心病者苦楚雖貓犬有疾亦時憐恤其仁慈概可見矣年既長益研究看護之法鄰里之沐其惠者多嘖嘖稱道既而至各社會考察蓋已有志欲成世界一大事也旋與其妹赴英見英主後又游歷歐洲各國查考各處病院三十一遂學看護始於德繼於法為體弱休息計至英倫作孤老病院總理頗著幹才卒以身弱辭去三十四值英俄爭戰英兵遠赴俄地傷者多至三千由英寄來之絨衣藥品食物皆置不用臥於溼地以帳篷為被管理太無秩序後以諸受傷者負送舟中囑病人看病人所食惟豬肉及硬餅而已情殊可憫事為英政府所聞因函請女士管理而不知女士於未得函時早已願肩此任矣於是率三十四人至俄蒞各病室察看見病者奄奄待斃為之一嘆夫看護不難而欲籌備款項安排各事則甚非易易女士悉躬親之甚至一日勞力有二

看護婦佛連色那丁蓄傳

十點鐘之久與衆看護婦同寢食絕無猜忌由是共呼曰首領凡各級兵官咸服其命居數月英人亦觸其慈心多寄藥物褁布即皇家貴族亦捐集鉅款一千一百萬元撫卹死事者眷屬女士綜理一切晝則辦食物夜則執燭徧觀病人雖有傳染之證所不懼也以故病者見其形影亦生愛敬之心比回英英主維多利亞親贈寶星獎銀五十萬女士不受悉數建一看護學校而其身益弱遂退而著書詳論女工以看護爲最要後英主愛德華復賜獎牌夫婦人受獎在英爲創而女士竟先得之矣當其創行斯舉時人皆非笑以爲此事繁甚必不能成彼則不畏艱難不辭勞瘁捨其家庭之樂忘其軀體之弱毅然成之使患病者有希望死事者得安慰生存者獲養贍不邀自已功德之譽大開後世慈善之門豈非女界中之矯矯者哉女士卒年九十以孱弱之體而得享此大年可見大德者必得其壽也所願女士之名長留天地俾環球巾幗有所則傚焉

沃度丁幾對於耳科之應用

Zur Auwendung d jodtinktur auf otvlogisckem Gebiet

醫學士　細谷雄太　述
江寧　伍崇雋　譯

現今非外科。而施手術者。醫家多利用沃度丁幾。爲消毒之材料。其應用沃度丁幾一般之淵源。不知始於何世。按用以爲消毒劑者。實始於一千九百零八年。安篤尼氏屈羅奇氏 Autouio grossich 唱道之屈羅奇氏之用此藥。與諸多之術者。及行手術時。先正規的消毒皮膚後以沃度丁幾塗布於切開部位。於是於裂開之創面。周圍之皮膚。毫不施行洗滌法。單以沃度丁幾塗布。然後施以普通之消毒綳帶後。觀其創面。則治癒爲第一期之癒。合因是凡以後遭遇如前同樣之症例。常處置以同一之方法。殆常得佳良之成績。更進而研究之。則此藥不但施於外傷。即自行手術之際。亦盛賞用此沃度丁幾。其結果亦復佳良。創面常能爲第一期之癒合也。於是屈羅奇氏。演繹諸例。而下結論。蓋如此行之。常得良好之結果者。因沃度丁幾常浸潤於含有脂肪汗。及細菌之皮膚細胞間隙。及淋巴道。以是於皮膚能完全消毒也。夙贊成屈羅奇氏之消毒法者。固有其人。而反擊之者。亦不乏人。要之仍贊成者之聲譽大也。瓦氏 Walther 及皮知烏拉氏 Touraine 因組織學的檢查。遂左袒屈羅奇氏之法。復因細菌學的檢查。於皮膚表皮以沃度丁幾塗布。雖能全然無菌。然尚有五分猶未證明也。

凱尼喜氏 Koenig 屈列壳氏 Grekow 喜配兒氏 V Hippel 古拉哈篤氏 Kratochvil 那賜督氏 Naskolb 普立威氏 Brewitt 排謨氏 Banm 等。於自驗之報告及至近時之庫列開氏 Krecke 立野氏 Lejars 賫飛氏 Tuffier 度、福爾梅斯氏 De Fourrnestraux 達密阿氏 Damiot 義倍氏 Guifte 倔靈氏 Gley 排泰氏 Porter 海爾佩氏 Helpern 派毘尼氏 Papinian 洛蘭度氏 Rolando 斯篤來氏 Stretti 及希阿希氏 Schiassi 等。亦均賞讚斯法之卓越。此等諸家之所以推舉其優者。因其施行迅速且簡便。並不費時間。無所而不可用也。然猶有以沃度丁幾塗布爲不滿足者。而改變用之。或制限用之者。例如朗旨氏 Lanz 云凡濕皮膚刺戟及濕疹時。則不可用。僕倔達氏 Bogdan 云。須先以沃度偏陣塗擦之。而後始可應用沃度丁幾也。游氏 Jnngengel云。施行酒精消毒後。以特別之器械行沃度蒸氣之散霧。海攝氏 Hespe 則賞用局方沃度丁幾二〇％酒精。駭芝攝氏 Chassevant 則倡用五％沃度哥囉仿謨。然其用意均甚周密也。蓋此等諸家均不滿意於單用沃度丁幾。而倡兼用他之補助劑。始可期於完全。然以沃度丁幾爲全然無效之品者。亦無斯人。更望其研究諸種萬全之方法也。

日本明治四十三年三月十五日宮內賢一郎氏。(東京醫科大學整形外科敎室)題有『沃度丁幾於皮膚消毒上價值』之報告。卽自第一試驗至第五試驗。專實驗沃度丁幾之皮膚消毒力。其第一試驗。於手指上塗布沃度丁幾。以驗細菌之發生。於手指二十六個中。均塗布沃度丁幾。其中僅有四指細菌依然發生。其第二試驗。據搿佩氏 Geppert 於培養基內。以試驗物品中防腐劑之痕跡混入時。而生差異之結果。法先以沃度丁幾塗布手指。乾燥後。以路克爾氏液洗之。更洗滌以殺菌水。然後以乾燥消毒綿紗。將手指之水分拭去後。試驗細菌之發生。則悉皆陰性。其第三試驗。以沃度丁幾混入於培養基內。須用如何之分量。始可阻礙細菌之發生。卽排氣爾斯、貌羅奇克阿斯 Bacillus prodigiosus 加以十五點以上。則礙其發育。而於手指之二末節約用五滴之沃度丁幾。則可十分消毒。其第四試驗。檢定其沃度丁幾之消毒作用。非因有亞爾個保兒(酒精)也。卽以沃度丁幾塗布於手指之際。其中酒精於皮膚有如何之作用。可另以普通酒精(日本藥局方八十六%)用之於手指。則酒精之作用可以知矣。是沃度丁幾之消毒作用。全非單因有酒精也。則沃度丁幾。亦有消毒作用之能力可無庸疑矣。其第五試驗。可知沃度丁幾侵入皮膚深部之表皮細胞間。且行器械的摩拭。而確定皮膚表面長時無菌。

如上之試驗。係實驗沃度丁幾爲消毒劑。玆據細菌學上之檢查。並獵涉東西諸家之報告而記載之。

按吾等經驗之報告。沃度丁幾之爲消毒劑。可斷言矣。斯藥於臨床上。亦應用之。此係例試諸疾患。而獲有良效也。殊於手術之後。用於遺殘之創面。頗著成效。因以爲基礎而行種種之試驗。東西諸家。有味於斯言。亦常應用沃度丁幾也。此等煩文。姑暫從略。

玆專述吾等實驗徑路之效果。

第一例。患者年二十三歲。爲木業。患猩紅熱之後。而病左耳。經過三星期。遂自然穿孔。並排多量之膿。且生乳嘴突起而疼痛。發熱不退。先受大阪某醫學士沙華氏之手術。

不幾日而來東京。初診時耳後之膿瘻分泌極多。周圍茸生肉芽。周圍之皮膚呈炎性發赤。壓迫之。則感疼痛。遂行綿紗之交換。爾後數日。均行同樣之療法。絕無良好之結果。因而用日本藥局方沃度丁幾塗布之。並施行普通之綳帶。二三日後。則肉芽消退。創面極清潔。後遂每日以沃度丁幾塗布。肉芽即全行消散。分泌亦減少。創腔全然清潔。診四十日而全治。

第二例。患者年六歲。左耳排膿不止。障礙雖尠。而聽力之減退甚著。時時分泌。而有臭氣。因診察之結果。判斷爲中耳眞珠腫之症候。遂受根治手術。爾後受療法亘有三月之久而不治。及至吾等診察時。於手術創之入口生夥多之肉芽。並有惡臭之分泌。時時生之而不絕。外聽道狹隘。鼓室充以肉芽。行綿紗之交換。二三日間。一切狀態。依然如故。不稍減退。因思試別換方治法之。遂用沃度丁幾塗布。以覘其有無效果。用之三四日。肉芽漸次消散。如天鵝絨樣之清潔。自外聽道檢查。摘出如槌骨小片之骨片。爾後每行綿紗之交換。必塗以沃度丁幾。經過三星期。則創腔非常清潔。如法行之一月有半。創面遂全然乾燥。遂施行耳後開口之整形手術矣。

第三例。患者年二十九歲。爲巡查。自九年前。即患兩耳流膿。其原因。據患者之言。實由於患竇布埏里。有惡臭而排膿。聽力減退。右側尤著。左側則甚輕微。四五星期前。右耳後部浸潤而腫脹。自發疼痛。壓迫之亦疼痛。受根治手術後。施行一般綿紗之交換並施繃帶。至吾等診察時。手術之創面。有不良之現象。外聽道與創腔之交通狹隘。而鬆生肉芽。分泌物亦有惡臭。鼓室亦茸生肉芽。遂以沃度丁幾塗布。並行綿紗交換法。經過一星期。則創面全然一變為清潔。因之續行沃度丁幾之塗布法。然往往覺甚疼痛。即不用藥局方沃度丁幾。而以稀釋之一五%沃度丁幾代用之。其全體之經過。即自受吾等之診療始。不足三月。則全然乾燥。表皮之新生完全。故自受手術起之全經過。則僅四月有餘日也。

第四例。患者年二十六歲。為女教師。未受吾等診察之三年前。左側有耳茸。排膿亦惡臭。塗布昇汞酒精三個月。並施行清潔法。數日後同側亦嚴重消毒而絞斷其耳茸。後僅來診數日。即不之見。後來耳後部疼痛。發熱不退。受診時。則腫脹發赤。診斷為耳後膿瘍。遂受根治手術。再來乞吾等之診察時。乃距此一月以後也。當時之狀態。耳後有手術創。排有臭氣之膿。肉芽之生成不良。大概弛緩。而其面不鮮麗。患者之營養亦不佳良。一見即料其為非結核性。遂塗布以沃度丁幾。塗之一星期。則創面鮮麗。肉芽之生成亦變佳良。後不但用沃度丁幾塗布。並行綿紗之交換。則創面之治癒頗爲迅速。僅二月。即有可行整形手術之程度矣。

第五例。患者年十六歲。云因耳後膿瘻曾受沙華氏手術。受吾等診察時。創面不清潔。肉芽不良而弛緩。且其生成亦微尠。骨亦於其面現「加利愛斯」。而不佳良。分泌物爲漿液膿性。且有臭氣。自外聽道診之。鼓膜有大穿孔。全部殆缺損。僅遺周緣。鼓室粘膜。貧血蒼白。以綿棒掃拭。旋出血。並排出稀薄之膿。初撒布以鹽基性沒食子酸粉末。挿入綿紗。每日以此法治之。殊不見有佳良之效果。遂塗布吾等所愛用之沃度丁幾。數日後。則肉芽之生成變爲佳良。創面血頗充足。因續行斯法。有時覺甚疼痛。遂改用十五%之沃度丁幾。治一月而全癒。

以上諸例。均係曾受沙華氏手術。根治手術。及華爾度氏手術等。其經過而不良好者。特來院求診。加以如上之治療法。此皆實驗之談也。由是觀之。沃度丁幾。不但於創面療法有卓效。而於肉芽之過不及。及排膿不良等。亦有卓效也。茲於後章更詳述之。

第六例。患者年二十一歲。爲商人。因耳漏來診。其左右之外聽道。呈紫青色。曾經市井之醫。以華亞格答甯塗布。以至鼓膜及其像不大分明。即以微溫二%硼酸水洗滌。並以批魯沙涅塗布。十分拂拭之。次日亦十分施行清潔法。精密診檢之。其兩側之鼓膜全部殆將缺損。前岬粘膜腫脹發赤。如耳茸之剝脫狀。遂以批魯沙涅塗布拂拭數次。使十分清潔後。以局方沃度丁幾塗布之。外部挿入綿栓。如法療治數日後。診檢之。前岬粘膜之腫脹已退。漸次平常。遂續行斯法。右耳之排膿十日後即止。左耳亦於十五日而止。因之而行鼻內及咽頭之治療。並行鼻內之消炎療法。咽頭內以收斂劑塗布。且命之含漱。

華亞格答甯之療法。屢有施行之者。而於如斯症例。患者每適用也。吾等之應用華亞格答甯。覺有若大之效果之興味。而試用斯藥。爾後每遇症例。輒試用之。有十數例之多。其結果雖猝不可云。然亦有多少之效果也。故特誌之。其詳細俟諸他日述之。

第七例。患者年三十一歲。於理髮之際毀損耳內。不治者數年。遂致重聽耳鳴。並時時發疼痛。來診察時。左耳鼓膜之下半。殆缺損。其周緣平滑。惟不肥厚。前岬粘膜腫脹。如有肉芽之生成。然尚未剝脫。分泌物如牽絲樣。而不易拭斷。歐氏管之開口部分泌物尤多。遂以吾等例用之沃度丁幾塗布。以患者過敏而不受。遂應用十五%之沃度丁幾。而患者之分泌增進。外聽道之深部。發赤且腫脹。以爲用沃度丁幾反無益而有害。

八一

拕汤氏散　〇、四

白糖　〇、二

右分六包一日分服食後（一二歲四個月）

八二

拕汤氏散　〇、四

白糖　〇、二

右分六包一日三包（二歲四個月）

八三

拕汤氏散　〇、六

白糖　〇、二

右分六包一日三包（二歲五個月）

八四

拕汤氏散　〇、五

白糖　〇、四

右分六包一日三包食後（一四歲）（五歲二個月）

八五

拕汤氏散　一、六

白糖　〇、六

右分十二包一日六包（八歲）

八六

拕汤氏散　二、〇

白糖　〇、四

右分十二包一日六包（九歲）

八七

拕汤氏散　一、四

白糖　〇、四

右分六包一日三包（九歲）

八八

拕汤氏散　二、四

白糖　○、六

右分十二包一日四包三日分服(九歲)

第五類

九○　阿斯必林　○、三

乳糖　○、二

右分六包一日三包（二個月二十日)(二個月)(六個月)

九一　阿斯必林○、一三—○、一五

白糖　○、一

右分三包一日三次分服（三個月)

八九　重曹　一○、○

水　五○○、○

右吸入用

九二　阿斯必林　○、二四

白糖　○、四

右分六包一日三次每次一包二日分服食前(五個月)

九三　阿斯必林　○、一五

白糖　○、一

右分三包一日三次分服（七個月)

九四　阿斯必林　○、四

乳糖　〇、二
右分六包一日三次每次一
包二日分服食前(七個月)

九五　阿斯必林　〇、三—〇、四
白糖　〇、二
右分六包一日三次每次一
包二日分服(八個月)

九六　阿斯必林　〇、四
白糖　〇、二
右分六包一日三次每次一
包二日分服(九個月)(十
一個月)(一歲五個月)(一
歲六個月)

九七　阿斯必林　〇、四—〇、五
白糖　〇、二
右分六包一日三次每次一
包二日分服(十個月)

九八　阿斯必林　〇、五—〇、七
白糖　〇、四
右分六包一日三次每次一
包二日分服(一歲)

九九　阿斯必林　〇、六
白糖　〇、四
右分六包一日三次每次一
包二日分服食前(一歲四
個月)(二歲四個月)

一〇〇　阿斯必林　〇、三
乳糖　〇、二

右分三包一日三次分服（一歲六個月）

一〇一　阿斯必林　〇、四—〇、五—〇、六—〇、八
白糖　〇、六
右分六包一日三次每次一包二日分服食前一時（二歲）

一〇二　阿斯必林　〇、三五
白糖　〇、二
右分三包一日三次分服（二歲四個月）

一〇三　阿斯必林　〇、五
白糖　〇、四

右分六包一日三次每次一包二日分服食前一時（二歲五個月）

一〇四　阿斯必林　〇、五—〇、八
白糖　〇、六
右分六包一日三次每次一包二日分服食前（二歲六個月）（二歲七個月）

一〇五　阿斯必林　〇、三
白糖　〇、二
右分三包一日三次分服食後（二歲六個月）

一〇六　阿斯必林　〇、七—〇、八
白糖　〇、四

右分六包一日三次每次一包二日分服食前（二歲十個月）

一〇七　阿斯必林　〇、六—〇、八
白糖　〇、二
右分六包一日三次每次一包二日分服食前（三歲）

一〇八　阿斯必林　〇、七
乳糖　〇、四
右分六包一日三次每次一包二日分服食前一時（四歲三個月）

一〇九　阿斯必林　一、〇
白糖　〇、六
右分六包一日三次每次一包二日分服食前（五歲）（五歲九個月）

一一〇　阿斯必林　〇、八
白糖　〇、四
右分六包一日三次每次一包二日分服食前（五歲二個月）

一一一　阿斯必林　〇、八
白糖　〇、二
右分三包一日三次分服食前（七歲）

一一二　阿斯必林　一、二
白糖　〇、六

兒科經驗良方

右分六包一日三次每次一包二日分服食前（七歲五個月）（九歲十個月）

一一三　阿斯必林　一、四
白糖　〇、六
右分六包一日三次每次一包二日分服食前（八歲）

一一四　阿斯必林　一、二——一、四
白糖　〇、六
右分六包一日三次每次一包二日分服食前（九歲）

一一五　阿斯必林　一、六
乳糖　〇、六
右分六包一日三次每次一包二日分服食前（十歲）

一一六　撒曹　一、四
白糖　〇、六
右一日三次二日分服食後（五歲）（六歲）

一一七　別獵密童　〇、〇八
乳糖　〇、二
右分二次頓服（二歲）（二歲六個月）

一一八　別獵密童　〇、〇四
白糖　〇、二
右分二次頓服（二歲四個月）

一一九　別獵密童　〇、一二

乳糖　〇、一
右分二次頓服（二歲七個月）

一二〇　別獵密童　〇、一四
白糖　〇、二
右一日一次二日分服（四歲六個月）

一二一　鹽規　〇、一五
右入膠囊三個一日三次分服食後（二歲五個月）

一二二　鹽規　〇、二
單舍　一〇、〇
水　三〇、〇
右一日三次分服食後（二歲七個月）

一二三　鹽規　〇、二
右一日三次二日分服食後（七歲五個月）

一二四　フエナセナン　〇、一—〇、二
右分三包一日分服（四個月）

一二五　稀鹽酸　〇、四
單舍　一〇、〇
水　一〇〇、〇
右一日三次二日分服食後（二歲七個月）

一二六　稀鹽酸　〇、五
單舍　六、〇

水 一〇〇、〇

右一日三次二日分服食後（六歲）

第六類

一二七 炭酸卡野古羅 〇、〇五

乳糖 〇、一

右一日三次二日分服（三十三日）

一二八 炭酸卡野古羅 〇、四

乳糖 〇、六

右一日三次二日分服食後（二十五日）（七歲）

一二九 炭酸卡野古羅 〇、一

乳糖 〇、一

右一日三次二日分服（一個月二十日）（兩個月四十日）（十歲）

一三〇 炭酸卡野古羅 〇、〇四

乳糖 〇、〇五

右一日三次分服食後（三個月）

一三一 炭酸卡野古羅 〇、一四

乳糖 〇、一

右一日三次二日分服（三

個月)(十個月)

一三二　炭酸卡野古羅　〇、一二
乳糖　〇、二
右一日三次二日分服(七個月)(十個月)(一歲)

一三三　炭酸卡野古羅　〇、〇五
白糖　〇、一
右一日三次分服(九個月)

一三四　炭酸卡野古羅　〇、二—〇、三
白糖　〇、二
右一日三次二日分服(十一個月)

一三五　炭酸卡野古羅　〇、一—〇、二
乳糖　〇、二
右一日三次二日分服食後(一歲一個月)

一三六　炭酸卡野古羅　〇、一—〇、一六
乳糖　〇、一
右一日三次二日分服食後(二歲四個月)(六歲)

一三七　炭酸卡野古羅　〇、二
白糖　〇、二
右一日三次二日分服食後(一歲五個月)(二歲四個月)(三歲)

一三八　炭酸卡野古羅　〇、一六
乳糖　〇、二

右一日三次二日分服食後
(一歲八個月)(二歲二個月)

一三九 炭酸卡野古羅 〇、四八
乳糖 一、二
右一日三次四日分服食後
(一歲九個月)

一四〇 炭酸卡野古羅 〇、〇八—〇、一四—〇、一六—〇、二—〇、三
白糖 二、〇
右一日三次二日分服食後
(二歲)

一四一 炭酸卡野古羅 〇、二四
乳糖 〇、四
右一日三次二日分服食後
(二歲一個月)

一四二 炭酸卡野古羅 〇、八
白糖 〇、四
右一日三次四日分服(二歲四個月)

一四三 炭酸卡野古羅 〇、一—〇、一四
乳糖 〇、一
右一日三次二日分服食後
(二歲四個月)(二歲十個月)

一四四 炭酸卡野古羅 〇、一—

○、二一○、八
乳糖　○、二
右一日三次二日分服食後
(二歲六個月)

一四五　炭酸卡野古羅　○、一六一
○、二
乳糖　○、二
右一日三次二日分服食後
(三歲)

一四六　炭酸卡野古羅　○、四五
乳糖　○、三
右一日三次三日分服（三
歲四個月）

一四七　炭酸卡野古羅　○、○六一

○、二四一○、六
白糖　○、四
右一日三次二日分服食後
(四歲)

一四八　炭酸卡野古羅　一、七五
白糖　○、七
右一日三次七日分服食後
(五歲)

一四九　炭酸卡野古羅　○、一一
一、四一○、二
乳糖　○、二
右一日三次二日分服食後
(五歲)

一五○　炭酸卡野古羅　○、六八

乳糖　○、四
右一日三次四日分服食後
（五歲九個月）

一五一　炭酸卡野古羅　○、四八一
○、八
乳糖　○、四
右一日三次四日分服食後
（八歲）

一五二　炭酸卡野古羅　○、三
乳糖　○、二
右一日三次二日分服食後
（八歲）

一五三　炭酸卡野古羅　一、二
白糖　○、四

右一日三次二日分服食後
（九歲）

一五四　炭酸卡野古羅　一、五
白糖　一、五
右一日三次五日分服食後
（九歲）

一五五　樟腦酸　○、一五
白糖　○、一
右分三包一日分服（一歲）

一五六　沃度鐵舍利別　一、四
單舍　六、○
水　六○、○
右一日三次二日分服食後
（二歲六個月）

一五七　結麗阿曹篤　○、○一
薄荷油　○、○○一
偓里設林　○、○○一
甘草末　○、○二
右爲一丸共與一百丸（六歲）

第七類

一五八　硝蒼　○、○八
單那爾並　○、○四
右一日三次二日分服（五個月）

一五九　硝蒼　○、六
含糖百布聖　○、○八
白糖　○、二
右一日三次二日分服（六個月）（十個月）（九歲）

一六○　硝蒼　一、四
單那爾並　一、○
右一日三次二日分服食前（八個月）

一六一　硝蒼　○、四
甘汞　○、○四
含糖百布聖　○、○八
白糖　○、一
右一日三次分服（一歲月）

兒科經驗良方

一六二　硝蒼　○、一
單那爾並　○、六
白糖　○、二
右一日三次二日分服（一歲）

一六三　硝蒼　一、○
單那爾並　○、八
右一日五次分服（一歲一個月）

一六四　硝蒼　一、○—一、六
單那爾並　一、○
乳糖　○、六
右一日三次二日分服食前（一歲一個月）

一六五　單那爾並　○、三
炭酸卡野古羅　○、○五
拕沕氏散　○、○○五
乳糖　○、二
右為一包每三時服一包治一歲左右之慢性腸加答兒

一六六　硝蒼　四、○
單那爾並　三、二
右一日五次四日分服（一歲四個月）

一六七　硝蒼　三、○
單那爾並　二、○
右一日五次二日分服食前（一歲五個月）

一六八　硝蒼　六、○
阿片丁幾　四滴
單舍　一、二
水　二四、○
右一日三次二日分服（一歲五個月）

一六九　硝蒼　○、六—一、六
單那爾並　一、○
蓚酸攝僧謨　○○、二
右一日三次二日分服食前（一歲八個月）

一七○　硝蒼　一、六
單那爾並　一、○
右一日三次二日分服食前（一歲九個月）（二歲七個月）

一七一　硝蒼　一、○
單那爾並　○、八
右一日三次分服食前（二歲）（二歲五個月）

一七二　硝蒼　一、二
單那爾並　○、六
右一日三次二日分服食前（二歲）（二歲四個月）

一七三　硝蒼　○、四—二、四
蓚酸攝僧謨　○、○三
右一日三次分服食前（二歲十個月）

一七四　硝蒼　○、二

重曹　〇、八
白糖　〇、四
右一日三次二日分服食前
(三歲)

一七五　硝蒼　一、六—三、〇
單那爾並　二、〇
右一日三次二日分服食前
(四歲)

一七六　硝蒼　〇、八—一、二
單那爾並　〇、五
右一日三次分服食前三十
分(四歲三個月)

一七七　硝蒼　〇、四
重曹　一、六

右一日三次二日分服食前
(五歲)

一七八　硝蒼　二、〇—三、〇
單那爾並　〇、六
右一日三次二日分服食前
(六歲)(八歲)

一七九　硝蒼　二、〇
單那爾並　一、〇
右一日三次二日分服食前
三十分(九歲十個月)

一八〇　阿片丁幾　三滴
單舍　六、〇
水　六〇、〇
右一日三次二日分服食前

（二歲）

第八類

一八一　臭剝　○、四
沃剝　○、○六
單舍　六、○
水　三○、○
右一日三次二日分服（三個月）

一八二　臭剝　○、二
單舍　三、○
水　一五、○
右一日三次分服（三個月）

一八三　臭剝　○、三

一

沃剝　○、○五
單舍　二、○
水　一五、○
右一日三次分服食後（一歲五個月）（九個月）

一八四　臭剝　○、五
沃剝　○、一
單舍　三、○
水　一五、○
右一日三次分服食後（一歲八個月）

兒科經驗良方

一八五　臭剝　〇、八
單舍　四、〇
水　六〇、〇
右一日三次二日分服食後
(二歲五個月)

一八六　臭剝　一、〇
單舍　六〇
水　六〇、〇
右一日三次二日分服食後
(三歲)

一八七　臭剝　〇、六
單舍　六、〇
水　三〇、〇
右分二次頓服(三歲)

一八八　臭剝　一、六
臭素那篤僧謨　一、六
單舍　六、〇
水　六〇、〇
右一日三次二日分服食後
(五歲)(八歲)

一八九　臭剝　一、四
單舍　六、〇
水　一〇〇、〇
右一日三次二日分服食後
(五歲九個月)

一九〇　抱水格魯拉兒　〇、〇五—
〇、一
單舍　二、〇

水　一〇、〇

第九類

一九一　沃剝　〇、〇八
單舍　六、〇
水　三〇、〇
右一日三次二日分服（三個月）

一九二　沃剝　〇、一八
撒曹　〇、七
單舍　六、〇
水　三〇、〇
右一日三次二日分服（十個月）

右作二次分服（三個月）

一九三　沃剝　〇、一
單舍　六、〇
水　六〇、〇
右一日三次二日分服（十一個月）

一九四　沃剝　〇·一
沃度丁幾　〇、〇五
石炭酸　半滴
單舍　五、〇
水　三〇、〇
右一日六次分服（四歲三

個月）

一九五　沃剝　〇、四
水　六〇、〇
右一日共服三次作二日分服食後（四歲六個月）（七歲）

一九六　沃剝　三、〇
硫酸痲倔涅矢亞　〇、四
醋剝　六、〇
單舍　六〇、〇
水　六〇、〇
右一日三次二日分服食前
（五歲）

一九七　沃剝　〇、二
撒曹　一、四
單舍　六、〇
水　一〇〇、〇
右一日共服三次作二日分服食前（五歲九個月）（六歲）

一九八　沃剝　〇、四
硫酸痲倔涅矢亞　四、〇
醋剝　二、〇
單舍　四、〇
水　三〇〇、〇
右一日三次四日分服食前
（八歲）

第十類

一九九　實芰答利斯丁幾　〇、一
單舍　五、〇
水　一五、〇
右一日三次分服(六日)

二〇〇　實芰答利斯丁幾　六滴
赤酒　四、〇
單舍　四、〇
水　三〇、〇
右一日六次二日分服（三個月）

二〇一　實芰答利斯丁幾　〇、三
赤酒　二、〇
單舍　二、〇
水　一〇、〇
右一日三次分服（九個月）
（一歲）

二〇二　實芰答利斯丁幾　〇、八
赤酒　六、〇
單舍　八、〇
水　三〇、〇
右一日三次二日分服食後
（二歲）

二〇三　實芰答利斯丁幾　一、二
單舍　一〇、〇

水 六〇、〇

右一日三次二日分服食後（六歲）

二〇四 實芰答利斯丁幾 〇、七

單舍 四、〇

水 三〇、〇

右一日三次分服食後（九歲）

二〇五 赤酒 〇、七

單舍 五、〇

水 一五、〇

右一日三次分服（六個月）

二〇六 樟腦 〇、一五

白糖 〇、二

右分爲六包一日六次分服（五歲）

問俄醫及中醫辦理隔離之成績。會長伍君答云。傳家甸用兵隊。實行隔斷交通。頗著成效。直隸專派員卞步南君稱此次直隸疫症。不至十分爲患。皆係山海關實行隔斷交通之功。次法委員勃羅墈讀演說文。大致謂凡發生疫症時。首當預備隔離病院。及疑似病院云云。次俄醫薩寶羅尼君及哈夫鑑君云。建築隔離病院。一須有一定規模。并慎防鼠類之出入。二須有好看護人。三須有好醫生經理。日醫柴山君意見亦同。議至四時遂散會。

二十一日上午十點。開第十二次會議。先由書記員宣讀復關東都督暨南滿鐵路總裁之電文。謝其優待。嗣由方醫官宣布各醫官在傳家甸個人預防之方法。嗣又由俄醫官薩寶羅尼君論患病之人。所用痰盂床帳。及門外擦脚蓆。必須灑以消毒藥水。嗣直隸代表人夏博力君。陳述在天津所施各種預防方法。最後則日本醫官北里君。俄醫官薩寶羅尼君。以及各國醫官。陳說其各人所施預防之方法。未幾散會。

二十二日午前十點開第十三次會議。各國委員。對於中國政府所提出之諸問案。磋商良久。議決須將該答覆諸問事宜。歸答覆委員會辦理。該委員會由各國正委員全體組織之。特訂委員會章程。自二十三日起。每日開議。但僅就諸問案中關於肺百斯篤之要項。逐一答覆之而已。至該委員會開議時刻。每日揭曉。並不預定。既又對於施行鐵路輪船之防疫法。及煤炭元豆雜糧毛皮種種貨物必須消毒與否之問題。互相討論。自午前起。至午後尚刺刺不休。蓋爲該研究會開會以來。未曾有之極大論戰也。次各國委員。對於中國辦理鐵路防疫事宜。頗鳴不平。謂待遇歐人被隔離者。甚缺完善。當坐客上下火車。及輸送貨物時。異常煩費。諸多敷衍。於商務上及旅行上。所受虧累。誠非淺鮮。且禁乘二三等坐客時。雖服裝汚穢之華人。及狀與苦工相同者。若購得頭等車票。或稱官吏僕役。則一律准予搭乘。並不稍加稽查。蓋於防疫上爲最危險云云。中國所聘醫官司旦萊君。對於旅行輸運貨物之防疫法。瀝陳意見。日本委員北里博士謂若郵件及豆糧等類。不必消毒。當大連鼠疫流行時。對於是等物件。曾免除消毒辦法。然疫毒亦並不延及日本云。中國顧問醫官紗巴尼君。謂在上海。則將一切貨物消毒不遺。就中若食品毛皮。則尤加注意。中國委員安德列君質問。謂中國政府曾爲阻遏疫勢起見。暫時將煤炭元豆等貨。停止輸運。是果爲適當防疫辦法與否。日本委員北里博士。俄國委員薩勃羅杜尼博士等。倡言施消毒法於豆煤等貨。非必要者。會員多利之。此議遂由多數委員通過。會長伍君。質問俄國委員。謂小麥一項。亦須消毒與否。俄國委員薩勃羅杜尼君答云。無論元豆小麥。均不必消毒。惟當鼠族染疫時。必須消毒。曾在俄境阿的薩埠鼠疫流行時。對於所有船舶。施行驅鼠方法。且對於麵粉袋。則將混和二十五巴仙(一成五分)之石灰水消毒於麻袋表面。是時有委員起而質問船舶驅除鼠隻法。成績如何。當由俄委員委曲說明。會長伍君。再向日委員北里博士質問消毒於小麥元豆之要否。北里博士謂不必消毒。伍君復問。若糧棧及其餘取扱豆糧之房屋內。鼠疫發生。則辦理如何。俄委員薩勃羅杜尼答云。未曾遇有如此實例。雖然。余仍主張消毒之非必要也。俄國委員安律君。謂肺百斯篤之症。並不由貨物媒介傳染。確乎不必消毒。伍君復問。果然。則當施消毒法於染疫房屋時。何故將器皿什物之類。一律消毒歟。俄國委員薩勃羅杜尼博士答曰。是不外慎重防疫之意。由余觀之。僅施以日光消毒則已足。英國委員伯特里君。謂若百斯篤菌附着器皿之時。如以北里薩勃兩博士。謂雖附著。而其菌之生存力。漸就微弱。不庸復顧慮也。伯特里又謂世人謂達拉巴幹之可畏最甚。然果有斯類毛皮染疫之實例歟。薩勃羅杜尼博士謂此次鼠疫流行伊始。即將該皮禁止運售。故迄今無此實例。北里博士謂在日本則皮類係以法律禁止輸入者。亦無實例可徵。美國委員須特蘭苦君謂諸君所論。

均係既往之事。多費口舌。少有裨益。盍取關於將來防疫之問題而論議之。是時辯論尙不休。然爲時已午後三點四十分。卽行散會。

報告書編纂　是日各會員又提議將本會議定一切辦法。編造報告。改送中國政府。以資採用。當經全體贊成。公選主任員。卽日從事編造。

二十三日午前十點開議。英國委員克列君演說鐵路檢驗法。俄國委員華路索兒君。演說滿蒙地方所產媒介鼠疫之動物。演說畢時。已十一點半。卽行散會。該研究會應議各項。略經議決。今後專關於政府質問案。開委員會。互相協議。該委員會亦禁止旁聽矣。本日下午三句半鐘。各會員乘北行列車。赴哈爾濱游歷。

二十六日晨。各會員由哈埠回奉。十點開會。公擬致謝哈埠中俄各官優待之電文。嗣由各辦事員開辦事會議。醫官及旁聽者。均未列席。

全體歡迎會　二十八晚。奉天紳商農學報各界。假座慶豐茶園。開全體歡迎會。場內座爲餐堂。樓上爲退休吸煙諸室。門首紮松枝之歡迎門。甬路均用五色電燈。點綴成文。場內電燈共有五百餘盞。舞臺正面燈額題『燕樂嘉賓』四字。臺口燈額。爲『全體歡迎會』燈聯爲『好求世界長生術同上東方大舞臺』燦爛光明。如入不夜之城。本省官吏。自錫督以次。都四五十名。會長伍連德君以次。各國委員及女賓等四十餘名。施丞堂。各國駐奉領事。各國駐奉新聞記者。以及與我商務總會素有往來之外國商人。共約二百名。其順序。一奏軍樂入餐堂着席。二各界總代表諮議局議長吳學濂君讀歡迎詞。三各國委員總代表墨西哥政府所派醫官剛佐萊斯君讀答詞。四錫督訓詞。五施丞堂演說。六撮影。七餘興。

二十九日午前十點。由會長伍連德君宣告開會。將連日通過之已決事項。畧加增減後。乃將諸委員所定之答覆中國政府方法六項公布如下。一衛生的勸導。二隔離診斷及細用呼吸帶法。三疫症發生時之防範方針。四疫病院要則。五疑似病院要則。六隔離所及留驗所要則。討論決定後。英國會員福樂氏提議各會員合購銀製煙箱一個。贈施丞堂爲紀念。衆贊成。遂舉澳國委員吳來祿氏爲會計。銀箱之價約三百元左右。午後一點。由會長伍連德君宣告閉會之前。又由福樂氏提出上施丞堂信稿一件。經衆改正後。交書記繕妥。各會員均簽字於信末。四點。各會員往觀病院。

閉會式　三十日行閉會禮。其順序午後三點半錫督施右丞接見會員及來賓。四點入席。書記報告各處來電。錫督演說。和國赫會員代表全體會員面呈議案。施右丞覆詞。伍醫官演說。

各處來電　外務部來電。慶賀研究會之成功。并祝醫學進步。將來有益於世界。民政部來電慶賀。並祝閉會之後。成效大彰。山東巡撫孫慕帥來電慶賀。并謂此會實幾許之光陰。將來必能多活生命。直隸山東東三省之人民。尤蒙幸福。日本遞信大臣後藤新平來電慶賀。兼祝未來之幸福。

錫督演說詞　溯自本會開始集議。於今四星期矣。玆屆研究事竣。本大臣復與諸君會集。舉行閉會禮。何幸如之。迴憶四星期間。諸君悉心研究。不遺餘力。各出其專門之學。爲世界造福。而吾國先受其惠。豈特本大臣之欣感。莫能名狀。即吾民之歌功頌德。亦當永矢弗諼矣。諸君子孳孳不倦。惟學是圖。濟人利物之宗旨。本大臣尤所服膺動容。夫天下爲一家。四海皆兄弟之語。曩以爲未必能徵之事實。而不期竟能見諸今日。豈非快事。至此番疫氣流行問題。中固尚有深奧難明。未經發蘊者。諸君此後諒當從容研究。光被來玆。以爲人生幸福。是則本大臣所厚望者焉。諸君此去。惟願福星庇佑。歸道平安。

和國赫會員代表全體面呈議案詞　今日本會員奉委代萬國研究會各會員。面呈報告於中政府代表前。榮幸何極。溯肺百斯篤疫症。其戕害各國人民已久。比中國罹此烈疫。中政府以自己諸法。徵特力止戕夥寶貴生命之災。且有特別思想。請各國政府遣員來奉研疫。爰於自己能力之外。復得全球最優博學家之多年專科勤求之經驗與效果。又以關係人道之堅凝與慈祥兩方面。抗禦慘忍之公仇。並拒死亡之慘禍。余等在奉研究攻且防之治疫諸法。約歷四星期。以言今日疫氛。似已滅矣。惟在中國。並就完全人道言之。應時惕斯疫發生。查余等研究奉省之事實。從前經驗。及今日中國各醫家與曾染斯疫諸國之各醫家經驗。一并考求淨盡。藉得各問題之表面。與夫最重大之要則。上文研究各節。即所呈簡要之報告是也。諸君子就此報告。即得余等解決及奉陳各節。倘日後中國復有今日。余等所以來奉之故。深望以本會解決各則爲準。即不能杜疫萌芽。總期阻疫蔓延。如別國防疫然。茲承中政府下問。謹矢願望。因請貴丞堂將余等勤求之效果。代達政府。余等在奉。渥承優待照料。惠愛靡涯。敬伸謝悃。並請代謝政府。緣承諸君子照拂。因易集事。且得以本會大部效果。奉陳左右。

施丞堂覆詞　茲於鼠疫研究會畢。舉行閉會禮。諸君將研究已得之成效。錄交使者。轉呈本國政府。曷勝忻慰。方諸君從事研究時。使者雖未與列同堂。然自到會以來。居處周旋。時與相共。一切研究事宜。諸君如何殫心竭慮。使者知之最稔。茲於會畢。敬爲諸君述之。此次會議效果。其中尙須研究者甚多。必待各種理解。盡能發明。而後問題中至難解決之處。方能悉宣其蘊。譬如行遠。斷非一蹴可躋。必備歷艱辛。而後始能達其極點。醫學亦猶是也。使者專就此次疫氣所以發生之原因。及療治之方法而言。其研究已非易事。我國政府。亦深知之。至其餘諸端。若細菌之如何損害。疫氣之如何流行。以及此症由人傳人。如何可免之法。既承諸君指示明晰。實足爲將來借鑒之資。本國政府。自必酌量採用。至研究事類。編纂匪易。將來彙集成帙。公布行世。方能見此會成效之大。獲其益者。豈僅我中國而已。蓋肺百斯篤流行之學。醫家向無專書。其有裨於世界各國。無待贅言。諸君想亦同抱此希望也。將來設遇肺百斯篤發見。苟能藉此新理。以爲抗制。則微特我國政府。此次邀請友邦赴會之舉。爲不可泯。即諸君之鴻業厚惠。亦將垂諸無窮焉。此次各省辦理防疫。均能及時盡力。迅掃厲氛。爲諸君所推許。使者亦深爲我國國民慶幸。在諸君同堂追究。共著勤勞。本無先後之分。惟如北里博士暨其同人。勇於維持。司杜兩博士。抵奉後。精心考察。薩博士則聲望素著。歷練最深。於會務亦至有裨。想均爲諸君所共認。總之此次研究肺百斯篤疫症大會。不獨在中國爲創舉。即在環球列國。亦爲非常之事業。使者遭逢此會。忝預其事。並得與諸君相識。何幸如之。茲於詞畢。再申一言。爲凡蒞此會襄助會務諸君聲謝。伍醫官爲本會會長。韓羅獲諸君分掌書記。以及襄理各員。莫不各盡其職。今一並聲謝。

會長伍醫官演說詞　今日爲本會閉會之日。鄙人謹述數言。乞諸君垂聽。本會開會以來。於議事時研究一切。因意見異同。常生極大之論戰。然皆出以和平。愈增吾人之趣味。此次研究所得。必能多有進步。其有未明事項。尤望諸君於歸國後。細心研究。以福人類。會期以內。承諸君以我爲會長。種種優待。曷深感謝。

四月初一日下午三點。各會員乘京奉火車。由奉入都覲見。

初三日巳刻。各專員赴宮覲見。首至軍機處。與慶邸那相接見。次由外務部各堂。帶領入勤政殿。覲見監國攝政王。由日員柴氏代表各員致頌詞。畧謂各國代表。已協力設法。使後日疫症。不至蔓延。差幸此次會議。對於防止疫症問題。尚能解决。半賴中國醫士。此次之敢勇犧牲。然尚有數要點。須俟專員各自細心研究者。此會爲中國及萬國之創舉。實於醫學上大放一頁光明歷史。代表等甚喜能與斯會。并代各專員答謝監國恩遇之隆。而使各專員能盡心成就此完全之效果云云。監國答謂甚樂與各專員接見。并甚讚善諸員對於該會之盡力。此次疫症之厲。爲中國從來所未見。各省皆遵諭防衛。幸得滅絕。既經此次閱歷。日後資助良多。并望他日於疫症有所發明。須互相表見。且請各專員回國。向各該國代爲致謝云云。覲畢回寓。午後游覽雍和宮。晚間在外部新署設讌。由那相演說歡迎。由美員士達耶氏答謝。讌畢。開歌樂會。仍在本署。主客共約三百餘人。外賓有使署大員銀行當事訪員醫士及各紳。大員有陸軍郵傳民政部各堂。及前任駐外公使。初四早十點。游天壇。下午四點。施參議夫人設讌款待。八點。禁衛軍提督署。及海陸軍部。在陸軍部款讌。日本專員因有要事。已於初五晨回國。

近世婦人科全書

是書原本爲德國專門婦人科大學敎授五人所著。名婦人科學。Lehrbuch der Gynäkologie 日本竹中鏧之助與望月寬一譯成日文。名近世婦人科全書。無錫丁福保譯成漢文。共二十九章。第一章。論解剖。凡外陰部、膣、子宮、喇叭管、卵巢、副卵巢等各臟器。及內生殖器之局部解剖等皆詳焉。第二章。論婦人之生理與男子不同處。凡胎生時之發育成熟期之月經排卵老人期之退行及月經閉止期等皆詳焉。第三章。論泌尿生殖系統之發育障礙。凡內生殖器之畸形與膀胱、尿道、外陰部及直腸之畸形等皆詳焉。第四章。論外陰部之疾患。凡炎衝外陰部囊腫、狼瘡、象皮病、侵蝕性潰瘍、癌腫、膣痙等皆詳焉。第五章。論外陰部之損傷及結果。凡會陰及陰唇之成形術、處女膜、會陰直腸之損傷、與會陰損傷之療法等詳焉。第六章。論膣之疾病。凡膣之炎症、膣內之異物、及損傷、閉鎖、狹窄、變位、脫出、囊腫、癌腫等皆詳焉。第七章。論子宮之生理的病理的位置及移動。凡子宮之上昇、前位、後位、右位、左位、右轉、左轉、右屈、左屈、捻轉、廻轉、軸轉、病的前轉及前屈等皆詳焉。第八章。論子宮之後轉後屈及下垂。凡定義、解剖、原因、症候學、診斷、療法、整復術等皆詳焉。第九章。論膣及子宮脫。凡假性脫出、前後膣脫、子宮脫之原因、解剖及結果、療法、手術等皆詳焉。第十章。論子宮之內反。凡產褥性內反、療法、手術等皆詳焉。第十一章。論子宮之內膜炎及實質炎而急性、慢性、流產後、間質性等內膜炎、原因、症候、診斷、療法、洗滌法、腐蝕法、搔爬術、觸診、蒸氣燒灼法、膣部切斷法等無不備。第十二章。論子宮之內膜炎、實質炎、特殊性內膜、實質炎、及結果。而剝脫性分離性之內膜炎、及子宮之閉鎖、穿孔、萎縮、慢性實質炎等無不備。第十三章。論子宮之纖維狀腫瘍、而筋腫、纖維腫、纖維筋腫、發生率、解剖的構造、變性、臨床的症狀、診斷、對症療法、手術及種種肉腫之診斷、經過、療法等無不備。第十四章。論子宮之上皮狀腫瘍、而腺腫、癌腫、解剖的變化、顯微鏡的構造、症候、療法、膀胱鏡的所見、及惡性脈絡上皮細胞腫、脫落膜癌、新昔曲姆腫等無不備。第十五章。論喇叭管之疾患。

而形成異常、及喇叭管炎、膿腫、水腫、血腫之原因、病理解剖、症候、診斷、經過、豫後、療法等無不備。第十六章、論喇叭管之疾患。而喇叭管之姙娠、(血腫)新生物等無不備。第十七章、論卵巢之疾患而畸形、變位、血行障礙、脈管疾患、肥大萎縮、炎症、定義、原因、病理解剖、臨床的症候、經過、豫後、療法等無不備。第十八章、論卵巢之疾患而實質性及間質性新生物等無不備。第十九章、論骨盤內結締織之疾患。而解剖、原因、經過、療法、浴治法等無不備。第二十章、論腹膜之疾病而腹膜炎性及子宮周圍炎性等膿瘍療法、與癒着性骨盤腹膜炎及子宮周圍炎等無不備。第二十一章、論尿道及膀胱之疾病。詳述尿道疾患之炎症、新生物、脫出、及膀胱疾患之診斷、檢尿、膀胱鏡診法、療法、膀胱切開術等。第二十二章、論膣瘻及子宮瘻。詳述膀胱膣瘻之生成、療法、腐蝕法、手術式等。第二十三章、論女子生殖器之淋毒性疾患。詳述尿道、陰門、膣、子宮、喇叭管、腹膜、豫防法、療法等。第二十四章、論女子生殖器及腹膜之結核症。詳述實驗、病理解剖、診斷等。第二十五章、論腐敗作用。詳述腐敗性中毒症、敗血性傳染症等。第二十六章、論症候學、詳述月經之異常、過多、不潮、困難、體溫、不姙症、膀胱、腸管、皮膚之症候、局處疼痛、腰髓症候、生殖器疾患與神經性症候原因的關聯、歇斯的里(藏躁)等。第二十七章、論婦人科之診斷法。詳述臨床的診察法、觸診、視診、消息子診、計測法、麻醉診察、組織的及細菌的檢查法、診斷的搔爬及切除、分泌物、膿之檢查、細菌學的剖檢等。第二十八章、論防腐療法無菌療法。詳述手指、手術界皮膚、機械、繃帶縫合材料等之消毒法、與塵埃(空氣)傳染之防禦法等。第二十九章、論婦人科療法。詳述婦人科的外科手術學、麻醉法、手術臺、把脚器、開腹術、止血法、排膿法、縫合、繃帶、膣切開術、及婦人科的按摩術與電氣療法等。全書博而覈深而顯愼而不漏該而不侈二千年來所未發之理氷解的破灑然無滯犂然有當於人人之心而後知古書之號稱婦科而實不足以稱婦科也。　全書共三巨冊大洋四元

新撰解剖學講義

解剖學者。醫學之基礎也。醫生不知解剖學。雖謂其不知醫學。亦非過論。藏府位置不能明。病源所在不能辨。雜投方藥。未有不至僨事者。我國古時。非不尚解剖學。然謬誤之處。在在不免。肝居右而以為居左。肺五葉而以為六葉。心運血而以為知覺所出。腎泌溺而以為藏精之區。俗醫據此自足。不復推究。因循至今。遂為外人所譏。苟長此以往。吾國醫學。必全失其信用。丁福保先生有鑒於此。東游日本。搜集解剖學書二十餘種。擇其尤者。迻譯付印。以為同志研究解剖學之助。即此新撰解剖學講義是也。此書為日本森田齊次氏所著。即慈惠醫院醫學專門學校之講義也。全書分為八編。第一編為上肢之解剖。第二編為下肢之解剖。第三編為背部之解剖。第四編為頭頸部之解剖。第五編為胸腹部之解剖。第六編為外陰會陰部之解剖。以上各部之骨肉、靭帶、內臟、血管、神經。無不各隨其部位。分條縷述之。第七編為感覺器及總被。詳記眼耳鼻舌及皮膚之構造。第八編為中樞神經系。詳記脊髓腦髓腦脊髓膜及神經中之血管。附圖六百餘幅。精刻入微。學者隨讀隨解。隨處可以按圖實習。體例嚴整。學說緻密。過於舊譯之全體闡微全體通考體學新編等。不可以道里計。有志研究解剖學者。不可不一讀此書。　每部大洋八元

癆蟲戰爭記

結核與人類勢不兩立。非人類殺結核。即結核殺人類。冥漠之中。兩造之戰爭甚劇也。結核舍人類。無足以逞其殘忍之性。常乘間抵隙。以一擊為快。人類不思蜂蠆有毒。每小視結核。疏於防禦。故戰爭之結果。結核常勝。人類常敗。亙古以來。人類之殲於結核者。已無量數矣。歐美人士。對於結核。如臨大敵。設會集議。力謀防禦之法。以期剿滅此而朝食。么麽小醜。始有不敵之勢。惟其在亞洲一隅者。跋扈自若。蹂躪直前。哀我黃人。水旱疫癘之洊臻。刀兵之不戢。又加此耳目無所聞見之勁敵。殘殺極慘。其何以堪。無錫丁仲祜先生矢志去此蟊賊。既譯肺癆病學一夕談。肺癆病救護法。肺癆病

豫防法。以爲同胞與結核對壘之援。又恐措詞過深。雅俗不能共賞。乃據日本醫學士廣澤汀波所著結核菌物語一書。自著撈蟲戰爭記。以稗乘之體裁。談精確之學理。使人讀之。樂而忘倦。書中之語。託於結核自述。尤足惹起讀者之注意。讀者苟據此而投以其所忌。人類其終戰勝結核乎。　每部四角

漢譯臨牀醫典

日本醫學博士筒井八百珠編纂。無錫丁福保仲祜譯述。全書分爲三十三門。一傳染病。二血行器疾患。三鼻腔疾患。四喉頭疾患。五氣管枝疾患。六肺臟疾患。七肋膜疾患。八口腔疾患。九食道疾患。十胃疾患。十一腸疾患。十二肝臟疾患。十三膵臟疾患。十四腹膜疾患。十五腎臟及副腎疾患。十六膀胱疾患。十七生殖器疾患。十八血液疾患。十九脾臟疾患。二十運動器疾患。二十一新陳代謝疾患。二十二末梢神經疾患。二十三脊髓疾患。二十四腦髓疾患。二十五官能的神經疾患。二十六中毒篇。二十七眼科。二十八耳科。二十九外科。三十皮膚病。三十一婦人科。三十二產科。三十三小兒科。凡各病之原因、症候、診斷、豫後、療法及處方。皆提要鉤玄。言簡而意賅。診病時檢閱之。最爲便利。

每部大洋二元二角

實用經驗良方 兒科經驗良方 及詳解

無錫丁福保陽湖李祥麟合編。是書將最有經驗之方編輯而成。選用之藥約八十餘種。一切普通病。均已能治。方後又加以詳解。說明某方可治某類之病。又某藥之所以加減之原理。如能按方施治。無不力奏奇功。學者如讀此編。可以免暗中摸索之苦。可以收對症療法之效。誠醫學界中之指南捷徑也。　每部大洋四角

又按此八十餘種之普通藥。敝處均可批發。定價極廉。惟每種買少許者。其價稍貴。若滿一磅。則比各藥房之定價廉矣。

新出

皮膚病學

是書爲日本醫學博士筒井八百珠著，無錫丁福保譯述，共十有二章。首列總論。分原因、症候、診斷、經過、轉歸及豫後、療法、豫防等各門，第一章論寄生動物性皮膚病，詳述疥癬、虱、毛囊蟲、蚤、蚊、牛蝨、囊蟲等，第二章論寄生植物性皮膚病，詳述癜風、紅色陰癬、黃癬、兒頭截髮病、寄生性匐行疹、頑癬等，第三章論局處急性傳染病。詳述傳染性與尋常性膿泡疹、獗腫、癰疽、丹毒、類丹毒、馬鼻疽、脾脫疽等，第四章論慢性傳染性皮膚病，詳述尋常性狼瘡、皮膚結核、腺病性苔癬、硬結性紅斑、惡液質性痤瘡、癩病、鼻硬腫、放線菌病、水癌、皮膚壞疽等，第五章論炎症性皮膚病，詳述濕疹、痒疹、蕁麻疹、皮膚水腫、紅斑、紫斑、醫藥疹、乾癬、紅色苔癬、痤瘡、酒皶鼻、天泡瘡、火傷、凍傷等。第六章論皮膚充血及貧血，詳述皮膚充血、赤色肢痛症、皮膚貧血等。第七章論分泌變常性皮膚病，凡各種汗症、粟粒疹、皮脂漏、面皰、粟粒腫、粉瘤等皆備焉，第八章論肥大性皮膚病，凡毋斑、雀卵斑、夏日斑、黃斑、疣贅、胼胝、鷄眼、魚鱗癬、象皮病等皆備焉。第九章論萎縮性皮膚病。凡皮膚色素減乏之症、皮膚萎縮、色素性乾皮病、紅斑性狼瘡等皆備焉，第十章論腫瘍，凡淋巴管腫、血管腫、蟹足腫、纖維腫、黃色腫、脂肪腫、筋腫、腺腫、肉腫、內皮腫、皮癌等皆備焉。第十一章論皮膚神經性變常。凡皮膚瘙痒症、穿足症等皆備焉。第十二章論毛髮及爪甲疾病。凡贅毛症、白髮症、裂毛症、禿髮症、鬼舐頭、爪甲彎曲症、爪甲炎、爪甲萎縮症、爪甲白斑等皆備焉。全書取材宏博，條例精當，其剖斷入微。深中奧妙。超出歐西原書之上。不特古法爲土苴。卽西洋舊術亦筌蹏矣，　每部大洋二元二角

新撰虛癆講義

一名結核全書共二十五章，其第一章、曰總論，凡結核之名義、歷史及病理皆詳焉。第二章、曰肺結核，卽肺癆。凡原因、解剖的變化、症候及診斷、豫後、療法皆詳焉，而療法中述空氣療法，物理學療法，食物療法，注射賚佩爾苦林療法，爲尤詳。第三章、曰腸結核。其內容之次第。皆與肺結核同。不贅述，第四章、曰胃結核。第五章、曰喉頭結核。第六章、曰咽頭結核。第七章、

曰舌結核。第八章、曰鼻腔結核。第九章、曰腎臟及膀胱結核。第十章、曰副睪丸及睪丸結核。第十一章、曰攝護腺結核。第十二章、曰全身粟粒結核。第十三章、曰結核性腦膜炎。第十四章、曰頭蓋骨結核。第十五章、曰結核性腹膜炎。第十六章、曰結核性肋膜炎及心囊炎。第十七章、曰結核性肋骨骨瘍。第十八章、曰腺病。即淋巴腺結核。（瘰癧）第十九章、曰骨結核。第二十章、曰結核性關節炎。（關節結核）第二十一章、曰結核性脊椎炎。第二十二章、曰狼瘡。第二十三章。曰結核性腱炎及腱鞘炎。第二十四章、曰結核性粘液囊炎。第二十五章、曰孤發性結核。　每部七角

藥物學大成

西藥之効。神速於漢藥。受其益者有口皆碑。無不樂用之矣。然西藥半由化學所製。我國精擅化學者無多。既不知其製法。復不知其性狀及生理的作用、醫療的應用。而欲用以治病。豈非救命之源。仰給於外人。而即以之殺人耶。烏乎可。是書爲日本伊勢錠五郎所著。無錫丁福保所譯。全書分總論各論兩大部。總論又分爲二。一、處方學。汎論詳論用藥之法。二、處方學各論。詳論製藥之法。各論又分爲十一。一、豫製藥。凡寄生物驅除藥、防腐藥、解毒藥。皆屬之。二、緩和藥。凡澱粉藥、甘味藥、粘漿藥、脂肪藥、膠質藥。皆屬之。三、機械的藥。凡海綿、綿花等。皆屬之。四、强壯藥。凡苦味藥、消化藥、鐵劑。皆屬之。五、收斂藥。凡有收斂作用之藥。皆屬之。六、拔爾撒謨藥。凡樹脂類之藥物。皆屬之。七、清涼藥。凡酸味類之藥。皆屬之。八、解熱藥。凡能減退體溫之藥。皆屬之。九、變質藥及解凝藥。凡鹼類、鹽類、砒石、水銀等。能變質及解凝者。皆屬之。十、刺戟藥。凡發泡、催吐、瀉下、利尿等藥物。皆屬之。十一、神經藥。凡興奮神經、麻醉神經之藥物。皆屬之。西藥無不備。製法無不詳。其性狀及生理的作用、醫療的應用無不實。而漢藥之經西洋化學家實驗而確認其有効者。亦收錄靡遺。較諸我國之本草。有過之而無不及。研究西藥者不可不讀之。　每部大洋四元

(第二十四期)

中西醫學報

中華民國元年五月中西醫學研究會出版

總發行所上海新馬路昌壽里五十八號無錫丁庽

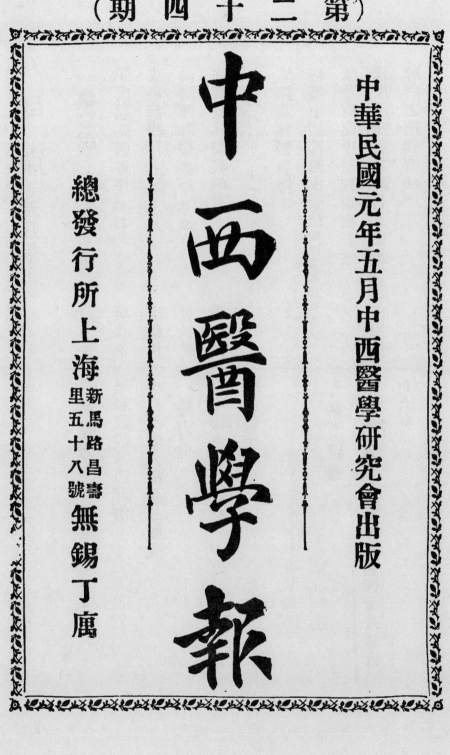

目錄　五月份

●價目●
本報全年十二册本埠八角四分外埠九角六分

丁氏醫學叢書序

順德吳葆眞譔

曩在京師聞長沙張冶秋尚書以厚幣聘無錫丁君仲祜為進士館教習後調入譯學館為算學兼生理學教習余嗜算學醫學與仲祜有同好日相與往還議論以商搉學問之事余與仲祜相處久知之最深仲祜之學非苟焉已也經以培其根史以沃其華管荀莊列史漢六朝諸家騁其義旁及天算輿地理化醫藥兵河鹽漕各門以求其實用目睇手纂幾忘晷夕如是者十餘年一旦登講壇覺胸中有百卷書怪怪奇奇滔滔汩汩欲觸喉而出如山海之聚珍錯爐冶之化金鐐都市之鬻貨幣大則彝器分物細至谷童啐盤無所不有亦無所不可反覆辯論人無有難之者張尚書每謂仲祜講解精勤生徒翕服非偶然也仲祜留京師三載欲刊印醫書歸江南遂辭顧君養吾薛君仲華以自代仲祜出都門時全館學生數百人羣來送行途為之塞竢汽車開行乃返仲祜有至性篤行又濟之以學問一為大學教師故有聲望若此仲祜在京師不願與功名之士同其馳騁宰輔大臣相見一揖外無他語每見同鄉中有委蛇從俗納粟為部郎者恒嗤鄙之同鄉中有某君者忌仲祜甚排擊丁氏醫書最力余考日本醫學史

丁氏醫學叢書序

西洋醫學輸入時其所繙譯各書不如丁氏書遠甚作史者每竭力表彰之豈日人謹厚之風過於吾國之後進歟抑公理所在不屑以一人之私見爲毛舉瑣碎之索瘢歟丁氏以前之西醫書已有二十餘種若一一與丁氏書互相比較則無一可與丁氏書相頡頏者丁氏書誠空前之鉅著矣吾知後世之作醫史者推論醫學界改良之鉅子舍仲祜其誰屬哉余與仲祜別有年矣吾兩人平生久要雖踪跡錯互而每逢急難必夢投仲祜之家痛哭而醒今歲來上海與仲祜慰問平生輒悲喜交集回憶曩時與仲祜及同志諸君子抵掌燕市置酒高會往往悲歌至於泣下是時傲睨自喜意氣甚豪讀書多不甚知世事視古今無不可及之人天下無不能成之事以爲他日當各有所建樹不負知己也乃曾無幾時而長沙尙書病歿京邸李部郎亦元黃學士仲弢張學使小圃亦相繼下世此外諸同志多浮沉郎署蠖屈而不伸余亦輪蹄酬應歲月坐失磊落孤憤不足以諧俗年來髮數莖白矣仲祜自力於學善養生術顏色不少衰然微窺君之起居議論日益持平當年之意氣已略無復存矣舊游歷歷奄忽遂已十年歎逝悼今曩欲不已序仲祜書悵觸萬端輒不禁百感之橫集也

皮膚病學序

丁福保

吾國之有皮膚病由來舊矣論語伯牛有疾先儒以爲癩孟子曰孔子於衛主癰疽又曰故禹稷骿躓荀子曰手足胼胝莊子曰瘭疽疥癰漢書項籍傳曰疽發背死文選西京賦曰所惡成瘡痏薛注瘡痏謂瘢痕也爲袁紹檄豫州曰操贅閹遺醜注、疣贅、假肉也此皆皮膚病之見於經傳者釋名曰癰、壅也又曰膿、醲也汁醲厚也說文曰膿、腫血也皴、皮細起也瘍、頭創也痂、疥也疣、贅也痤、小腫也廣雅釋詁曰痤、癰也一切經音義曰⿸疒瓜、禿也（十八引蒼頡篇）⿸疒瓜、瘡病也春發者謂之鷂⿸疒瓜秋發者謂之雁⿸疒瓜（十四引集韻）痱、瘤、小腫也（二十五引字略）瘤、息肉也（七引聲類）肉凸曰瘤（十八引通俗文）皮起曰⿸疒喿（十四引通俗文）瘙、疥也（十五引蒼頡）瘢、痕也（三引蒼頡）手足

皮膚病學序

坼。裂。曰。皸。（十一引通俗上）福。保。少。時。習。小。學。曾。肄。業。及。之。凡。此。皆。可。爲。古。時。有。皮。膚。病。之。確。證。惟。吾。國。之。治。皮。膚。病。向。無。專。書。每。散。見。於。各。醫。籍。其。所。論。說。大。抵。謬。誤。不。足。取。以。爲。法。距。今。二。十。年。前。英。美。教。士。譯。有。皮。膚。新。編。皮。膚。新。論。其。缺。點。亦。夥。繇。今。視。之。皆。已。陳。之。芻。狗。也。日本醫學博士筒井八百珠。纂譯皮膚病學一書。共十有二章。首列總論。分原因、症候、診斷、經過、轉歸及豫後、療法、豫防等各門。第一章論寄生動物性皮膚病。詳述疥癬、虱、毛囊蟲、蚤、蚊、牛蝨、囊蟲等。第二章論寄生植物性皮膚病。詳述癜風、紅色陰癬、黃癬、兒頭截髮病、寄生性匐行疹、頑癬等。第三章論局處急性傳染病。詳述傳染性與尋常性膿泡疹、癤腫、癰疽、丹毒、類丹毒、馬鼻疽、脾脫疽等。第四章論慢性傳染性皮膚病。詳述尋常性狼瘡、皮膚結核、腺病性苔癬、硬結性紅斑、惡液質性痤瘡。癩病、鼻硬腫、放線菌病、水癌、皮膚壞疽等。第五章論炎症性皮膚病。詳述濕疹、痒疹、蕁麻疹、皮膚水腫、紅斑、紫斑、醫藥疹、乾癬、紅色苔癬、痤瘡、鬚瘡、酒皶鼻、天泡瘡、火傷、凍傷等。第六章論皮膚充血及貧血。詳述皮膚充血。赤色肢痛症、皮膚貧血等。第七章論分泌變常性皮膚病。凡各種汗症、粟粒疹、皮脂漏、面皰、粟粒腫、粉瘤等皆備焉。第八章論肥大性皮膚病。凡母斑、雀卵斑、夏日斑、黃斑、疣贅、胼胝、鷄眼、魚鱗癬、鞏皮病、象皮病等皆備焉。第九章論萎縮性皮膚病。凡皮膚色素減乏症、皮膚萎縮、色素性乾皮病、紅斑性狼瘡等皆備焉。第十章論腫瘍。凡淋巴管腫、血管腫、蟹足腫、纖維腫、黃色腫、脂肪腫、筋腫、腺腫、肉腫、內皮腫、皮癌等皆備焉。第十一章論皮膚神經性變常。凡皮膚瘙痒症、穿足症等皆備焉。第十二章論毛髮及爪甲疾病。凡贅毛症、白髮症、裂毛症、禿髮症、鬼舐頭、爪甲彎曲症、爪甲炎、爪甲萎縮症、爪甲白斑等皆備焉全書取材宏博條例精當其剖晰入微深中奥妙超出歐西原書之上不特古法為土苴即西洋舊術亦筌蹏矣福保於業醫之暇篝燈伏誦喜而不寐每於霜晨月夕手自鈔譯閱十有一月竣事學者能虛衷玩索會通研究貫徹其源流應用於不窮是亦仰山而鑄銅煑海而為鹽矣昔莊子謂宋人有善為不龜(音麕)手之藥者客買其方百金客因其方吳王裂地以封之客與宋人能不龜手一也或以封或世世為齊民則所用之異也是書所載之方約有數百皆有實驗而成效卓著或有按方配製者其功效必在宋人之上如每方可售百金則因是而致富矣或有效吳王之客因其方而裂地以封者歟此則非鍥舟以求劍捫籥以為日者所能知也

漢譯臨牀醫典序

昔余遊京師。丁君教授生理學譯學館中。聞其名。而往見之。君大喜。引以爲知己。討論累日。知君以改良醫學爲目的。余著書。曾乞君序之。嗣後余來江南。薄宦不得志。則投學校爲教師。乃紛紜無暇晷。向之所研究者。蓋亦疏矣。年年見君所著書。多至數十種。余讀其書。未嘗不掩卷慷慨而歎息也。中醫之不明久矣。市井之士。狃於師說。以爲不刊者也。肺五葉以爲六葉。肝居右以爲居左。紕繆若此者甚衆。皆重耳食而輕目見。其能有進益哉。丁君既明中醫。又明西法。參而合之。可謂得其中者矣。余嘗謂我輩百年後。後學小子。論我國改良醫學者。丁君爲第一偉人。豈虛言哉。及君南來。創醫學書局於海上。余屢欲往見之。事冗。輙不得見。獨見其所著而慕之。今年春。以公事至海上。相見則大快。求診者項相望。踵相觸也。君則不倦。必人人口詢、目察、耳聞、手撫。而心度之。亦刻刻紛紜無暇晷。余見君三次。皆匆遽不能作長談。唯擇少暇而告以爲醫之方。且

漢譯臨牀醫典序　二

勸余行醫。毋徒言學理也。方其醫人時。余率檢其案頭。見亂草甚夥。有名漢譯臨牀醫典者。新譯草也。原書爲日本人筒井醫學博士著。筒井故日名醫。書易稿凡二十三次。今日醫皆人人奉爲圭臬矣。故凡見日醫。無不見其手一編讀之。君以日人書。以伊呂波歌爲次第。不適吾國人之檢閱。易之便。乃以舊譯之內科學綱要分類法編定之。加以眼科、耳科、外科、皮膚病、婦人科、產科、小兒科等。每一種病。其下皆注西文。又以吾國古病名。及舊譯之名詳釋之。使漢醫讀之。一見卽知其爲某病也。凡論一病。先說明其原因。次詳述其病狀。次豫決其病之結果或良或不良。次詳論療病之法。各種之處方皆備焉。富哉言乎。可不謂爲醫生之圭臬耶。余比年頗有志於精神治療之說。嘗少少有所發明。惟處方藥則不盡善。蓋臨症少也。君既勸余行醫。余亦勸君版此書。且爲序之。還如君序吾書之意也。

中華民國元年壬子五月華陽曾科進序

漢譯臨牀醫典例言

原書名臨牀醫典。日本醫學博士筒井八百珠編纂。凡各病之原因、診候、豫後、療法及處方等。皆提要鈎玄。言簡而意賅。於診病時檢閱之。最爲便利。茲已譯成漢文。故易今名。

原書各病之次第。皆依伊呂波歌排列之。猶吾國古時以音韻分類。如切韻唐韻等是。茲爲便於檢查起見。將各病分爲三十三門。一傳染病。二血行器疾患。三鼻腔疾患。四喉頭疾患。五氣管枝疾患。六肺臟疾患。七肋膜疾患。八口腔疾患。九食道疾患。十胃疾患。十一腸疾患。十二肝臟疾患。十三膵臟疾患。十四腹膜疾患。十五腎臟及副腎疾患。十六膀胱疾患。十七生殖器疾患。十八血液疾患。十九脾臟疾患。二十運動器疾患。二十一新陳代謝疾患。二十二末梢神經疾患。二十三脊髓疾患。二十四腦髓疾患。二十五官能的神經疾患。二十六中毒篇。二十七眼科。二十八耳科。二十九外科。三十皮膚病。三十一婦人科。三十二產科。三十三小兒科。一展卷而粲若列眉。無難於檢索之苦矣。

書中所列各病名。有爲吾國所固有者。或舊時已有譯名者。則將吾國之病名。及舊時之譯名、附識於下。使漢醫見之。知近時之某某病。即古時之某某病也。

原書中每一病名下。皆列西文。一仍其舊。以便習醫者之參考焉。

書中藥名。每用省文。例如蒸餾水、省作餾水。苦味丁幾、省作苦丁。撒里矢爾酸、省作撒酸。撒里矢爾酸那篤僧謨、省作撒曹。越幾斯、省作越。丁幾、省作丁。舍利別、省作舍等是。又有慣用之名。如貌羅謨加里、則作臭剝。沃度加里、則作沃剝。重炭酸那篤僧謨、則作重曹等是。

日本藥名。與吾國舊譯之名迥異。閱者又每以不附西文原名爲憾。故屬萬生叔豪編輯東西藥名表。此表分爲二編。以漢字寫日文之音者爲上編。以筆畫之多少爲次序。純用日本字母者爲下編。以日本字母之先後爲次序。如一藥而收入兩編者。均注明某即某某。此即六書中轉注之例也。凡藥名下。俱注西文。其有舊譯名者。亦詳載無遺。萬生爲此表。用力至勤苦。附書於此。以誌勿諼。

校讎之學。匪云小道。對勘狀其精嚴。掃塵喻其難盡。訂隻文之異。無證則誣。存本來之眞。闕疑亦貴。刋印古籍。其慎重尚宜如此。若夫醫書則關係尤鉅。一字之舛。片言偶誤。往往累及生命。用是兢兢。不敢少忽。是書之校閱者。爲陽湖朱君仲濂。無錫萬君偉卿。二君皆精醫學。兼通日文。時時細爲稽討。匡諍啓發。裨益宏多。陶陰焉馬之訛。淮雨別風之感。其或免歟。

趙宋以降。權輿評點。既醒眉目。尤便句讀。茲刻點句。一從其例。稍省閱者之目力。容有當焉。

書中人名、地名、及各種專門名詞。本無意義之可言。以漢字直寫專名之音。鈎輈格磔。自不能免。博雅君子。其共諒之。

是書創始於清光緒二十八年。其原書屢易新版。譯稿亦逐年增訂。至今歲據原書第二十三版最新之本。重加釐定。乃付梓焉。距初譯時已十閱星霜。而馬齒加長矣。閱之不禁憮然。

古人著述。均無凡例。創始者爲杜征南。後人因之。用以揭全書之大恉。是書譯述既竣。附綴數語於簡端。猶前志也。

中華民國元年壬子六月無錫丁福保仲祜識

漢譯臨牀醫典

丁氏醫學叢書

日本醫學博士　筒井八百珠原本
無錫丁福保仲祜譯述

一　傳染病

痲疹　Morbilli. Masern.

博醫會譯作疹熱症、又名疹症、痲熱疹、舊譯作麻子熱症、又名時疹、疱狀血斑狀湊合痲疹、證治準繩曰、北人謂之糠瘡、南人謂之麩瘡、吳人謂之疹、越人謂之瘄、聖惠方謂之赤瘡子、全幼心鑑謂之痲子、此外又有赤疹赤斑瘄騷疹糠疹等名、

原因　痲疹因傳染特異之固有毒而發起。淚汁、唾液、咯痰、呼氣、皮膚蒸氣、空氣、器具。皆爲媒介。其傳染力極大。本症恒發於春夏秋三季。二歲至六歲之小兒尤多。

診候　潛伏期(九日或十日)後。入前驅期。(三四日)體溫上昇至三十八九度。發噴嚔流淚及乾咳。其後至發疹期體溫逐三十九度五分至四十一度。發疹於皮膚粘膜及結膜。始則顔部。次則頸及軀幹與四肢。均現限界分明大如亞麻仁之赤斑。其中央有小丘疹。粘膜及結膜。尤較皮膚爲先。加答兒性症候亦甚盛。閱一二日。體溫下降。或竟如常時。第三或第四日。疹乃消退。第五六日則落屑。第八至第十日爲恢復期。合併症爲結膜炎、角膜炎、鼻炎、咽頭炎、喉頭炎、氣管枝及毛細氣管枝炎、中耳炎、腸炎、腎炎。後發病爲瘦咳及結核。

豫後　概佳良。

療法　全爲待期療法。令安臥靜息。病室之氣溫。始終須維持攝氏約十八度。且因便於通氣。室內須另以器貯熱水。

例如貯熱水於銅盆。置暖爐或火鉢之上。使蒸發不絕。本症起加答兒者甚盛。故病室宜暗。身體周圍宜保同等之溫度。投以溫食料緩和劑緩下劑。與以通常之食物。若有合併症。施以適當之療法。健兒則隔離之。但本患者決不可與以冷食。

咳嗽劇甚者。處左方。

遠志根浸(一、五至五、〇)　一〇〇、〇
阿片丁　二滴乃至五滴
單舍　一五、〇
右一日六回。二日分服。

拕沕氏散　〇、二
白糖　二、〇
右研和爲散。分作五包。一日三回。每回一包。

吐根浸(〇、三)　一〇〇、〇
水製阿片越　〇、〇三
安母尼亞茴香精　二〇、〇
單舍　二〇、〇
右調和。每一時一食匙。

古垤乙涅　〇、一乃至〇、一五
白糖　二、〇
右爲散。分作五包。每日三回。每回一包。

菲沃斯越　〇、一五
單舍　一〇、〇
餾水　七〇、〇
右每二時一小兒匙。

鹽莫　〇、〇一
杏仁水　一〇、〇
右調和。一日數回。每回五滴。和於砂糖而用之。

其他有下痢者。行腸加答兒之療法。

猩紅熱　Scarlatina

博醫會譯作紅熱症、又作痧症、舊譯作疹子熱症、又名疹子、又名花紅熱症、又名疫毒痧、又名痧子、又名丹痧、又名細小痧、古時又有癮疹風疹風瘡等名、

原因　爲由一種之觸接傳染性病毒而起之急性發疹。多發於小兒(特於二歲至四歲間者尤甚)。由觸接或空氣而傳染。有創傷之時。傳染尤易。

診候　潛伏期(三日至七日)後。發爲嘔吐、咽頭痛(甚劇)。惡寒或戰慄、體溫達三十九度以上至四十度五分、脈搏增加(達百二十以上)。頭痛、疲勞、或痙攣。或呈腦膜炎之症狀。閱一二日。即有大如帽針頭或亞麻仁之鮮紅色密叢之疹。發於頸部及胸部。次則遍及全身。瀰蔓而爲紅斑。疹中時含漿液膿汁。惟頤部及唇部。普通鮮有發者。發疹後三四日。疹始褪色。有糠狀落屑。甚或表皮剝離。舌苔初現白色。至第四或第五日。舌面爲赤色。謂之覆盆子舌。有合併腎炎、心臟內膜炎、胸膜炎、實扶的里、關節炎、中耳炎、水腫等症者。

豫後　自流行之性質合併症之輕重而不同。雖屬輕症。不易斷定之。

療法　治法本屬對症的。在落屑期之間。必令就褥。病室通氣。務使佳良。其溫度常保持列氏之十五度。禁健全人之出入。有高熱者。則行短時間之入浴(攝氏三十五度)。用酸性飲料、頭部用冰罨法。食物宜用流動性者。以牛乳爲佳。其他則與以淡泊消炎性之物(第

四週末始與以肉類)。而利其便通。又宜屢次檢查咽頭炎之強弱及每日尿中蛋白之多少。若有腎臟炎等合併症者。又當施適當之療法。

譯者曰。民國元年。痲疹猩紅熱二症。大流行於上海。死者甚夥。而醫生往往不能分別二症之異點。可慨也。玆將二症鑑別法列左。以便臨牀時診斷之用。

猩紅熱之皮疹。常不呈正規之薔薇疹或丘疹之形狀。然有時呈痲疹之叢合性皮疹(叢合皮疹)時。則識別痲疹與猩紅熱之皮疹者甚難。此際須注意其他之要點。而鑑別其異同。夫痲疹之皮疹者。先現於顏面。而於顏面之發育特著。猩紅熱則先現於項部。而顏面之發疹甚少(於口圍為尤少)。其他診斷上之要點。如皮疹點見之時日。在痲疹則為第四日。在猩紅熱則現於第一日或第二日。又前驅症之特徵。猩紅熱則現初期之嘔吐。及重症之咽喉病。痲疹則現呼吸器粘膜之炎症。且猩紅熱之熱候。不如痲疹之前驅解熱。故據此可知兩症之分別。且不但如此。痲疹無特有之舌候。而猩紅熱、則經過二三日、即呈覆盆子狀舌。故可以辨別之。

又按凡初學僅見正規之猩紅熱與痲疹者。兩症雖易識別。而遇兩症之發疹變形時。則識別頗難。大都猩紅熱。有酷似結節痲疹者。且在重症猩紅熱。有鼻加答兒及結膜炎時。則其診斷尤難。玆將兩症相反之症候。互相對列如下。

(甲)痲疹反於猩紅熱之症候(一)亘於數日之加答兒症候及前驅症。即噴嚏、咳嗽、發疹出現前之眼瞼膠著是也。(二)古布里苦(コプリック)氏斑及口蓋粘膜之大斑狀內疹。(三)口圍及鼻圍之發疹。(四)發疹消褪後。遺留斑狀之色素沈著。

(乙)猩紅熱反於痲疹之症候(一)以嘔吐及頸痛而急速發病。(二)咽頭顯著之潮紅及沈著物、覆盆子舌。(三)口圍之蒼白色。(四)發疹消失後之葉狀剝脫、腎臟炎、淋巴腺炎。

痘瘡 Variola

博醫會譯作痘症、舊譯作痘熱症、又名天花熱症、俗名生痘、又作天然痘、或天行痘、肘後方謂之虜瘡、病源候論千金方謂之豌豆瘡、三因方謂之天行痘瘡、又謂之天行斑瘡、又有百歲瘡之名、

原因　因天然痘毒之感染。而為觸接性流行性。又空氣介立人體或物體。能令本病傳染之旺盛。罹患以後。即得免疫性。

診候　潛伏期(十日至十四日)後。即入於序期(三日)。發寒戰。體溫昇騰。(達於四十度或四十度以上、為稽留性)頭痛。嘔吐。薦骨痛。譫語。痙攣。(在小兒)第二日。即發前驅發疹(即紅斑性或出血性斑疹)於下腿及大腿之內面。第三日之終。或第四日之始。發疹期終。全身症狀輕快。其後之經過。

分爲二種。

(甲)眞痘 Variola Uera 卽重症。於發疹期。先發小斑於頭部及顏面。二日以內。變爲丘疹。丘疹之中央。發生水疱。繼則變爲膿疱。於第九日而完成眞痘膿疱。有臍窩於其頂點。繞以紅暈。(化膿期)於此時期。體溫再上昇。顏面腫脹甚盛。頭部及手指。生發疹疼痛。咽頭等亦發疹。嘶嗄。嚥下困難。其他有發結膜炎虹彩炎等者。至第十二日或第十三日。則體溫下降。膿疱乾燥結痂。(乾燥期)而隨有劇甚之瘙痒。一週或二週之後。留痘痕。或留暗褐色之斑而治愈。(斑、數月之後始消失。)第眞痘之經過中。於其化膿期。死亡者頗多。全經過。須四週至六週。

(乙)假痘 Variolo's 卽輕症。發疹僅少而形成膿疱者稀。全經過約二週。

豫後 形成多數之膿疱。而於其融合者。出血而作黑色痘瘡者。豫後多不良。假痘則良。

療法 行純粹之待期療法。而嚴攝生。善良其通氣。發熱則行冷水罨法或冰罨法。利其便通。於合併症。則不過時期。加適應之療法。皮膚之緊張甚著者。則行油類之塗擦或塗布。或用浸漬於五十倍之倔利設林溶液之麻布。包被其全身。解熱後。則行微溫全身浴。

豫防法。嚴隔離而行消毒法、施種痘等。爲最普通。

枸櫞汁 一五、〇
覆盆子舍 一五、〇

右調和。加於飲料中用之。

在於面部。欲善良其豫後而不留瘢痕。則塗布左之石炭酸澱粉軟膏爲宜。

石炭酸 五、〇
阿列布油 四〇、〇
澱粉 四〇、〇

右調和。作軟膏。

石炭酸 四、〇
阿列布油 四〇、〇
白堊 六〇、〇

右爲派司脫(パスタ)攤於麻布貼用。每日交換一回。

石炭酸 五、〇
倔利設林 五〇、〇
餾水 五〇、〇

右調和。每日二回。浸於海綿拭全身。

撒里矢爾酸 三、〇
澱粉 三〇、〇
倔利設林 七〇、〇

右調和。作爲軟泥。外用於軀幹及四肢。於面部及頸部。則代倔利設林以扁桃油。而用假面固定軟泥。

水痘 Varicella

原因 未詳。專發於小兒之流行病也。空氣爲其媒介。又自物品及直接接觸而蔓延。患本症一次者。恒得免疫性。

診候 潛伏期(十四日)後。卽發輕熱。全身處處(始於顏面漸及軀幹四肢)生紅斑。變水疱甚速。大如豆粒。內容水樣透明之液。三日後結痂。一二週而愈。大陰唇及大腿內面。有發生紅斑者。大小陰唇有被脂垢者。

療法 不須藥劑。但用易消化之食物。二三日間。宜使就蓐。口腔之清拭含漱等皆不可缺。

風疹　Rubeola

原因　發於流行性。類似痲疹。其原因則異。

診候　潛伏期約二三週。次爲前驅期。發惡寒或寒戰。體溫達三十八度乃至三十八度半、脈搏九十乃至百數。起輕度之口峽炎、結膜炎、鼻加答兒。半日至二日以後。移於發疹期。最初發紅疹於顏面頸部。漸及全身。約三四日而色褪。

豫後　良。

療法　發熱時應令就褥。用鹽酸里莫奈埵（リモナーデ）。皮膚灼熱及瘙痒時。用酒精或油性塗擦劑。

流行性感冒　Influenza

博醫會譯作瘵症、舊譯作傷風時症、一名寒冒、古名天行中風、又有流行性加答兒流行風等名。

原因　係一千八百九十二年派伊弗爾（ファイフェル）氏所發見之流行性感冒桿菌。

診候　猝生惡寒。或寒戰發熱。頭痛劇甚。身體倦怠。食思缺乏。隨有結膜鼻咽頭喉頭及氣管枝加答兒（氣管枝炎性因甫拿恩柴）。且有發嘔吐或吐瀉、食慾缺亡、腹痛等者（胃腸炎性因甫拿恩柴）。又有發劇甚之頭痛、眩暈、重聽、脊痛、薦骨痛、眼痛、四肢痛者（神經性因甫拿恩柴）。且有子宮出血者。又屢次併發肺炎、肋膜炎、心內膜炎、中耳炎、皮膚疹等。續發症之最多者。爲肺結核、神經衰弱及神經痛。

豫後　流行時良否不能斷定。老人及肺心臟之有疾病者。豫後概不良。發肺炎時。須視三日至數週之病情。

療法　令就褥。咽頭喉頭發炎時。頸部宜用怕里斯尼芝氏罨法。並令含漱。其他於氣管枝炎、施對症療法。

撒里必林（サリピリン）〇、五至一、〇
右爲一包。用六包。一日二回至三回。每回一包。（小兒〇、一至〇、四）

安知必林　〇、五
右爲一包。與以六包。一日三回。
每回一包。

弗那攝精（フエナセチン）〇、二五
白糖　〇、二五
右爲一包。與以十包。每日二包。

別臘蜜童（ピラミドン）〇、三
右爲一包。與以五包。一日三回。
每回一包。

刺苦篤弗寧（ラクトフェニン）〇、五
右爲一包。與以六包。一日三回。
每回一包。

阿斯必林　一、〇
右爲一包。與以六包。一日三回。
每回一包。

依比篤忽爾謨（イヒトホルム）錠　〇、五
右每日三回。食後服一個至二個。

撒魯兒　一、〇
右爲一包。與以六包。一日三回。
每回一包。

撒魯芬（ザロフェン）　〇、五
右爲一包。與以六包。一日三回。
每回一包。

ロイマザン　二〇、〇一
　右爲塗擦料。
甘汞　〇、三乃至〇、五
乳糖　〇、五
　右爲一包。與以六包。一日三回。
　每回一包。(用於嘔吐及吐瀉)
鹽規　二、〇
　右分十包。一日三包。
發衰弱之時。
　安息香酸曹達咖啡涅　〇、一
　餾水　一〇、〇
　右一日二回至四回。每回半筒至
　一筒。注射皮下。
　樟腦　一、〇
　阿列布油　九、〇
　右一日數回。每回一筒至二筒。注
　射皮下。

實扶的里(咽頭實扶的里) Angina diphtheritica

博醫會譯作㿈症、又名假皮症、舊譯作時疫白喉、又名喉嚨發炎生假皮、又名假白皮、或假皮症、又名義膜性咽頭炎、卽鎖喉風、又有馬脾風喉風爛喉痧喉風急症等名、

原因　係千八百八十四年列氏所發見之實扶的里亞桿菌之傳染。該細菌短而稍彎曲。列氏曾以美企倫青染之。本病專發於十歲未滿之小兒。(二歲至七歲尤多)

診候　局所症狀。爲扁桃腺腫脹、咽頭患部粘膜之腫脹、焮赤、微痛及白色或帶黃白色義膜之發生。下顎角後方之顎下淋巴腺腫脹壓痛。全身症狀。始於身體違和、頭痛、發熱、(三十九度或其以上)嚥下困難等。繼則呼吸困難。併發症。爲氣管枝肺炎、心臟衰弱、急性腎臟炎、皮膚之匐行疹、紅斑、出血、中耳炎、多發性關節炎等。後發症。爲心臟內膜炎、實扶的里後末梢麻痺、腎臟炎等。本病非取咽頭之炎症產物。用顯微鏡而檢查之。不易得其確診。

療法　隔離患者。注射實扶的里血淸。頸部施冷罨法或怕里斯尼芝氏罨法。吃冰塊。或用含漱劑。復行吸入法。與赤葡萄酒、蒟蒻酒及其他興奮劑。病室使空氣流通。熱度高則置冰囊於頭部。窒息之時。則宜速行氣管切開術。近年有以金屬管自口腔送入於喉頭者。
本病須令病家呈報以防傳染。生徒則禁其入校。(至實扶的里菌消滅爲止)

石灰水　二〇〇、〇
　右爲含漱料。
鹽剝　五、〇
薄荷油　二滴
餾水　二〇〇、〇
　右爲含漱料。
鹽剝　二〇、〇
水製阿片越　〇、四
單舍　二〇、〇
餾水　四〇〇、〇
　右調和爲含漱料。
撒爾兒　六、〇
酒精　九〇、〇
餾水　一〇、〇
　右爲患部塗布料。
撒酸　〇、五乃至一、〇

(或石炭酸　一〇、〇)
(或硼酸　二〇、〇)
(或知母兒　〇、五)
餾水　五〇〇、〇
右混和。爲洗滌料。

撒酸　一、〇
再餾酒精　二五、〇
偪利設林　二五、〇
右混和。爲塗布料。

薄荷腦　三、〇
過格魯兒鐵液　三、〇
篤留阿兒(トルオール)　三五、〇
酒精　三五、〇
右爲咽頭局部之塗布料。(列氏液)

昇汞　〇、五
酒石酸　一、〇
餾水　五〇〇、〇
右調和。爲塗布料。

乳酸　一〇、〇
右爲塗布料。

列曹爾聖　三、〇
偪利設林　三〇、〇
右爲塗布料。

沃度　〇、四
酒精　二〇、〇
呵囉仿謨　二、〇
右爲塗布料。

硼酸　五、〇
偪利設林　一〇、〇
餾水　一〇、〇
右調和。爲塗布料。每一時塗布一次。

巴巴乙湼(パパヨチン)　一、〇
餾水　二、〇
鹽酸適宜(至呈酸性反應)
右調和。每十分乃至十五分時。注意塗布之。

格羅謨酸　二、〇
餾水　二五、〇
右調和。爲塗布料。

兼咳嗽者。處左方。
安息香酸那篤僧謨　二〇、〇
餾水　二〇〇、〇
右調和。爲吸入料。

昇汞　〇、〇二
餾水　二〇〇、〇
右調和。爲吸入料。

石炭酸　二、〇
餾水　二〇〇、〇
右調和。爲吸入料。

石灰水　一〇〇、〇
餾水　一〇〇、〇
右調和。爲吸入料。

鹽剝　四、〇
餾水　四〇〇、〇
右爲吸入料。

乳酸　四十滴
餾水　二〇〇、〇
右調和。爲吸入料。

枸櫞酸　二〇、〇
餾水　一〇〇、〇
右爲塗布料。

的列並油　七、五
白糖　七、五
亞拉毘亞護謨　七、五
餾水　一二〇、〇
右每三時一回。每回一小兒匙。

鹽剝　一、〇乃至二、〇
覆盆子舍　二〇、〇

餾水　一八〇、〇
右每二時一回。每回一小兒匙。
過格魯兒鐵液　十滴
桂皮水　八〇、〇
右調和。每一時一回。每回一小兒匙。
過酸化水素液(二%)　一二〇、〇
右每半時一茶匙。(亦爲吸入料用之)
實扶的里之麻痺者。處左方。
硝酸斯篤里幾尼涅　〇、〇一
餾水　一〇、〇
右每日注射半立方仙迷乃至一立方仙迷於皮下。
番木鼈丁幾　五、〇
複方桂皮丁幾　一〇、〇
右每日二回乃至三回。每回十滴。

百日咳　Tussis couvulsiva (Pertussis)

博醫會譯作哮嗽症、又作百日嗽、舊譯作哮咳嗽、又名小兒咳嗽作聲、又名時行咳嗽、古名頓咳、又名連聲咳、一作痙咳、一名疫咳、又名痙攣咳、

原因　係一九〇六年薄臺及茄格氏所發見之百日咳桿菌之傳染。大抵爲小兒(一歲至六歲)之疾病。春冬二季。發爲流行性者頗多。

診候　經二日至七日之潛伏期。通例呈單純之氣管枝加答兒症狀者。(即通例之咳嗽)一週至二週(加答兒期)。繼乃爲發作性之痙攣性咳嗽者。(其長且深之吸息、如鷄鳴或吹笛、次則短吸息的咳嗽頻發、次又發吹笛之長吸息)四週至五週。其間每日之發作。在輕症則三四次。普通十五次至三十次。重症則六十次以上至百次。終乃移於減退期。而發作輕減。歷二週至四週而愈。其經過期約二月以上亘於六七月之久者有之。動輒併發加答兒性肺。炎

豫後　概良。但合併肺炎者不良。

療法　初期單投以鎭咳劑已可。至於後期。則必用臭剝或莫兒比涅。擇新鮮之空氣中。每日一二時間令呼吸之。健兒須嚴密隔離之。兼防其感冒。發作時。當扶起小兒。令咯出粘液。室內溫度。務保平均。而後與以有力之滋養品、規尼涅、鐵劑、葡萄酒、肉食。又勤加鼻腔之檢查。

莨菪末　〇、一
白糖　五、〇
右分作十包。一日三回。每回一包。
莨菪丁　五滴
餾水　五〇、〇
覆盆子舍　一〇、〇
右調和。每三時一茶匙。
莨菪越　〇、二
酸化亞鉛　〇、二
白糖　三、〇
右分作十包。一日三回。每回一包。
莨菪丁
右每三時二滴乃至三滴。
安知斯巴斯密涅(アンチスパスミン)　一、〇
杏仁水　一〇、〇
右一日一回乃至二回。每回十五滴以下。

咯痰中結核菌檢查法 附彈力纖維檢查法

於肺結核之早期。行正確之診斷。卽證明咯痰中之有無結核菌是也。結核菌者。與塵埃混雜。飛揚於空氣中。吾人不能無呼吸。故侵襲之機會甚多。然尙可由氣管枝粘膜之顫毛上皮細胞之運動。而復排出於口外。惟不幸而達於深部。遺留於無顫毛之小氣管枝或肺胞內。則終成肺結核竈。然在健康者咯出之粘液中。亦間有證明此結核菌者。但在臨床上。毫無意義。除斯例之外。結核菌之存在於咯痰中者。卽爲肺結核之確證。如不能證明咯痰中之結核菌。而卽斷爲非肺結核者。則又不能。（譯者按肺結核在初期時。肺臟爲結核菌所侵。形成小結節。此結節未崩壞時。該菌潛伏其中。不隨咯痰以俱出。故初期肺結核症。痰中往往無結核菌也。）

供檢查之咯痰。須自氣道深部咯出而不混水分。蓋俗所謂痰。不過鼻腔咽頭之分泌物。在粘液較多之咯痰。當求帶黃色稠厚之部分。或同樣之綿條、及乾酪狀碎片用之。

結核菌屬難染性。故自來有諸種之染色法。就中又專行古弗、（コッホ）契爾、（ナール）奈爾存、（チールゼン）哀爾里希、（エルリッヒ）査野普雷、（ツチヤプレウス

キレ）諸家之染色法。其後復發明脫色法及重複染色法。大爲簡易。卽今臨床上所常用之迦倍篤（ガバット）氏染色法在臨床上。使用簡易。着色鮮明。記其順序如左。

染色液　宜先製二種之染色液。

（一）契爾（チール）氏液。卽富庫興（フクシン）石炭酸液。

富庫興末	Fuchsin	一、〇
無水酒精	Alcohol absolute	一〇、〇
二十倍石炭酸水	Aq. carbolie 20%	一〇〇、〇

先溶解富庫興於十倍之無水酒精內。再加二十倍石炭酸水稀釋之。本液適合於結核菌屬之染色。（卽所謂抗酸菌）貯藏亦能耐久。（製石炭酸水必用蒸餾水）

（二）迦倍篤（ガバット）氏液。卽硫酸加美企倫青（メチーレンブラウ）液。

四倍硫酸水（二五%）	Aq. sulph acid 25%	一〇〇、〇
美企倫青末	Methylen Blon	二、〇

混和硫酸於水之時。卽發强熱。往往有容器破裂者。故製四倍硫酸水。先盛三倍蒸餾水於コルバン中。後以一分之硫酸。徐徐滴下。

染色法

(一)取載物玻璃片一枚。以脫脂綿拭之極淨。復以古爾奈脫(コルチット)氏鑷子固持之。

(二)以白金耳。(先置於酒精燈上燒紅。待冷後用)取病者咯痰中帶黃色粘稠之一部分。塗抹於載物之玻璃片上。以十分勻薄爲佳。

(三)乾燥於空氣中。如欲其速乾。則置於酒精燈之遠火燄上乾燥之。惟不可使焦。

(四)滴下契爾(ナール)氏液於載物之玻璃面上。使之滿載。置溫火燄上二分時。自其液面見蒸氣飛散爲度。暫時之後。卽傾去其契爾氏液。復以淸水冲洗之。

(五)洗過契爾氏液之載物玻璃面上。復滴下迦倍篤(ガバット)氏液。放置約半分至一分時。因本液能使結核菌以外之着色物多脫色。惟結核菌仍保其赤色。

(六)再以淸水冲洗。對於日光或燈光下。由肉眼視之。如全部尙呈赤色者。則更滴迦倍篤氏液而復染之。

(七)載物玻璃之水分。當用吸墨紙吸取。置酒精燈之遠火燄上。使之乾燥。俟水分去盡。則滴下豈西陸爾(キシロール Xylol)坎拿大拔爾撒謨(カナダバルサムB alsam Canadense)之合劑。封閉於覆蓋之玻璃上。以供鏡檢之用。譯者按豈西陸爾。質輕而淡。坎拿大拔爾撒謨。質厚而濃。以調和濃淡。稠度適宜爲佳。 又按所用之鏡。在熟練者用五百倍卽可。如係初學。當用五百倍以上。

(八)鏡檢之菌。如行油浸裝置法。則以「ツエーデルン油」Oie Ceder Wood 一滴。置於覆蓋之玻璃面上。Deckgläser 使接物鏡頭。與油密接。則有特別清晰之效。此屬於光學的意義。不能詳述。

此法對於咯痰以外之材料。(例如糞便、尿沈渣等)、亦可同樣應用。惟以迦倍篤氏法而染色之標本。結核菌爲赤染。其餘之組織及雜菌則青染。故判定甚易。凡標本中由於迦倍篤氏法而赤染之菌。不特人類之結核菌爲然。卽所謂抗酸菌。(一切之結核菌屬。例如牛疫結核菌。鳥類結核菌。冷血動物結核菌等) 亦皆赤染。是又不可不知。人類結核菌。爲細長之桿菌。其長徑殊不一定。自〇、〇〇一五至〇、〇〇四密迷。比於赤血球。(直徑〇、〇〇七七至〇、〇〇八密迷。)則稍短。菌體稍彎曲。眞直者稀。檢視染色標本。則有成稍長之線條者。或有斷裂而成連鎖狀者。是卽老廢物之證也。故染色標本中。不拘他組織之悉呈青色。凡有赤染者。雖斷裂而呈異形。亦屬諸結核菌。

不待言也。是等異形菌。大抵見於有多數空洞患者之咯痰中。又咯痰中之結核菌。往往有相集簇於一所者。故對於標本尤當檢查其全部。詳見左之結核菌計算表。

迦甫克（ガフキー）氏咯痰中結核菌計算表

號數	視野	結核菌數
I	標本全面	一個至四個
II	數視野	一個
III	每視野	一個
IV	同	二個至三個
V	同	四個至六個
VI	同	七個至八個
VII	同	稍多個
VIII	同	多數

IX	同	甚多數
X	同	無數

但用齋伊斯(ツァイス)油浸裝置式之1/12及接眼靈視(レンス)2

咯痰中所現之結核菌數。甚有差異。故欲知包含此菌之概數。須造多數之標本。而精密計算之。里答爾(リッテル)曾案出以發見之菌數爲分子。以其視野之數爲分母之一方式。現時多使用之。例如以1/6表示者。即六視野中存一菌。20/1表示者。即一視野中存二十菌之意。自來汎用之迦甫克氏計算表。雖不可謂精密。亦一種簡便法也。

彈力纖維

咯痰中發見彈力纖維。亦可證明肺組織之崩壞。彈力纖維者。存於肺結核之咯痰中。間亦見於肺膿瘍或肺壞疽。當結核菌未發見以前。固不能不專恃此彈力纖維之檢出以爲準繩。自近來細菌學進步。此項檢查。頗不屬醫家之記憶。然彈力纖維。雖不爲肺結核之特徵。常藉此以表示肺臟崩壞之態度。故亦不得謂診斷上之無價値者。

欲從咯痰中檢出彈力纖維。則當加等量之加里(或那篤倫)滷汁。煮沸於酒精燈之火燄上。移注於有尖底之玻璃杯。靜置令其沈澱。或由遠心分離裝置。令其沈澱。由五十倍至百倍之擴大度。鏡檢沈渣。於此須加注意。否則易與他物相誤。或僅撑咯痰中之溷濁小塊。搗碎而齎諸鏡下亦可。

彈力纖維者。於顯微鏡下爲屈折强光線而有光輝之物質。或爲波狀。或爲渦狀。或爲多數之分枝。而形成朶叢之纖維也。往往尚有見保持肺胞全體之布置排列者。

尿及糞便中結核菌檢查法

欲於尿中檢查結核菌。當採取約十瓦之尿、注於遠心分離裝置之小管、回轉該器。而取管底所生之沈澱。如所生之沈澱太少。則傾去其上層之淸液而留其沈渣。加注新尿、更由遠心分離裝置。令其沈澱。如是反復爲之。或加數倍之酒精。自可催進其沈澱。反之而沈澱量過多者。則加水淸洗數回。仍行遠心分離法。尿中之結核菌、不散在各所。多密聚而成小集簇。酷似耻垢菌。但耻垢菌則多散在。又耻垢菌者、對於酸類之脫色力。其抵抗力雖形强大。而遇亞爾個保兒。則忽脫色。故於可疑之際、行迦倍篤氏染色法後。少時卽漬標本於無水酒精中。則結核菌之赤色依然。而耻垢菌則全脫色。在呈亞爾加里性反應之溷濁尿。先滴下醋酸。徐徐加溫。俟溶解多量之尿酸鹽後。則行遠心分離法。

欲於糞便中檢查結核菌。須從混有粘液及膿血之部分。取之而製爲標本。若不能得此材料。則加水攪拌。少時、行遠心分離法。除去粗大凝塊之後。則加一倍至二倍百分九六之酒精。更行遠心分離。以其所得之沈澱供檢查。洛曆蒲拉篤（ロゼンプラット）謂下痢者。預與阿片丁幾。而令排出臘腸樣便之時。則其表面有腸潰瘍剝離之菌。附着膿片。故鏡檢尤易。此法之有效。限於大腸下部有潰瘍之時。

糞便中之現結核菌者。（一）在呼吸器結核之時。其咯出之痰。未注意吐去。於不知不覺中。誤將咯痰嚥下。（二）因腸結核潰瘍之存在時。前者屢見於小兒之肺結核症。凡此種患者。當注意於糞便檢查。後者決定爲稍難。無嚥下咯痰之事。當探求腸症候之存否。在頑固之下痢者。如無喉頭結核及肺結核等。則糞便中結核菌之證明。診斷上有重要之價値。

以上確定咯痰尿糞便中之結核菌存在者。對於決定疾患。實有充分之證據。若不拘有臨床的症狀。而不能檢出結核菌。或其發見之菌。不易與恥垢菌等之抗酸菌相鑑別。（於尿及糞便檢查此困難爲多）則由動物試驗之成績而判定之。

遂止而不用。卽行通常之乾燥療法。而以亞度列那林（アドレナリン）塗布。並挿入乾燥綿紗。至翌日。發赤卽退。分泌物亦大減。因之仍用亞度列那林塗布。僅用二日。外聽道之發赤全退。且鼓室亦乾燥。爾後三四日來診。則無分泌而治癒。

第八例。患者年十七歲。女學生。因患急性中耳炎而入都下某醫院。耳後腫脹並發赤。受手術後。漸將就癒。遂出病院。後受吾等之診察時。體格營養甚佳良。並無結核之素質。檢其耳內外聽道深部之後壁腫脹。而被鼓膜。於鼓膜之前下方。有粟粒大穿孔。分泌物乃漿液膿性而不出於膊動性。且鼓膜無發赤之形成。一切之狀態。乃亞急性及慢性之狀態。卽用批魯沙涅塗布拂拭數次後。而施行沃度丁幾之療法。翌日待其來診時檢查耳內。則一變而爲佳良之狀態。遂施行同一之療法。經過數日。益有良好之效驗。不至二星期。而分泌卽止。但查其聽力與初診時雖無甚大差。然稍遺有重聽之憾。

第九例。患者年四十一歲。爲商人。無遺傳性疾患。而左右兩耳有耳鳴重聽及耳漏等症。來受診時。檢察其左右兩耳之鼓膜。均有大穿孔。排出綠膿。遂十分拂拭。而檢其耳內。外聽道深部鼓室粘膜不發赤。亦不見腫脹。卽診斷爲慢性化膿性中耳炎症。而塗布以沃度丁幾。並挿入乾燥綿紗。數日之後。排膿漸減。且褪去綠色而爲膿性。仍行同一之療法。然分泌物雖稍稍減少而未全行歇止。遂試用華亞格答甯此藥近來多試用於眼科頗著成效。今吾等竊而用之。塗布此藥一星期後。耳內全然乾燥。然僅存留耳鳴未退。施行聽力之檢查。不異於初診時而聽力亦未恢復。爾來施空氣瑪袞奇並隔日注射知阿奇那明(ナオジナミン)

第十例。患者年十七歲。業農。自小兒之時。卽有耳漏之疾。左側一旦治癒而復發。遂荏苒不能治癒。右側耳漏已止。近來別無障礙。

吾等初診時。自外聽道檢查之。於右側鼓膜之中心。有大穿孔。穿孔周緣及鼓室粘膜。發赤而爲肉芽樣。槌骨變位於上方而在水平之地位。並多少稀薄粘膜樣之分泌物。於左側亦有同樣之狀態。

檢查其聽力。e音叉短縮。骨導亦短縮。Fis4音叉正常。無蜚斯台(フイステル)症候。

自當日卽施沃度丁幾之塗布療法。

連行數日之同樣療法後。檢查之。則分泌物大減。肉芽之表面平坦。發赤亦退。至一星期後。鼓室粘膜全然乾燥。其色澤亦正常。

檢查其聽力。e音叉之短縮減退。只有一二秒之短縮。Fis4音叉仍如前正常。

第十一例。患者年十六歲。六月前卽患耳鳴。而左側生耳漏。吾等初診時。於右側見鼓膜凹陷。呈蒼白色。槌骨變有水平地位之傾向。左側有大穿孔。穿孔緣肥厚而生成肉芽。鼓室粘膜亦腫脹。飜脫槌骨爲加利愛斯之部位。

施行聽力之檢查。e音叉短縮有四五秒之差。Fis4音叉亦稍短縮。

塗布以沃度丁幾之五日後檢查之。則右側之鼓室稍稍乾燥。槌骨之陷於加利愛斯之部位者。亦剔出。使耳內十分清潔後。仍以沃度丁幾塗布。三日以後。遂全然乾燥。肉芽亦消滅。其面亦平坦。

左側則行加德忒爾通氣及電氣瑪襄奇療法。

第十二例。患者年三十六歲。據患者之言。自五六歲時。兩側卽患耳漏而重聽。吾等初診時。有粘稠膠樣之分泌。不易拭掃。鼓膜殆全部缺損。鼓室粘膜如耳茸狀之膨大。後上方亦懸垂。歐氏管開口處。有如寒天樣之分泌物。欲除去之。甚爲困難。檢查其聽力。e音叉短縮已逾過半。Fis4音叉亦甚減退。

施行沃度丁幾之塗布療法之翌日。卽用華爾度氏絞斷器。將耳茸樣粘膜剔出。復注意搔爬之。而使之清淨。旋以沃度丁幾塗布。四五日之後。查檢其耳內。則鼓室乾燥。創面平坦。分泌物極微。其後續行同樣之療法。數日後。遂全然乾燥。

以上諸例。乃應用於慢性中耳化膿症之肉芽生成之症。吾等可決其必有卓效。至於肉芽生成慢性流膿之不易止時。用沃度丁幾。使流膿歇止。肉芽赴於快癒之方。更至於難治之時。須注意肉芽之表面搔爬而清掃之。更塗以沃度丁幾。吾等對於此藥無論有若何之症狀。覺有用之必生著效之興味。

第十三例。患者年十一歲。兩三日前。右側耳痛甚激。有刺衝及穿錐之概。又頭痛發熱。臥床未起。吾等診察時。左側外聽道之前上壁。有一個之癤。耳珠部有激烈之壓痛。外聽道不流膿。雖壓廹耳珠部。亦不見有膿。其癤尚未十分化膿。只有隆起之頂點。上見有膿點。即用沃度丁幾塗布癤上。並自耳珠部至其稍下部。亦塗布沃度丁幾。於外部而行溫罨法。至次日。疼痛即消散。用耳鏡檢查之。癤亦不甚隆起。漸歸平坦。耳珠部之壓痛。依然未減。其日仍行前樣之療法。隔一日來診。癤則非常消小。耳珠部之壓痛亦漸輕減。遂仍施以同樣療法。二日而全治。

第十四例。患者年二十歲。因右耳激痛。經過數日。而即來院求治。初診之時。檢查之與脉搏同調。而有激烈之疼痛。且其發熱至三十八度四分。別無聽力之障礙。耳珠部有激疼而腫脹。並稍達其下部。開口及咀嚼。亦覺疼痛。以耳鏡檢查之。自外聽道之淺前壁。至下壁。生二箇之癤。具將破壞之形勢。即以沃度丁幾塗布於耳內之癤。復自耳珠部至其下部亦塗布沃度丁幾。並施濕罨法。翌日診之。癤已破壞而流膿。疼痛稍稍緩解。壓迫耳珠部。則流膿甚多。因癤既破壞。乃其內容物也。於是遂十分使膿排出而清掃之。並塗布以前之沃度丁幾。施濕罨法。每日行同一之療法。則其經過益佳良。四日後排膿全止。耳珠部周圍之疼亦去。以耳鏡檢查。其癤遂全然消散。外聽道亦如平常。

第十五例。患者年三十二歲。患者自前月屢罹感冒後。左耳覺疼痛。耳之周圍亦覺疼痛。壓迫及接觸亦均覺疼痛。礙夜中睡眠。初診之時。發熱至三十八度八分。耳部有疼痛。殊於耳珠部有激痛。壓迫之益甚。施行耳鏡檢查。外聽道有數箇之癤。波及於周壁。以消息子探之。硬固尚未十分化膿。毫無欲破壞之形勢。於是以沃度丁幾塗布。復於耳之周圍亦以沃度丁幾塗布。別不施罨法。至次日。癤頓小。疼痛緩解。不發熱。仍用前法治之。距初診時僅五日。此症殆全治癒。以後亦不復來診。

第十六例。患者年二十六歲。爲女教師。於四五日前耳部忽有如貫刺狀疼痛。復以近

沃度丁幾對於耳科之應用　十四

年因患鼻加答兒。而有鼻閉之症。初診時。右耳之激痛。恰與脈搏同調。不發熱。聽力亦無障礙。耳之周圍及耳珠部。有疼痛。牽引耳輪亦作疼痛。於鼻腔則甲介稍稍腫脹。分泌物過多。雖發赤亦不大顯著。鼻咽腔及咽頭亦發赤。扁桃腺不大。以鼻鏡檢查之右側如常。左側之外聽道有癤。達於前壁之深部。而無欲破壞之形跡。鼓膜後部。稍稍發赤。壓迫耳珠部。則覺疼痛。無自發疼痛。牽引耳輪亦覺疼痛。以沃度丁幾塗布。亦不施罨法。至次日。其經過極爲佳良。腫脹已退。疼痛亦緩解。發赤亦散。至第四日鼓膜遂復常。以後五日仍塗布沃度丁幾爾後遂不來院診治。想已全治矣。

第十七例。患者年二十三歲。爲下婢。二三日前。左耳作疼痛。因慮重聽。而來院求診。吾等初診時。鼻中隔向左方彎曲。甲介肥厚。鼻粘膜亦發赤。咽頭內粘液過多。肉芽隆隆而生。稍帶赤色。以耳鏡檢查之。右耳全爲耵聹充塞。左耳之外聽道狹部。生有二癤。發赤腫脹。而頂點有膿。壓迫耳之前部。及其下部。則覺疼痛。牽引耳輪亦覺疼痛。鼓膜部則無發赤之狀況。檢查其聽力。亦不異於平常。遂即以沃度丁幾塗布。亦不施行罨法。至次日則前之一切症狀悉去。耳痛緩解。檢其耳內腫脹及發赤亦退去。然患者依然反應甚鈍。翌日復灌注其右耳。並將耵聹除去。蓋以吾等之他覺的診治。僅費五日之治療。即將癥治癒。

第十八例。患者年十六歲。爲商店夥友。其既往之症。因兩側生耵聹。屢屢灌注。復用器械摘出之。遂覺頭痛。記憶力減退。睡眠不良。重聽。及右側耳痛等。即來院療治。初診時。右側耳痛。耳珠部復腫脹。壓廹則疼痛甚激。牽耳亦疼痛。開口時亦覺疼痛。顎關節壓之則痛。檢其耳內生有數個之癥。亦有分泌物。其深部有灰白色之片塊。充實其內。而不易摘出。即所謂希沃列斯台亞篤謨塊也。即摘出若干。而十分清掃之。以沃度丁幾塗布癥上。耳之周圍亦以沃度丁幾塗布。並施罨法。行之數日。腫脹稍減。分泌物亦尠然尚未全癒。即行相當之消毒法後。以鉗子及鋭匙。全將希沃列斯台亞篤謨抓出。十分清掃。塗布沃度丁幾。其外部亦以沃度丁幾塗布之。每於耳內生有希沃列斯台亞篤謨時。輒剔抓之。後漸次分泌物減少。腫脹消散。壓痛亦消散。至十三日殆已全歸於治癒矣。

第十九例。患者年二十八歲。因耳痛耳漏頭痛及睡眠不能等。而來院治療。初前十日。因耳痛。曾求某醫療治。行切開療法。二日後。生激烈之疼痛。腫脹亦甚。並波及於周圍。夜間殆全不能睡眠。發熱至三十九度。吾等初診時。耳珠部及耳下部非常腫脹。觸診則呈波動之象。耳內生數多之癤。而未出膿。發赤而腫脹。壓迫則覺疼痛。不發熱。以沃度丁幾塗布於耳內及耳之周圍。並命施罨法。次日耳內之癤即縮小。觸診則疼痛亦微。然耳之周圍腫脹。依然未退。波動亦甚明顯。疼痛亦不去。三日後。耳內之癤。殆全治。但耳之周圍有二處破潰。遂壓榨多量之膿。以古加乙涅塗布創腔內。注入二三滴之沃度丁幾。翌日則排膿頓減。創腔亦清潔。肉芽不生。耳內遂不異於平常。五日而全治。

以上諸例。均係吾等之實驗。特抄錄之。尙經驗多數之症候。大概與前例均大同小異。因避記載之煩難。故不載錄。由是觀之。沃度丁幾於手術之際。固用以爲消毒劑。於耳科尤爲適用。然用此藥。不無有不良之結果。如皮膚炎及濕疹。以之塗布而有疼痛之感。因此中有特異性。故惹起此等之症候。如斯時則應塗以古加乙涅豫防之。或於既塗布沃度丁幾之後。通氣使速乾燥。至於藥液稀釋用之。大概緩和。若不稀釋用之。於向易感疼痛之人。必無利益也。蓋用藥局方之沃度丁幾。而感疼痛者絕少。於不得已之時。始可藉古加乙涅之力。而代用之也。玆結論其優點於左。

(一)於根治手術及乳嘴突起鑿開之後療中。肉芽之贅生。或肉芽生成之不良時。塗布沃度丁幾而有卓效。但骨有加利愛斯而創面不良時。則在例外。然於肉芽之贅生。斯藥有抑制之力。肉芽生成之不良。斯藥亦有催進之功也。於創面之清潔。亦頗著效。

(二)於慢性化膿性中耳炎之肉芽生成有偉效。又於普通慢性之化膿性中耳炎。用斯藥有阻乃分泌之效。

(三)於耳癤卽限局性外聽道炎及廣汎性外聽道炎。有著效。又於耳癤之膿將破潰時。用斯藥有速其破壞及排膿之力。復於初期毫無波動時。用之有速其吸收之效力。於旣破壞者。有促其排膿之功。同時並有吸收之力。第斯藥如何有此樣之效驗。卽如前所述。斯藥因有消毒作用及含有亞爾個保兒(酒精)之固定作用也。質而言之。斯藥爲消毒劑。固盡人皆知。因而利用斯藥。屢屢應用於耳科手術也。茲不贅述。

淋病之頓挫療法

最近淋病之頓挫療法頗多。然揩斯派氏。謂教科書中頓挫療法。有成效者未一覩。反誘發合併者不少。著者以爲此因患者感染後不卽治療之故。依著者之經驗。頓挫療法。無不有成效者。且未嘗有害。

頓挫療法。最適當之時期。在感染後不多時。此時濃汁未排出。押出之亦不過少許粘液。尿尙透明。此惟感染後一二日間爲然耳。

著者診此患者。用顯微鏡檢之。證明淋菌。則先使排尿後。將其陰莖舉起。注射〇.二五至〇.五%蛋白化銀溶液（加安知必林二%亦可）一至二筒。即使之流出。更注射二%オイカイン溶液。則疼痛立時消失。數分時後。使之流出。更注射四至五%蛋白化銀溶液。以能注入爲度。隔二分時再注入一次。如是八至十分時間。共注入三四次。然後入先端屈曲而有穴之ピンセット於舟狀窩。以開其尿道口。滴下蛋白化銀溶液（加侃利設林亦可）數分時後。使之流出。以木端卷綿浸二〇%蛋白化銀溶液者。洗尿道口約一仙迷許。再入ピンセット。充二〇%蛋白化銀溶液於尿道上部。數分時後流出。以綿當尿道口。暫止其排尿。如此治療後第一次排尿時有疼痛。第二三日亦如上法。然只用四%蛋白化銀溶液。在尿道四至五分時而已。如斯則最早在第二日。最遲至第三日。分泌液中已無淋菌。雖尙有粘液狀分泌物。然可置之。或注入硫酸亞鉛溶液。一二週後。必能全治。十至十二日後。再用顯微鏡檢之。未見再發。內服用ゴノサン。若自尿道口流出膿汁。尿全混濁者。則已非行此療法之時期也。

兒科經驗良方詳解

第一類　用法詳解

甘汞（此藥性劇宜按照小兒之年齡擇成方中最少之分量用之）

（一）驅黴藥。遺傳黴毒用之最宜。

（二）緩下劑。各種腸胃病皆可用之。

（三）止酵劑。小兒夏日下利。用之最効。

用量　大人一日數回每回〇、〇二乃至〇、〇六下劑〇、一乃至〇、二

含糖百布聖

消化健胃藥。恐甘汞與消化有礙。故用之。

用量　大人一回〇、五乃至一、〇

硫酸マグネシア（即硫苦）

下劑。瀉時不腹痛。不害消化。有宜用下劑之病。大半皆可用此。

用量　大人五、〇至一〇、〇至二〇、〇

第二類　用法詳解

珊篤甯

驅蟲劑。蛔蟲、十二指腸蟲、用以內服。蟯蟲、用以灌腸。小兒腹痛有蛔蟲之疑者。可內服。

成方中所以加甘汞者。因甘汞亦能驅蟲。並有輕瀉之功用也。

用量　大人一日二三回每回〇、〇二五乃至〇、一

第三類　用法詳解

此類之藥。供治呼吸器病之用。有祛痰鎮咳平喘止痛退熱等作用。

吐根丁幾

祛痰劑。各種氣管支病。肺病。痰不易吐出者。皆可用之。

吐劑。各種呼吸器病。喉頭窒息。欲取吐時用之。又可用於別種應吐之病。

用量　大人一日數回每回十滴乃至三十滴

安母尼亞茴香精

祛痰藥。各種氣管支病肺病。痰不易吐出者。用之。虛弱及久病者尤宜。

用量　大人一日二、〇乃至三、〇

杏仁水

爲鎭咳藥。咳嗽皆可用之。

用量　大人一回之極量二、〇一日之極量六、〇

燐酸古垤乙涅

鎭咳藥。咳嗽諸症。皆可用之。

鎭痛藥。不論何處疼痛。皆可用之。

用量　大人一回之極量〇、一一日之極量〇、三

撒曹

退熱藥。各種氣管支病。肺病。而有熱度者。皆可用之。

用量　大人〇、五乃至二、〇一日數回

沃剝

(一)消腺藥。各種腺腫。皆可用之。

(二)吸收藥。吸收滲出物用之。
(三)各種慢性病皆可用之。
用量　大人一回〇、一乃至〇、五
單舍
調味劑。即糖漿。調味用之。
用量　隨便

第四類　用法詳解

拕汾氏散(此藥性劇宜按照小兒之年齡擇成方中最少之分量用之)
鎮咳藥。各種咳嗽。皆可用之。小兒最宜。
發汗藥。急性氣管支炎欲發汗時用之。
止瀉藥。各種下利。皆可用之。
用量　大人一回〇、一至〇、五至一、〇

第五類　用法詳解

此類之藥。能退熱。能鎮痛。能治僂麻質斯。瘧疾等。

阿斯必林

（一）急性、慢性、關節僂麻質斯。用阿斯必林。能退炎。止痛。消腫。爲特効藥。筋肉僂麻質斯。亦奏大効。

（二）鎭痛藥。各種疼痛服之。皆有大効。

（三）滲出性肋膜炎、腹水。用以促滲出物之吸收。

（四）解熱劑。結核熱及各種熱病用之。皆有奇効。

按阿斯必林爲必不可缺之藥品。麟每遇上述之症。俱用阿斯必林治之。多獲奇効。無不應手者。閱者諸君放膽用之可也。

用量　大人一日三回。每回〇、五乃至一、〇

撒曹

（一）退熱劑。肺炎。肋膜炎。痲疹等。用之最宜。（虛弱者心病者禁用）

（二）急性僂麻質斯之特効藥。

用量　大人〇、五乃至二、〇一日數回

鹽規

功用頗多。此處用爲退熱劑。及治瘧劑。退熱劑。以間熱歇爲最有効。然呼吸器病。有熱度痰不易出者。不可服。因有痰凝不出之弊。

治瘧劑。各種瘧疾均効

用量　大人間歇熱〇、五乃至一、五發作前五時服之

規尼涅與撒曹解熱之差異

規尼涅在熱之昇進期用之無効。須發熱前五六時用之。方有効。撒曹則不然。熱之亢進期用之有大効。惟保續時間無規尼涅長。此其差異處也

ピラミドン（別臘蜜童）

（二）解熱劑。腸窒扶斯熱結核熱。用之最効。腸窒扶斯用此。全身症狀能輕減。能安靜睡眠。志識明瞭。結核熱亦頗効驗。此外各種急性熱症。如肺炎、猩紅熱等皆可用之。

鱗按別臘蜜童。每有特異性。人服少許。即出汗不止。甚或呈虛脫症狀。結核家尤易侵犯。用時須格外注意。慎之慎之。（有日本野尻藥劑師別臘蜜童談一則。見實用經驗良方詳解中。）

(二)鎮痛藥。肋間痛最効。

(三)急性關節僂痲質斯。可奏大効。

用量　大人一日一回乃至二回〇、二乃至〇、五一回之極量〇、五一日之極量一、五

フエナセチン

解熱劑。鎮痛劑。僂麻質斯劑。無副作用。用以治頭痛。頗效。

用量　大人解熱一回與〇、二五乃至〇、五頭痛一回與〇、三乃至〇、七五關節僂麻質斯一日三四回每回與〇、三乃至〇、七五極量一回一、〇一日三、〇

稀鹽酸

鹽酸缺少之消化不良最効。又可爲熱病患者之解渴淸凉劑。

用量　大人一日數回每回五滴至十滴

第六類　用法詳解

此類之藥。供治結核病之用。有結核劑。止盜汗劑等。

炭酸卡野古羅（炭酸グワヤコール）

本品入腸內即分解爲グワヤコール與炭酸。故不害胃。且無味。爲最良之結核劑。能增食慾。良營養。減咳嗽等。

用量　大人一日三回每回〇、二乃至〇、五

結麗阿曹篤丸

結核劑。肺結核、結核性肋膜炎、腹膜炎、此外各種結核。皆可用之。

用量　大人一日三回每食後一粒漸次增量至十粒一回之極量〇、五（即十粒）一日之極量二、五（即三十粒）

樟腦酸

止盜汗最佳。

用量　大人一、〇至三、〇至五、〇

沃度鐵舍利別

消小兒腺腫頗効。

用量　大人一日數回一、〇乃至五、〇

第七類　用法詳解

此類之藥。小兒有消化器疾患時用之。

硝蒼（即次硝酸蒼鉛）

（一）鎭吐藥。各種嘔吐、皆可用之。

（二）能止慢性胃炎胃潰瘍之疼痛。

（三）能止胃中發酵腐敗性消化不良最効。

（四）止瀉劑。諸般下利均有奇効。

（五）腸潰瘍用以保護潰瘍及防腐同時能使腸之運動減弱。故各症佳良。

用量　大人一日三四回每回〇、五乃至一、〇

甘汞

（一）能制腸胃之發酵。

（二）小兒腸加答兒初起時。頓服大量有頓挫之効。

（三）緩下劑。欲得一回之便通者。用之頗宜。

用量 大人一日數回每回〇、〇二乃至〇、〇六下劑〇、一乃至〇、二

百布聖

消化蛋白質之藥用以助胃消化。

用量 大人〇、二乃至一、〇一日三次

阿片丁幾

功用頗多此處用以止瀉。因其鎮靜腸蠕動機之力。較莫兒比涅尤大也。

用量 大人一日數回每回二滴至五滴一回之極量一、五一日之極量五、〇

蓚酸攝僧謨

止嘔劑頗效。

用量 大人一日數回〇、〇五至〇、一

重曹

能溶解害消化之粘液。以助消化。又能中和酸類胃酸過多。及慢性胃加答兒有卓効。

用量 大人一回〇、五至二、〇一日數回

第八類 用法詳解

此類之藥。治神經症狀用之。例如小兒腦膜炎等。最宜。

臭剝

(一)沈靜鎭痙劑。及沈靜催眠劑。癲癇、腦膜炎、用之最宜。此外有神經興奮症狀者。皆可用之。遺精尤効

用量　大人一回一、〇至二、〇需大量之時三、〇至四、〇至五、〇一日數回漸次增量有達一回五、〇一日一五、〇者癲癇初二、〇至四、〇閱二週至四週每增〇、五至一、〇至一日一五、〇止

沃剝

(一)能消腺腫頗効。

(二)吸收藥吸收肋膜炎、肋膜炎之滲出物。用之最宜。

(三)各種慢性病皆有効。慢性氣管支病。尤有卓効。(脚氣尤効)

用量　大人一次〇、一乃至〇、五極量一日〇、五至二、〇

臭曹

功用與臭剝同。惟較臭剝平和。能鎭靜、鎭痙、催眠、爲治神經興奮症狀之要劑。

用量　大人同臭剝

抱水格魯拉兒

催眠劑。沈靜鎮痙劑小兒科中多用之。腦膜炎尤宜。

用量　大人一回之極量二、〇一日之極量六、〇

第九類　用法詳解

此類之藥。或用於各種慢性病。或用於脚氣。能解熱。能利尿。惟一九四方。用於喉頭加答兒頗効。

沃丁

功用頗多。此處用以消炎。

用量　按照成方純粹者亦可用

石炭酸

防腐消毒劑。供防腐消毒之用。

用量　外用三%之溶液

硫苦

瀉劑。瀉時能洩出血中之水分。故能消水腫。且不腹痛。不害消化。又爲脚氣主劑。

用量　五、○至一○、○至二○、○

沃剝

功用頗多。前已略述。慢性心臟病。亦頗有効驗。

用量　大人一次○、一乃至○、五極量一日○、五至二、○

醋剝

此爲利尿劑中之最普通者。効驗頗多。

用量　一日數回二、五至五、○至七、五

第十類　用法詳解

此類之藥。全係興奮劑。例如傳染病。或別種病。用以維持心臟之力。以防痲痺。使待期療法完全。又呈虛脫症狀時。可亟用之。此外各種病。應用興奮劑者。此類之藥。皆適用之。

ヂギタリス丁幾（即實芰荅利斯丁幾）

此藥服適量。能興奮心臟。能使脈搏强實。至數減少。血壓增加。因此有利尿之作用。此藥能利尿。能消水腫。能治各種心臟病。凡心悸亢進。呼吸困難。下肢浮腫。心窩苦悶者。皆可用之。又傳染病或別種病。用以維持心臟之力。以防心臟麻痺。又現虛脫症狀時。可亟用之。

用量　大人一回十滴乃至三十滴　極量一回一、五　一日五、〇

注意。此藥連服四日後宜更換別藥

赤酒

興奮劑。常與實芰荅利斯丁幾同用之。

用量　大人二五、〇　一日三四回

樟腦

興奮劑。能亢奮延髓。增進呼吸中樞。心筋機能之作用。諸般之虛脫症。或麻醉藥中毒之血行衰弱。呼吸衰弱。皆有卓効。

用量　一、〇至三、〇至五、〇

小兒及老人藥量比較表

年齡	用量	年齡	用量	年齡	用量
初生兒	二十五分之一	十二個月	八分之一	十三歲	二分之一
一個月	二十分之一	二歲	六分之一	十四歲	十分之六
二個月	十七分之一	三歲	五分之一	十五歲	十分之七
三個月	十三分之一	四歲	五分之一	十六歲	四分之三
四個月	十三分之一	五歲	四分之一	十七歲	十分之八
五個月	十二分之一	六歲	四分之一	十八歲	十分之八
六個月	十分之一	七歲	十分之三	十九歲	十分之九
七個月	十分之一	八歲	三分之一	二十歲	十分之九
八個月	九分之一	九歲	三分之一	二十五歲至六十五歲	全量
九個月	九分之一	十歲	十分之四	六十五歲至七十歲	三分之二
十個月	八分之一	十一歲	十分之四	七十歲至八十歲	二分之一
十一個月	八分之一	十二歲	二分之一		

中華民國元年四月印刷
中華民國元年五月出版

實用經驗良方詳解
兒科經驗良方詳解
合編

（定價大洋四角）

編纂者　無錫丁福保　陽湖李祥麟

總發行所　醫學書局　上海新馬路昌壽里五十八號

發行所　文明書局　上海棋盤街

分售處　商務印書館　上海棋盤街

各省分售處　各埠文明書局　各埠商務印書館

日本橋本學士診病一夕話

李祥麟 振軒

辛亥九月。陳君獻葵東渡養痾。麟幸偕焉。允代舌人之勞。及注射資佩爾苦林 Tuberculin 義務。抵東京住本鄉壹岐坂上。（本鄉爲日本醫學淵源。博士薈萃之所。醫科大學亦在焉）隣家有結核名醫橋本節齋醫學士在焉。余勸陳君往就診。遂與余同往。至則待診室已有多人。俱係結核患者。見橋本學士年可四十許。面目清癯。驅幹秀偉。余先操日語述仰慕之意。並述陳君病狀及余之處方等畢。橋本學士因余同往。遂詳細診查。脉搏、體溫、打診、聽診、腹部、臟器、體重、口腔、頸部、診畢。曰。

今又ダ濁音ト水泡音有リマスヂ。滲潤期ダ。（原語）

現在還有濁音和小水泡音。是滲潤期。（譯語）

貴君今マデクレオソート丸。イクツ迄增量シマシタ。

閣下現在已經將結麗阿曹篤丸。加到幾粒了麽。

余答曰

今迄日本藥局方ノクレオソート丸。十二丸迄。增量シマシタ。

照日本藥局方的結麗阿曹篤丸。已經加到十二粒了。

橋本學士遂處方如後。

(一)ブノイミン　一、五

結晶重曹　一、〇

右爲三包一日三回食後一包宛

(二)アルゼンノフエラトーゼ　一瓶

用法口授

寫畢謂余曰

私ハコノ鐵劑。肺結核ニ對シテ。一番好ト思フ。

我想這個鐵劑。對於肺結核。是最好的。

陳君問服法。橋本學士忽改操英語曰。

1 to 2 teaspoonful to be taken daily 3 timeo after food Translate for me Please

每次服一茶匙至二茶匙。一天服三次。飯後吃的。請你繙繹一下。對不起。

余亦答以英語如下。

all Right I just know you can Speek english so well

橋本學士復操日語。贊揚余之日英語言不置。並詢余曾在何處醫學校肄業。余一一答之而別瀕行時。

橋本學士又操日語云。

モー一度。連レテ來テ。見セテ下サイ。藥飲ンデ仕舞テカラ。

藥吃完了。請你再同他來一次給我看看。

於是興辭出門。將詳細情形。告知陳君。並記述如右。嗣後因武漢事起。陳君匆匆回國。未受第二次診察。余請橋本學士開診斷書如左。

診斷書

陳獻葵二十八歲

支那四川萬縣人

(一)病名　右肺上葉滲潤。及左肺尖滲潤。兼肺舌部浸潤。

日本橋本學士診病一夕話　四

(一)發病　約十年前。

(二)現在症　呼吸運動微弱。兩側頸部。淋巴腺腫脹。如豌豆大。軟口蓋、粘膜、充血。舌輕度被苔。今診察胸部前面。打診上。自右肺尖部、越鎖骨至第二肋腔間。呈濁音。聽診上。呈銳利呼吸音。延長呼氣時。則聽得中等數之小水泡音。左側肺尖部及肺舌部。打診上。呈短音。該部呼吸音銳利。並聽得水泡音。胸部背面之兩肺尖部。打診上短音。聽診上呈銳利呼吸音。並有少數之小水泡音。

(一)心臟及腹部。無異狀。

(二)體重十五貫六百五十兩。

以上

明治四十四年拾月四日所見(初診)

右診斷候也

大日本東京本鄉區元町二丁目六拾二番地

橋　本　節　齋

聘請醫士合同

四川萬縣陳獻葵
江蘇常州李振軒
今爲創辦萬縣醫藥院。訂期三年。獻葵任辦理。振軒任醫藥。各無悔意。訂立合同如左。

一　醫藥院名義。係獻葵一人獨辦。振軒及各人薪水、伙食、房屋、器具、並一切辦法。統歸獻葵擔任。診金章程。由獻葵自由辦理。振軒不得另收。

一　藥物由振軒自買自賣。一切運購配置。都由振軒擔任。配藥人。除伙食由獻葵擔任外。薪水由振軒開支。藥價章程。亦由振軒自由辦理。獻葵不得與聞。

一　振軒薪金。每月上海規元銀一百五十兩正。按月支用。不得拖欠。

一　振軒既應獻葵之聘。獻葵子弟三人。東語醫學。均應擔任教授。不另取修金。

一　醫藥院開辦後。倘有被災及意外之事。統計院中藥物醫具損失。各任其半。重行組織。

一　振軒在被聘期內。倘有父母大喪。回家往返。訂以兩月。過期照扣薪水。其已身患病。半月薪水照送。過一月薪水照扣。

聘請醫士合同

一　此合同以三年爲滿期。如未滿三年。獻葵辭振軒。則獻葵應賠振軒薪金一年。計上海規銀一千八百兩正。藥物器具。歸獻葵收用。另送回滬川資。如振軒辭獻葵。則應繳還獻葵薪金一年。藥物器具帶回。川資不送。

一　未到萬以前。振軒向獻葵預支十個月薪水。計上海規元銀一千五百兩正。爲安家購藥之用。其一千兩正。由丁福保先生代收。另有收據。五百兩交付振軒。另有收據。作東游購辦零星醫具及雜用之費。此一千兩正。既經丁福保先生收存之後。如振軒辭獻葵。除原銀一千五百兩正。全還獻葵外。另罰振軒五百兩正。若獻葵辭振軒。由丁福保先生。將全銀一千五百兩正。扣除。付與振軒。作爲獻葵損失。

一　此合同。三年期內。片字不能更改。期滿作廢。後欲擴張。或續辦。另訂合同。

一　此合同。繕寫兩份。陳李二人。各執一份。遵守勿失。

見證人　汪淵若　周紹廉　常頌臣　丁仲祜　宋春舫

代筆　周慕范

漢譯臨牀醫典預約劵

日本原書實價二元。茲已譯成漢文。實價二元二角。樣本見本期報內。先售預約劵一百部。每部一元二角。外加郵費二角。作一次收訖。此書排工甚貴故出書後別無折扣。特此聲明。

本報緊要之通告

本報剏自庚戌四月。兩週年於茲矣。月出一册。已得二十四册。海內同好。不以爲卑無高論。函訂至三千份以上。且時錫宏著。以富本報內容。本報得至於今日者。諸君子與有力焉。同人飲水思源。敢不自勉。去年武漢起義。南朔交閧，各省醫藥界發行之報章。大都停止。本報經濟匪裕。定價又廉。獨未半塗而廢者。不敢稍乖普及醫學之初志。而負諸君子惠愛本報之盛貺也。今者共和告成。民國統一。黃人歷史。大放光芒。中西醫學研究會。復於此時稟准內務部立案。本報際此盛會。自宜奮發改良。首爲中華民國醫藥界。開闢新紀元。以誌不忘。而促醫學與國運日進無疆。本報特自二十五期起。改爲第三年第一期。以次遞推。出版之期。改用陽曆。學說務取精確。切於實用。不分中西畛域。諸君子研究有得。製爲篇章。不吝賜教而投贈本報者。本報無不登載。公諸同好而彰盛德。報價照舊。不加毫釐。特此通告。

緊要告白

謹啟者福保爲提倡醫學起見。籌集鉅款。與上海科發藥房寶威藥房特約。販賣各種西洋上等藥品。價廉物美。以備各內地同志之用。謹將鄙意表列如左。

一 選擇西藥中之最習用最有效者約百種。凡治一切普通病。已無不足之慮。

二 每方所用之藥品。其功用及分量與服藥過度後之中毒症狀。皆言之綦詳。名曰實用經驗良方詳解兒科經驗良方詳解。

三 各種藥品配成之藥方。其最簡便最有效者。已勒爲成書。共分二種。名曰實用經驗良方兒科經驗良方。定價四角。若按症選方。按方配藥。無不應手神效。（凡豫後不良之病總以不用藥爲是學者宜注意）

四 補藥共分三類。 中國人騙中國人之補藥。如口口等爲一類。外國人騙中國人之補藥。如口口丸等爲一類。各國通行之補藥爲一類。此類之藥。不含騙人性質。最靠得住。略述如左。

Sanatogen 此名散拿吐瑾。內含蛋白質最多。又含燐質。既補氣血。又補腦髓，凡有肺病。胃病。腦病。一切衰弱病者。均宜。一日三次。每次二食匙。先用冷開水化好調勻。再用熱開水冲服。服時宜在食後。可連服數月。此爲英國最新之藥。各國多信用之。每瓶三元二角半。郵費二角。

Sperminum　此名詞不爾明。將動物之睪丸及精液所製成。專治神經衰弱。衰老。貧血。癆病。心臟病。腎臟病。陰萎。房事過度等。均有特效。其詳細論說。見第二十二期報內。(詳學理的強壯劑)此藥有三種。一爲注射用。一爲灌腸劑。一爲內服用。茲但述內服之用法。一日三次。每次三十滴至六十滴。食前半時服。和入重曹水內服之最宜。(即開水內稍加重曹)此爲俄國最新之藥。因效力極佳。故各國皆已盛行。每瓶六元。郵費二角。(按以上二藥。各大藥房均有出售。若當面去買。則郵費可省。若欲託敝處代買者。則郵費亦須寄下。)

函授新醫學講習社試驗問題。前月已寄出。如有未接到者。乞函知本社。將題紙補寄。

函授新醫學講習社。前發講義十二冊。已經卒讀。茲擬續發講義一年。爲各社員研究精深之醫理起見。茲將內容開列如下。

◉近世內科全書　◉臨牀病理學　◉病原細菌學　◉皮膚病學　◉花柳病學　◉外科學汎論　◉種牛痘法　◉結核早期診斷法　◉强肺深呼吸法　◉安眠法　◉實驗冷水摩擦法　◉日本醫科大學病院處方集（內有東京醫科大學京都醫科大學福岡醫科大學各附屬病院之經驗良方而千葉縣立病院金澤縣立病院長崎縣立病院熊本縣立病院大阪府立病院臺灣總督府醫院長與胃腸病院順天堂醫院永樂病院各種經驗良方亦備載於此編）

以上講義。僅印五十份。如欲入社者。報名宜從速。每月學費二元。講義費一元。須按月先寄。

◉實用經驗良方及詳解印入下數期報內　◉催繳第三年之報費◉　催繳會費◉　本會已在北京內務部重行立案。以期永久。已蒙　趙總長批准。稟稿及批語均見下期報內。

謝捐經費

南京許潤生君以本會經濟不足特捐大洋五元熱心公益無任感佩謹誌數語以表謝忱

中華民國元年八月出版

中西醫學報

第三年第一期

本期之目錄

本報全年十二冊本埠八角四分外埠九角六分上海
派克路昌壽里五十八號無錫丁寯發行

患腦疾與精力衰殘者惟散拿吐瑾爲健身壯力奇妙之根原

德國著名醫學博士吐䙺爾君云散拿吐瑾一藥凡患腦筋衰弱者服之有速使氣力復原精神充足之功　又有一萬五千餘醫士及醫學家領袖亦嘗如是贊揚之即如維也納大學堂馮㳙騰醫學博士云散拿吐瑾爲絕妙之良劑於腦筋衰弱血薄氣衰者最有裨益焉

獨一無上之補食

散拿吐瑾爲世界惟一之妙劑可使腦筋吸受諸多**生發之燐質**此燐質與散拿吐瑾內所含之**氰素**用化學配製融洽其氰素之功培養血液肌肉以及膚腡而燐質之功滋補腦筋使之有力其功用較勝於他質也

有數百兆人已由散拿吐瑾得身體康健精力强壯之益且有許多著名人士來函證明散拿吐瑾之功用即如大英上議院議員及爾白派克君云余服散拿吐瑾獲益匪淺此藥誠爲滋補之食品能補腦筋增精力使身心均能煥發新力

復生精力

散拿吐瑾復生精力之功效凡精力軟弱者已確有明證焉散拿吐瑾能速使精力充盈以增益人之百倍生趣請　君向藥房速購一聽以試服之

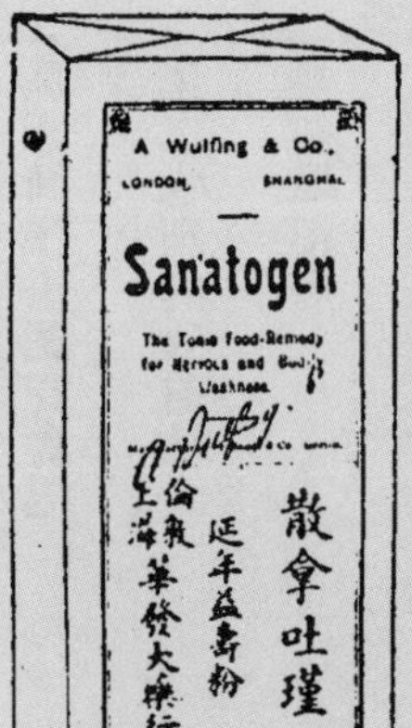

此藥每包均有此圖爲記

按散拿吐瑾即散拿吐賤幸勿因賤與瑾之不同而生疑也

惟賴散拿吐瑾可復爾腦力與精力

每日有用散拿吐瑾之大補食而得新鮮活潑之腦力者不下數千萬人若爾亦如彼等之身體軟弱精神委頓腦筋衰弱則亦宜服此散拿吐瑾以試其果有使精力復原之功否如此則爾必將感激散拿吐瑾之德亦如彼等數千著名人士之來函贊頌矣即如下文所述英國貴族掃石蘭特高活爾公爵之言曰余覺已身所受散拿吐瑾之益實匪淺鮮故作證書以表此神奇之藥僅於兩月間即愈我疾云

爲一萬五千醫士所贊揚

散拿吐瑾爲世界惟一之妙劑能使腦筋吸受極大有力生發之燐質能使身體肌肉膚腠吸受天然長力之氤素維也納大學堂馮琊騰醫學博士云散拿吐瑾爲絕妙之良劑於腦筋衰弱血薄氣衰者最有裨益德國柏靈大學堂吐嫛爾醫學博士云凡患腦筋衰弱者服散拿吐瑾能立使精神充足氣力復原焉

此大補品能復爾精力

請君聽諸醫之勸言自今日爲始即購散拿吐瑾服之若爾未能常享天然之康樂或未能常得固有之活潑則更宜亟服此散拿吐瑾因此藥能立使爾精神充足身體强健故宜於今日即購一聽試服之

散拿吐瑾各處大藥房均有出售

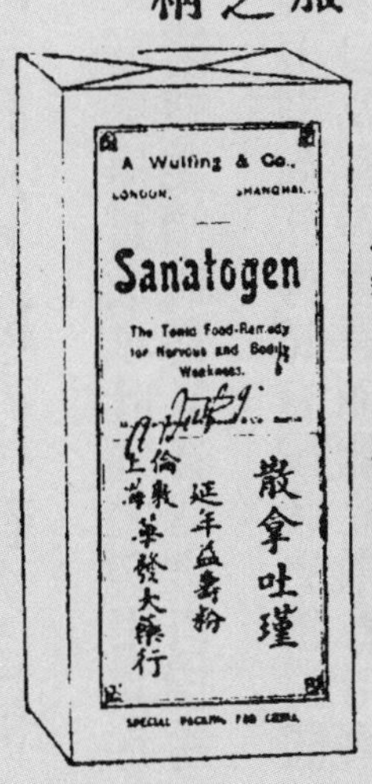
A Wulfing & Co.
LONDON. SHANGHAI.
Sanatogen
散拿吐瑾
延年益壽粉
SPECIAL PACKING FOR CHINA

此藥每包均有此圖爲記

較此圖尚多一千餘倍之醫士贊揚散拿吐瑾爲極大生新力之補品

嘗有一千二百餘有閱歷有聲價之名醫按彼等之高見極贊散拿吐瑾之功用其每日用散拿吐瑾者亦不下數千餘人凡患腦筋衰弱精神委頓血薄氣衰諸虛百損等症得此藥之功效者甚鉅焉

既有如許醫學博士明明贊揚推薦散拿吐瑾之功用則尙能再尋有較此更確之證據乎試觀以下所錄世上最著名醫士之意見則爾自當從彼之言亟服此散拿吐瑾矣維也納大學堂馮瑯騰醫學博士云散拿吐瑾爲絕妙之良劑於腦筋衰弱血薄氣衰者最有裨益德國柏靈大學堂馮雷敦醫學博士云余覘診時凡遇腦筋衰弱之病人常投以散拿吐瑾奏效如神

使患腦病者得生新力

病人所作證書亦同有勸激人之功力蓋病人中多有名高位重者也即如英國貴族掃石蘭特高活爾公爵之證書云此最神奇之散拿吐瑾僅於兩月間即愈我疾又如英國大著作家挨惱爾勃耐脫君之言曰散拿吐瑾補藥之功力於余身大著奇效云爾若服此散拿吐瑾之後亦必如是之極力贊揚矣蓋此藥爲世界惟一之妙劑能助爾腦筋吸受諸多生發之燐質其中有力之補質適爲腦筋所愛慕因此之故散拿吐瑾能增人之精力使人得享天然康健之樂也請爾今日即向藥房購取一聽試服之

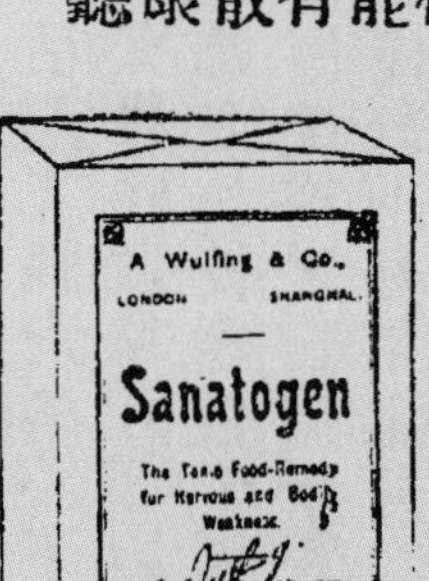
A Wulfing & Co.
LONDON SHANGHAI
Sanatogen
散拿吐瑾
延年益壽粉
倫敦 上海 華發大藥行
SPECIAL PACKING FOR CHINA.

此藥每包均有此圖爲記

按散拿吐瑾上海派克路昌壽里五十八號丁寓有總批發處定價較廉

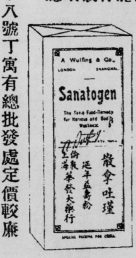

美國最近之衛生問題（錄進步雜誌）

寓公

引端

今日之世界。一進步之世界也。如工藝學術政治法律。以及利羣善生之各種事業。莫不突飛猛進。迥出乎十九世紀之上。惜有一事。不見其進。而轉見其退者。即人。體。之。健康。是。也。曷爲而致此。非生。命。之。不。重。於。前。也。非。營。養。之。法。不。講。也。更。非。病。理。學。之。無。形。闊。疏。醫。藥。學。之。不。逮。疇。昔。也。凡此。數。端。皆。遠。勝、前。古。殆。不。可。以。道。里。計。則宜。人。體。之。日。臻。健。康。矣。乃按。諸。實。事。竟。截。然。相。反。訓號。稱。最。文。明。之。美。國。亦。皇。皇。焉。惟。人。種。衰。弱。馴致。滅。亡。是。懼、因此。號。呼。奔。走。警。惕。國。人。日夜。圖。挽。救。之。策。嗚呼。是何故哉。一由。於。世。運。丕。進。人。事。日、繁。也。人生勞斂精神。營營於其業務。以求一朝之勝捷。至生命上之危害。則不暇顧及。坐是元氣斲喪。而健全之體魄。日即於萎敗矣。一由。於。習。俗。侈。靡。人耽。逸。樂。也。縱耳目之所好。罔有檢閑。極口腹之是娛。不加裁制。如是而求體格之不傷。其可得乎。一由。於。格。致。偏。重。人心。夸。眦。也。製造家窮工極巧。背棄天然之物理。美其名曰精良利用。究其實則矯揉賊性。人既盡力於此途。則精神軀體。爲能葆其固有乎。積此三因乃成惡果種族不競職是之由夫強健之身體為行事之母雄壯之氣魄為立業之基今世界文化銳進而體育一道反致相形見絀詎非涉世者之隱憂乎今後文明進步雖極繁昌亦斷非病夫所能享受故為病夫築安樂窩不如其舍此安樂窩而袪其病原矣以是知健身之術為當今之急務美國人既見及此輒奮起而研究衛生其成效固較各國為優用是調查其最近關於衛生問題者大別之為二種曰公家所議行者曰私人所提倡者標而出之以供國人之借鑑

(一)公家議行之衛生法

貧戶居室之改良　一國之民富者寡而貧者多恃勞傭以資事畜者每占人民之大部分即如美稱富國亦不能外此定例而國中大多數之貧民實逼處於惡劣之境地養生送死猶虞不給何暇計及衛生更何暇計及居室之衛生試涉足一大城市中其商業則極繁盛其工藝亦最發達更進而觀之則勞働家之跼蹐穢陋必更甚於他埠以紐約一市而論資本家營造五六十丈之高屋形如鴿籠以備勞力者之租賃而藉以牟厚利焉彼勞力者艱於得財利其價廉則羣趨附之室小既不足以回旋更有數家屬聚一室者煩悶如入甕中與日光空氣隔絕大為衛生之害有心人燭見其弊慨

然憂之。因倡言屋制之改良。痛斥世界最繁華之紐約市塲。爲藏垢納汚之巢窟。現象之可怖。遠勝倫敦巴黎柏林及中國之廣州印度之孟買。貧民細戶。滙集於此。稠密叢蒸。令人欲嘔。而此項房租。更倍蓰於其他之大都。釀成此之原因。蓋不能以一二言盡者。於是賃屋問題與改良屋舍問題大起。所主張者。非强令房主拆毀。致激起其阻力也。而惟禁人賃居其屋。任其空虛。使房主不得不改良。當其始。美人多有嚴定法律毀除有礙衛生之房屋者。豈知屋果空虛。卽無此患。强行所難。徒自尋煩惱而已。此理早爲有識者所灼知。故一變其毀屋之方針。而惟禁止人民之租賃焉。

夫彼工人儹居之屋。遠望之非不巍然壯麗也。無如輪奐其外。而狹隘其中。層層積累。高揷霄漢。斗室櫛比。密如蜂房。其氣鬱塞。其光闇淡。反不如屋不蔽雨牆不遮風之居。較爲暢適。彼賃宅其中者。體育阻礙。病菌傳布。疫癘死亡。突過他處。於是有人殫精竭智。發明建屋之模型。纍以積年累月而始告成者。今則利用模型。咄嗟立辦。又發明水坭建造法。築牆蓋屋。不須負土累石懸繩疊架之勞。譬築一牆垣。僅需先製整塊水坭。用機使立。然後於各壁聯縫處。彼此膠合。屋頂亦然。至爲便捷。凡欲減輕租價。而使貧苦工人。皆得普沾其利。且享受衛生上之實益者。則此簡易造屋法。似可採用者也。

美國最近之衛生問題

公共用品之取締　常人通用之物品。以茶杯爲最要。不僅關係於人體之外部。更接於脣而下。於喉由是而入胃臟之內。苟有所沾染。即可直接散布。於全身之血液脈絡。今之公衆會集之地。若梨園也。旅館也。議事廳也。游戲場也。工廠也。學校也。車站船埠也。幾無不設備茶杯。便人取用。人口涎沫中所含之微菌。從而粘附杯口。嘗有人碎杯口一小片。以顯微鏡驗之。發見病菌數萬。此數萬之病菌。媒介茶杯而更番傳播。爲害至鉅。顧人習焉不察。或以其致禍漸而不驟。遂毫不留意。實則其禍中於隱微而至爲可怖也。近紐約衛生部訂衛生專章。特行禁止。無論何種會集之地。概不將茶杯設置。蓋謂公用之茶杯爲傳染病之鴆媒。咽喉炎、猩紅熱、扁桃腺炎、(喉核症)傷風、感冒以及肺結核症、楊梅毒。尤易傳達。廢去公用茶杯。以預爲傳染之防範。有以里諾斯商人某。特捐巨資。購備白石杯若干。供給全城各校生徒。人各一枚云。

不獨茶杯之易於傳染也。更有一物。亦易害人。即旅館車站報館學校及其他公共場所。有公用手巾是矣。甘塞斯省衛生部近派人確查。據報該省有行旅三人因用此種手巾。而沾疾失業。其一人則更致盲一目。究其故。則以旅客自他埠來。及至此處之車站應接室。或入旅舍中。面際蒙有浮塵膩質。必行洗濯。使塵垢隨水與肥皂而去。乃取設備之乾手巾擦之使燥。後至者仿此。一日不知經幾何人。共用此一手巾。間有患目疾及他症者。即因是傳染他人焉。於是倡議仿禁止公共茶杯之例。同行取締。謂茶杯之害源已絕。而手巾之流毒未清。非所以重衛生也。須概禁絕之。部員之意見如是。而旅客對於此俗之革新。尤樂望其有成。多數之旅行家。今已備帶自用之手巾。不復仰給於公共物。他如學校中。則有利用紙巾。用畢即付之一炬者。亦預防疾病沾染之一良法也。

干涉與監督之種種　他如牛乳房之監察。婚姻律之限制。庖廚之調查。以及取締有害之製造法。凡此皆公家負其責任。而街道之清潔更無論矣。所謂牛乳房之監察者。牛乳一物。爲西人食料之要素。業乳之商類皆不諳生理。不注意於蠅蟲之危險。更以生水雜質攙和乳中。但求私利。不顧其他。監察之所以免此流弊。而保衛公安也。限制婚姻律者。如邦塞斐尼議會提出之議案內一則云。凡人於成婚之先。須按衛生部逐條之詰問。從實答覆。立證據書。不得飾僞蒙蔽。如違干罰。按此議案所規定。凡體氣薄弱。或心思乖僻。及犯癲癇症者。皆不得受領結婚之准許狀。男人因赤貧故曾庇身養育院。未出五年者。亦不得婚娶。苟貧人已出窘鄉。確有可以贍家之資財。且能繼續不絕者。則不在此例。無論男女。苟有傳染病。或煙酒癖已深者。皆必禁止其婚配。至於調査庖厨。則以常人於進膳時。但求療飢。家計裕如者。雖講求烹飪。然亦第求味美適口。衛生上之關係。殊鮮注意。公立衛生部因出薪資。延聘厨術專家。過訪各戶。詳爲考査。指示。務令食物清潔。有益於人體而後止。此外更須取締有害之製造法。例如製造火柴。向用白燐。白燐性毒。業此之工人。受禍最酷。衛生部則思有以補救之。顧火柴公司以利之所在。堅持弗能驟改。近者金鋼石火柴公司。率先舍去此項專利。以較爲妥善之藥物。更代白燐。此風一倡。行見各火柴公司繼踵效法。而工人之厄運。必於是而銷滅矣。其他如保全嬰兒。檢驗食品。撲滅鼠類。種種之良法美意。非更僕所能悉數也。

(二)私人提倡之衛生法

食物養生之新發明　食物養生之新發明。可以二語括之。曰素食主義。曰細嚼主義。美國健康報總編輯開洛格君。不進肉食者已四十二年。其精神壯健。能久勞不疲。誠知素食之有裨於身體。故不惜焦脣秃筆。以廣爲勸說。聞風響應者。各地皆有之。或試行一二年。或暫習三數月。類能收效美善。因是致書開君。謝其指教者。殆無虛日焉。且素食之法。非僅開君一人所主張也。北美全國。同此見解者。不知凡幾。其根據之理由。

則謂肉類中所含養生之質素果蔬中亦備有之而消化則較易肉類含毒質易腐臭菜蔬則否若置肉類與菜蔬於一處肉類必先變色發臭亦速其明證也其所以然者因畜類皮膚中皆有致朽之微生物當其生時為活力所制不能流行體內及既死即自由蔓延肉類之變質極速惟以此故則其入人胃腸易於染毒也亦何足怪抑素食主義之範圍推至其極不僅謝絕肉類而已并雞蛋牛乳亦必屏絕之何也雞蛋中含有一種毒素食之有害吾人所以不覺其害者因人體中大抵有一種消毒之質故食之無傷偶或缺此則弊害立見美國近有二人因食蛋而斃嗣經考驗知其中蛋之毒而無消滅之力故也常人食蛋而不病者別有原理不得謂其絕無所害也曩昔吾人之理想以為滋養人身者無過蛋白質不知人體之需蛋白質固極有限今人日食之蛋白質減其一半已甚敷足此浮於人身所需之蛋白質一納入胃臟經酸化作用速分為炭素與窒素其窒素一部分由腎分泌極速而炭素一部分所產生之效力與等分之小粉或糖質相類蛋白質食料之價恆數倍於糖質是就經濟一方而論蛋白質已視糖質有遜矣故除幼年與體機發育最旺之時蛋白質食料均宜節減要而言之食蛋白質者苟過於所需消化器不能暢遂其結果必致酸腐朽敗遺毒胃腸間此毒

爲血液所吸收分佈全體爲害誠非淺鮮也而牛乳之亦不宜食者以乳中蘊有敗壞之微生機足爲腸酸症之媒介雖然雞蛋與牛乳之變朽性遠不若肉類之甚其所含之蛋白質亦不如肉類之濃厚而難化故其爲害也亦較肉類爲輕美人之注意於少量蛋白質之食物者於雞蛋牛乳並不固拒之卽以此也然利害兼權仍以拒卻爲宜何則人之養生獨恃果蔬穀食苟得其法必能使其氣體益形壯健美森林官某嘗遨遊林木間數旬不返摘野果以果腹體質勝常果蔬之足資養生於此可見不甯唯是飼畜以供人食所費不貲苟移其財力專營耕耘種植必數倍其收穫是素食之與經濟問題亦頗有關係也

細嚼主義原名弗雷起爾主義發明者弗雷起爾故名此主義之要旨謂食物細經咀嚼與口津融化而後下咽既賴口津爲第一步之消化作用可免胃臟受傷貽全體之害而履行此主義者其結果必至節減食物緣常人每日之食量恆過於其體之所需第以粗知五味急遽下咽至食已過量而不知飽胃臟擴大食料虛糜不覩其益而受其害殊可惜也講求健身與節用者自不得不善爲之計而工人之艱於自給者每由於食之過度遂愈覺其困難弗氏慨然憂之特創食法傳習所專收工人教練之使

知食物養生之功用。以及細嚼之關係。期工人以愼食。而節財。以節財。而足用也。且細咀嚼何以能減人之食量乎。則以飢飽之感覺。惟胃司之。苟進食以徐。則足量時自能覺察。非若急食之不遑覺察也。故徐食進一簋者。急食可以倍之。而效益反不如一簋。蓋耗廢多而精華少也。此一要理。近於美國社會中影響頗大。是豈徒有裨於健康而已。其關係於國民生計。又豈容輕視哉。

戶外作息之大效　日光。空氣。爲養生所必需。此理幾盡人所共喩。然亦有閉戶避風。或不期而與新空氣相隔絕者。豈不知健身之法。宜多作曠地之游。夜睡則宜洞闢窗戶乎。然知之雖明。奈積習相沿。驟難易轍。房屋之建築日形周密。幾礙呼吸之自由。欲矯其弊。自當以戶外作息。爲當務之急。而戶外作息。則首注重於兒童。爲兒童時。苟伏處於不潔之場所。則足以阻滯、其成長。隱中夫病菌。奚望將來能肩荷社會重任乎。美國定律。童子已屆學齡。必入學肄業。於此時期。關係前途爲至重。學校中苟無充分之新空氣以供其運用。必至腦思遲鈍。元氣斲喪。學業阻滯。瘵根深種。凡此惡果。無能倖免。誠以兒童坐處課堂之內。爲時甚久。每日須經三時至六時。而尋常校舍之構造。通氣鮮有佳法。聚數十人於一室。穢惡薰蒸。釀害最大。卽美國舊有之校舍。於此亦不能無憾焉。近二三年間。特創一格。名爲清氣學堂。課堂之構造。僅有玻璃上蓋。四圍皆空洞無物。寓天然之樂趣於課讀之中。就學之生徒。不獨未病者壯强逾恒。卽有癆瘵之病象者。亦由此完全恢復。故有議舉美國之大中小學校。均仿此制者。謂不若是不能望出身學校之人。胥爲强健之國民也。至其爲已病之人設置。則有極暢適之養病院。恃日光空氣以愈疾。較諸藥物尤爲注重。治肺癆最有效者。無分晝夜。恒住清氣之中。雖氣候嚴寒。冷度至冰點以下。亦不避居室中。淺識者。覩此。必謂風寒襲人。當睡眠時。終須引避。否則傷人。不知睡眠時。止須周身密裹。僅露面部。以便呼吸。則雖寒氣外侵亦無妨也。人之所以受寒者。因猝不及防。冷風自壁間或窗隙。輸入及於體之一部分。遂使體中冷熱不均。故易於致疾。若全身皆在冷氣之中。則不特無害。而且有益。何以。故。以清氣滿足故也。不觀工人倦而憩息。雖臥處當風。亦無恙乎。不觀舟行江湖間。乘客橫臥兩舷。雖遇烈風。而仍安然乎。一言以蔽之。世界殺人多者。無過穢濁之空氣。起居斗室。擁爐蜷伏。其危險視置身沍寒之地。殆甚數倍。此戶外作息所以不可不亟講也。

健身運動之注意　人欲固其體膚。强其筋骨。不可。不。習。合。法。之。運動。夫運動而致健康。其術亦多矣。美人鼓吹之特早。迄至於今。幾致矯枉而失其正。如賽球也。競走也。行之有節。固皆有益。然若壹意好勝。忘游戲之本旨。則意外之蹉跌。或貽害於生命。要而言之。劇烈之運動。非盡人所宜。依嚴格而論。凡人均不宜爲此。故美國昔日提倡劇烈運動者。今已改其方針。以和平之運動。起而代之。故雖有公共運動場兒童游戲場。然建設之用意。則有以市坊間頑童結隊。每易釀禍。因以運動場爲其尾閭。使市中賴以安靖者。蓋亦因勢利導之一善法焉。其主張和平之運動者。則欲求體育發達。盡善無弊。而猶恐此法之不能普及。更倡行一極簡易之健身法。即步行是也。蓋無論爲團體運動與個人運動。每不能續行無間。惟有步行一事。則雖職任煩劇者。亦無不能爲之理。以此運動。隨時隨地而宜。並與業務不相妨。何便如之。況步行之有益。不止健足與胃而已。亦爲心肺兩經補助之良劑。故步行愈捷。呼吸愈暢。此時吐納之空氣。有多至九倍於常時者。血液之運行。於是增速。其效果豈僅有裨消化已哉。全身器官之作用。莫不爲所提挈。而益形活潑。則謂步行爲運動中之無上上乘。非過譽也。此者美國人設有陸行會。將灌輸此種常識於一般國民。用意洵屬可嘉。觀於此。則知安居逸處。皆造物之棄材。足胼手胝。乃有生之佳境。爲利爲害。何去何從。有識者宜知所擇矣。

萬國衞生事業賽會記(錄進步雜誌)

天翼

去年夏秋二季。德國得勒士敦城開萬國衞生賽會。會中陳列標本模型。及藥物器械罔不備。而於人體剖面疾病現象。尤所注重。逐件加以說明。各國政府之代表。暨商學界之游人。來者雲集。誠各國衞生事業上罕有之盛況也。據聞此次賽會係該城富商林南氏以個人名義發起者。氏以藥業起家。有志贊助公益。於賽會之先。租地建屋。幷擔任雜費。輸款頗巨。然至閉會後。計收支兩抵。竟餘罷銀五十萬圓。氏擬以此羨款另建一宇。收庋賽會中之珍品。作永久儲藏所。任人觀覽焉。當時會場主理者。爲恩文格醫博士。博士費時二年半。與同志多人。各殫心力。始將關於衞生之品物。搜羅無遺。使觀者於入場瀏覽之際。不僅能知人體之構造。生活運動之定理。且能鑒別微菌之殊狀。喉痧及他種傳染病之現形。故獲益甚多。不特此也。其影響於各國衞生事業者。效力尤大。日政府已派員調查。將於一九一七年賽會時。仿設衞生一部。現尚在籌畫中。即舊金山埠、亦將踵起行之。而回視我國。則於衞生事業。尚無振作氣象。爰述是篇。以當鄰巷之警鐘。

會場之中央爲人體館。Der Mensch 游人紛集於此。監場者慮人滿也。因加以限制。

分游客爲若干隊。隊各五十人。依次入覽。藉免擁擠之患。館中分別陳列之種類。析爲若干室。室又析爲若干部。

第一室、陳列細胞模型及細胞生活運動之說明書。蓋人身係各種細胞組合而成。故研究生理。須從細胞入手。室中多陳下級動植物標本。有微渺不可目睹。須用顯微鏡始見者。有原生動物。其體爲單細胞。無飲食泌洩之器官。而流動莫定者。更有細菌植物。而能運動如動物者。又有多數細胞合成一物。諸細胞漸能分功。各司其職者。再進則爲脊椎動物。以兩棲類發生之秩序。表明高等動物（人亦在內）之始。亦不過一細胞由單純而進於繁複。遂構成液膜肌肉等織質。卽心經脈絡。亦由此成。至論細胞之狀態效用。各不相同。試取顯微鏡窺之。則其織毛之顫動。細胞之分裂。爲類固各殊也。終則陳列各種動物剖面型。其構造愈複雜者。則其階級愈高。洎乎人類。而組織之繁日賾。蔑以加矣。

第二室、陳列人身各器官模型及其構造之說明書。此室之分部如左。

甲部　（骨）　備列頭顱四肢胸背脊柱等骨。夫骨爲形體之架。亦所以保護內部重要器官也。例如腦爲全身司令。位置旣高。質亦柔纖。幸恃顱骨堅固。故不易受傷也。

肋骨者、所以防護心肺。使之寬舒。利於呼吸。故其骨開張而復活動。脊柱及肩胛骨。則較爲强固。足勝外界之衝礚。此以明骨之功用也。更進考其成長之理由。則知骨中原質。爲鈣與燐養。苟去其鈣。骨卽失其堅性矣。部中陳列之三骨。均示明此意。一爲鈎曲之小腿骨。餘二爲裝成結形之肋骨及鎖柱骨。且註明患佝僂症者。皆因骨中缺少鈣質之故也。次列年齡相殊之骨骼若干具。彼此比較。而知老人與嬰孩之異點。老人之骨。重量減少。復脆而易裂。嬰孩反是。又次列器械兩種。試驗骨之抵抗力。以厚一立方密里米突之骨纖維。所受壓力。與同量最堅之金類所能受者比較而得其倍數。卽可知骨類較金類尤堅也。又設透明之鏡片。觀此可以明骨骼在人身內之位置。

乙部　（肌）　肌之畫片甚多。表明人體活潑之作用。夫人體雖有胞骨韌帶。聯絡其內部。然尚不能運動自如。必傅澤之以肌肉。而體格始完。俯仰屈伸。無不如志。肌之功用甚大。故此間幷設其模型。以前臂之屈伸。表明肌之動法。夫人生操作行動。以肌爲主。而肌之發達與否。則視乎運用之多寡。養料之豐嗇。而截然不同。陳列多種。均明此旨。且人身各處。莫不有肌。雖至毛髮。亦與肌纖維相連。故肌之外部。不能平滑。此理卽以大模型顯示之。

丙部（膚）膚有內外二層。所以遮護肌理也。中爲血管神經及汗核。膚之外層易脫。內層則否。其用甚大。常人罕有知者。每因衣服洗沐之失宜。釀成瘡及贅疣。觀於此部。陳列各種皮膚症。當知所儆惕矣。復有照片多種。係用顯微鏡攝取膚之構造現狀。汗核之洩出。毫毛之位置。擴大其形。足資參考。另有模型。表示皮膚恃血液爲滋養。且爲有覺之官。職司蔽護。苟有損傷。輕則致疾。重則隕生。部中所列受傷之膚。見者神悚。又有膚之剖面一具。內汗核、油核、毫毛、肌纖維等。歷歷可觀。

丁部（血液）血液爲人身榮衛之要品。以紅白血輪、血清及歛血之纖維素。組合而成。已見第一室陳列中。其成分爲水、脂肪、糖、蛋白質、有機細胞及氣是也。夫血之要職。在滋養人身各織質。須分布於全體。而全賴心經爲之注射。心經亦由肌所組成。肌理張翕。而爲脈搏。其翕縮時。血液從脈管傳達全體。復由廻管返乎心經。其循環之腺道。詳揭於圖表。且脈絡之血。多含養分。以資補助。廻管之血。多載炭素。以待呼出。心經之容積甚小。而注射之血液甚多。此部特設一器。容量三百六十五立得。（法國液體重一立得。合我國一、〇三五升）以明半小時間心經注射血液之數。又設玻管一。長三邁當下連橡皮球。試以手擠球。則其氣壓畧與脈搏之力相彷。常人恒謂心之運用。永不止息。其實心經於每次搏躍之間。畧得休息。其休息時。爲脈搏六分之一。此理亦見於陳列中也。另有一桌。上設得勒士敦城舊菜市之模型。說明此廣場中若鋪以人身之紅血輪。則所佔面積。約居菜市四分之一。計爲三畝七分五釐。人身血液爲全體重量十三分之一。平均約五立得又一桌之陳列品。係表明脈搏之速率。與其體積爲反比例。他如禽類。其脈搏恒疾。而冷血動物則反是。若夫人類則雖指尖內之細脈管。其脈搏依稀可辨。且可知脈廻之不同。因脈爲堅韌之管。血行較速。而廻管則否。廻管內有弇器。能自啓閉。防血逆流。不入心經。弇器失其效用。則廻管必且腫脹致病。此亦有模型可實測也。部中並列足踵及小腸各一片。證明人身受壓之處。脈之分枝愈細。散布愈密。所得之養料。因亦愈多。

戊部（呼吸器）此部模型證明廻管內之血液。含有炭養二。未入心經之時。先經肺部排洩炭素。吸入養氣。次則歸於心臟。再由心脈分佈之於全體。故血液中苟無養分。則人身各細胞。即闃寂無生氣。而各器官之生活運動。不失常職者。實賴有此呼吸作用也。呼吸之主要器官爲肺。肺以無量數之細胞組合而成。細胞膜堅韌異常。吸氣入內則膨脹。呼出即縮。部中另有肺模型。用顯微鏡放大其狀。於各細胞間。均有微細脈管。散佈畧如網絡。廻血至此。即將炭素洩出。吸入養分。復爲鮮血。一玻璃櫥內。陳列人肺數具。內一具有黑點無數。蓋其人生時爲鑛工。吸入煤屑。多聚於肺上也。肺之呼吸。更與膈膜之上下胸部各肌之伸縮。相依爲用。模型一具。即示呼吸時胸部各肌位置之不同。呼吸之疾徐。與身之動靜。亦有關係。體靜時。呼吸之數。每分時僅十八次。而動作時。則每分時增至六十或八十次。

己部（神經系）　近時患神經衰弱症者。屢見不一見。故神經之構造與功用。不可不知。神經者。使人身有感覺。且能發表意志。神經之中樞。在腦及脊髓。自脊髓分枝。散布全體。即爲神經。綜名爲系。腦實主之。而散布則有如電綫。部中特設神經剖面狀。觀其結構。與電纜無殊。各神經外。均有神經鞘包護。不相接觸。其外另有膜裹之。使與他器官相隔。夫電綫之用。所以傳遞消息。神經亦然。有司運動者。則自中樞傳遞號令。指揮全體之動作。有司感覺者。則自肌膚傳報外界之消息。以達中樞。二者往返不息。相依爲用。陳列中更有脊椎動物之腦多種。以明腦之大小。與體之大小無涉。例如鯊之體積。較幾尼亞豕大至數倍。而其腦則反不逮豕遠甚。另有模型多具。

指明自胎兒至嬰孩自嬰孩至成人。腦之發展甚速。至於人類之分智愚。不係乎腦之大小。更視腦上摺紋之單複而異。模型二具均示人腦紋摺之廣形。且神經大小。至爲不齊小者爲纖維目不及見大者如索徑可二糎（糎爲一邁當百分之一。合我國營造尺三分一釐）即所謂臂骨神經是也。而膚之有感覺者因感覺神經之末連接覺輪。Touch Corpuscle 散布膚之表面也。感覺之銳鈍悉依覺輪排列之疏密。排列最密處如指尖等。雖以兩針並列。相距僅一密里邁當（邁當千分之一。合我國三釐一毫）以刺指尖仍辨爲二。更刺手背。覺爲一針。其較鈍者。因覺輪之排列較疏也。

庚部（消化系）此部之第一陳列品。爲一大圖。上繪消化器官。自口而胃。自胃而小腸而大腸。總名曰滋養路。蓋明食物消化而爲血液。血液散於全體。補益各官。故爲養生之至要也。消化器官雖有胃腸臟之別。實爲一粗細不等形式不同之長管。內含液核。外裹肌膜。此管起自口部。有機械二具。以明肉食獸與芻食獸。牙牀骨運動之不同。次列食道、胃及大小腸剖面各若干具。又有模型一具。指明咀嚼時口部各肌用力之鉅。例如嚙碎一硬殼果。所施之力。有大至一百磅者。至消化作用及營料之分布。另有石膏模型多種說明之。

辛部（視聽嗅味官）此部陳列擴大模型多種。以明視聽官之構造。內一模型。歷示耳所能辨之樂級。不下十種。更有揭出音調之由來者。爲狀至細。鼻爲嗅官。內生液膜。膜之一小部。有司嗅神經。約居液膜面積二十五分之一。模型之外。兼有圖表多件。證明味官之構造與功用。舌爲味官。分辨五味。甘味則在舌尖。酸味在舌之側邊。鹽味在舌面及兩旁。苦味在舌之後部。

壬部（泌洩器）人身排洩廢料之各器官中。以腎爲尤要。陳列中有圖一幅。卽示腎之作用。水與鹽類。以及他種廢料。經腎濾淨。乃自體內由管洩出。而糖、脂肪、蛋白質等。可供營養之用者。仍在體內。餘有模型多種。說明生殖之理。

癸部（發音器）此部發明語言聲調之理。以弦索與喉間之聲帶相比較。而知聲帶短縮。則發音高銳而急。聲帶舒長。則發音低濁而緩。喉之概畧如是。此外尚有數部一部陳列骨架多具。藉知女子之體格。恒弱於男。且胸部亦遜男子之發達。惟因生育之故。骨盆較大耳。遊覽至此。於人身之構造。各官之功能。已可明瞭。而以下各室乃詳陳衣食住及疾病之原理焉。

會場之第一第二室。陳列人身內外各體。既已述其梗概。玆復參觀第三室。則於衣食住及預防疾病諸法有足供研究者。夫人身猶汽機也。汽機無煤。不能運用。人身無養料。不能生活。故衛生所首重。唯食與飲。此室中羅列各種食品飲料。凡分十一部。

(一)食物之原質與成分　部內陳列食品甚夥。主要者。爲水、脂肪、鹽、糖、蛋白質。更分原質爲八十種。俱有圖表可攷。惟此各原質。大率與他質化合而成。故金石等鑛苗。埋藏土中。鮮能獨存者。此間首列金石標本多件。次列有益生物之原質與雜質。共若干種。且有金石雜質。本屬鑛類。因日光之作用。由根莖枝葉吸收之。而化爲有機植物體者。人食之直接受其益。或間接食芻豢之物。亦可以養口腹。且人與動物之消化食物也。均吸養吐炭。而植物之營養。則反吸炭吐養。其相反適所以相成也。不甯唯是。植物化爲有機體。可充人類與動物之養料。而人與動物。亦以排洩廢料。培壅植物。循環不息。以育生機。適如希臘先哲海拉克利多所謂「萬物皆流通」也。壁懸大圖。即明此理。

(二)動物之食料　陳列動物所嗜品及各種之原質。且說明滋養全體各官之分量。

（三）菜蔬。　陳列菜蔬各種。而分註其補益之分量、新鮮菜蔬。含水較多。滋養料較少。然仍爲食中之要品者。因其種類甚繁。每日肴饌迭次變換。不令人生厭。且供給人身所需水分。而復易於消化。大有益於胃腸。御食者除鮮菜必要外。並列乾菜大豆豌豆等。因豆類養料最豐。消化亦易。自爲食物上品。末列菌類多種。註明有毒無毒。可食不可食。以資識別。且免誤食。

（四）乳與肉類　乳中含有脂肪、鹽、糖及蛋白質。凡人身所需發生熱力、補養纖質之原料。皆備於是。且易消化。故爲食物之最上品。此外乳油乳酪等食物。分類綦繁。搜羅畢備。卽乳酪一物。製品之多。已難悉數。乳酪能補胃臟。助消化。其價値遠勝肉類。飯後畧食少許。最爲有益。乳油富於脂肪質。爲西人常御品。然如豆菜等油及獸脂。亦可偶代乳油之用。此外有動物所產之食品。如蛋與蜜。場中設蜂蜜多種。幷有藏蛋之諸法。

（五）果類　陳列各種鮮果乾果。說明每種滋養之成分。在鮮果中之果酸。多寡不等。如蘋果一瓩。（法衡卽基羅格蘭。約合我國二十六兩四錢。）約含果酸七瓦。（法衡卽一格蘭。約合我國二分半。）而同量之梨。僅含果酸一瓦二。二者含有之糖分。適與相反。而香蕉之滋養料。則較他物爲尤富。壁間懸有植物圖一。係薩克遜果業會。調查德國各境應植之果木。隨其氣候土宜而支配之者也。部中更設一玻璃櫥。備列德國所產有毒植物。並示誤服後解毒之方。

(十六)穀類與造糖原料　搜羅麥種甚繁。並示舂穫磨礱等法。玻璃櫥一具。內儲麵粉多種。西人常以雞子和入麥粉。故麵色微黃。或有施以僞色者。外觀雖佳。有妨衛生。然亦有辨別之法。所以杜作僞也。櫥後設一麵粉廠模型。另有米、黍、大麥、小麥、玉蜀黍及各種之粉。最後陳列糖之種類。及可供造糖之各植物。

(十七)飲料　世界各地所產之咖啡。搜羅得四十餘種。此外則有咖啡雜質、茶類、椰子粉、椰子膏及巴西國所產之馬得茶。Mate 又列製酒原料及製造果汁等藝。衆有圖表一具。詳列各種酒類與發酵之飲料。內所含養料及酒精成分。以明酒之爲物。非徒無益。且足破壞人身各種組織。末陳各種煙草製造品。部中又羅列提神各品。如茶酒咖啡煙捲鴉片等。逐一說明其害。而於造酒原料。酒精飲料。與夫各國消耗之酒量。莫不調查極詳。且知酒於發酵時。已失卻食物滋養之功。故飲之有百害而無一利。壽命因此而促。工作因此而懈。不僅經濟界受影響也。世界禁酒之國。其國民體質必壯健。而其生產力亦遠優於他國。例如瑞典。在十九世紀中。鑒於酒之流弊。懸爲厲禁。國人至今罕有犯者。故其體格年齡。非他國所及。此其明證也。他如濃茶、咖啡、煙捲、鴉片、芥辣等刺戟之料。莫不證明其有害云。

（八）顯微鏡　供人考察食物及其中之細菌。有益菌害菌二種。益菌如酵母是。害菌如腐解魚肉之微生物。是菌之生活狀態。與食物之關係。均可於顯微鏡中見之。並設圖畫多種。備人參閱。

（九）養料　說明人身所需養料之多寡。桌上裝置食品甚豐。以明成人一年中所進之食料。旁置一匣。內盛一丸。代表每人每日所需糖、脂肪、蛋白質之數。

（十）食物研究法　隨人之年齡。其所需養料則各殊。且比較價值之貴賤。與滋養力之多寡。使知節用養生之法。又指明糖與脂肪蛋白質。確有益於人體者若干。耗費者若干。末復陳列陸軍軍用食物與其價值。

（十一）烹調法　陳列烹調器具甚多。而於加熱殺蟲一事。詮釋極詳。蓋食物無論動植。莫不含有微蟲。苟非加以劇熱。則蟲類不死。食之卽有害。此部又陳果實各種。說明熟煮及貯藏之法。

第四室。陳列僞品甚多。附註鑑別之法。內有桂皮一種。以磚末攙和而成者。又胡椒一枚。亦係油餅碎末所成。更有覆盆子汁。則以糖粉攙顏色水爲之。此等僞品。起於射利奸商。有害於人身。雖各國政府。特設化驗專部。然人民亦不可無鑑別之識。預防生命上之危害。是乃陳列此種物品之用意也。

第五室。詳於衣服居室及市場之制。此三者雖非人生所必需。（例如熱帶土番雖無衣無屋亦可生活）然自巢居穴處。易而爲棟梁。卉服革衣。進而爲黼黻。文化日高。斯服用愈奢。工品愈繁。商業斯盛。無一非人身所急需焉。

（一）衣服　陳列畫片標本。說明人類先居溫帶。漸徙於寒道。衣服之製。卽自此始。其在歐洲。始於紀元前二萬年。亞洲或較早。衣服之爲用。在保護體溫。使不至放散。故御重裘者。則雖處冰天雪窟。仍無妨其生活。且衣不僅爲禦寒計也。蓋人智愈開。則愈能知恥循禮。故必有衣服以章身。部內標列畫冊。以示今日世界人類。有裸而無衣者。有藉以禦風雨避日光。兼以防蟲類者。有以飾體而美丰姿者。有以示尊卑貧富之階級者。爲用甚繁。更有衣料標本衣飾模型及圖畫甚富。夫衣以保衛身體也。顧亦有矯揉造作。競事外觀。而不顧攝生。則貽害亦非淺鮮。例如高領博帶。（腰帶太寬或太緊。皆有礙消化與呼吸。）緊衣窄袴。皆有妨於攝生。陳列品中。有天然足模型及我國婦人纖趾弓鞋。以明裹足之害。另一處。專陳西婦所服各式胸衣。以明束腰之害。末則陳列服式奇衺之照片。如文身剠膚壓首穿鼻等。輕則妝生。重則害及子姓國種。故此部陳設之本意。卽在戒絕衣服不稱之害。使觀者一覽瞭然。

（二）居室　古今世界各種人之居室。莫不有圖畫模型。詳其沿革。觀此則知上古人民有摹仿性而爲巢穴。雖粗陋不適用。然足見人類初期之製造。至今日猶有存者。陳列中有德屬非洲土著之蜂房形室。印第安牧人之皮帳。古時薩克遜族之農家。南美紅人之茅舍。猶太人之平屋。哀斯幾摩人之雪宮。銅器時代德人所居之石窟。意大利之村舍。日本人之住宅街市等。凡不合於衛生者。一一指出之。次詳建造屋宇關係衛生各事。而於通風透光取暖灑掃等法。三致意焉。觀此可知居室不求輪奐。惟求清潔適用。故講求建築者。於選擇地址及洩水生火通風等事。不可不斟酌以斷合乎衛生。

（三）市鎭　建設一市鎭。須求街道寬潔。屋宇明敞。水道通利。遊憩有定所。行旅有歸宿。他如傭工之家室。貧病者之養濟院。男子無偶者之膳宿所。若此類者。皆有關於衛生而爲市長者所當注意也。

(四)世界戶口計　欲明數千年來世界人類之繁殖。不可不詳記其戶口。夫戶口盛衰與衛生有密切關係。則比較各國大埠之戶口。即可知一國市制之良否。所列圖表均明此旨。數十年來各國雖於衛生事業。講求不遺餘力。然缺憾尚多。觀此當益求改良之法矣。

更遊他室。(以下部類難分)室中陳列關於業務上衛生各事。且說理綦詳。蓋以人生從事職業。勞其心力。本皆有益於攝生。然有因之致疾者。則由執業時之境地不宜。而非業務之罪也。此室所陳列。即表示各業之有妨衛生者。并補救之方。室中列桌數行。詳示人壽修短之故。各業與疾病之關係。(例如漆工易患腎病、鑛工易患肺病等)執業城市與躬耕田野有別也。工廠謀生之婦孺與衛生條例有妨也。再進則詳示執業之地溫度及光線之適宜與否。並補救之法。次示各種人肺模型。肺上積滿塵埃。明其害呼吸而妨衛生也。另有顯微鏡放大之各照片。藉以知塵埃入於肺部之作梗。旁列器械各種。即用以防絕塵埃者也。此外有金石模型。藥物標本。指示此種職業。亦各有衛生之法。又次說明業務與傳染病之關係。小至手指逆臚。大至肺結核症。(即肺癆)

其起因可得而詳也。再進則陳列各種蠟人及石膏模型。以明職業上之危害。足以毀損肢體失卻本相也。又次陳列各種保身之衣。防禍之器。皆工人操作時所必用者。末復臚陳各照片。皆大工廠中為工人衛生而設者。例如沐浴室饌堂休憩室及輟工時遊覽之場無乎不備。

又一室榜於門曰人生病象室。中多複壁。周懸衛生名家之肖像。大與人等。神采如生。室中央置一桌。設顯微鏡多具。下示各種致病細菌。桌上有架。分列酵母細菌黴菌等。又有畫片甚多。表明人類有生以後。即有疾病隱伏待時而發。古代迷信盛行。則誤認為鬼祟。今日半開化之地。土著猶多守舊者。以是治病無精當之醫術。偶觸死亡之機。即難倖免。如傷寒喉痧。即其動機。患者束手待斃。絕無治法。至今披閱圖冊。猶為心悸。惟自十九世紀以還。科學昌明。醫術發展。洎乎今日。幾無不可戰勝之病魔。此新醫術新藥學不但能破舊時之迷信。而於疾病之原理及性質。亦復排除舊說。另造新論。醫者認定血液為人生之要素。化驗血液。以辨生物學上之變態。因以推得病原及治法。故近來醫科專家。多以研究血清為事。而喉痧漿(用針注入體內、可治喉痧)腸熱漿(治腸熱症)神經膜炎漿(治腦膜發炎)等之發明。均為研究之結果。陳列品中有畫片數事。以示熱症療治之手續及此病散布之狀。另有圖表。示明近世醫藥學之進步。人口死亡率漸以減少。又一部專論傳染病種類。夫傳染必有病菌爲之媒介。十七世紀時。德國劉溫首以顯微鏡窺見致病細菌。今日醫家。於重要傳染病之來源。莫不知之甚明。因以奏消防治療之功。則有細菌學爲之分解也。附列畫片。均示傳染症散布之法。如茶杯手巾及他種公共用品。均易招致病毒。令人防不勝防。顧自細菌學發明之後。醫者既瞭如指掌。因而防止疫症。蒸汽殺蟲之法。亦日見進步。室內特設一部。分皮各種防疫器械。

其次詳列傳染症之最劇烈者。一一述其起原及蔓延之勢力。雖有防遏之法。然治療手術則無之。因別屬於醫學專門也。各症如腸熱、痢疾、鈎頭蟲症。各國竭力防除。其死亡已漸減少。而百斯篤及虎列刺症。則虐燄未能稍息。他如熱帶流行症。則有黃熱症、渴睡病、瘧疾、象皮腫、癩疾、天然痘等症。大半因講求衛生之故。亦幾絶迹。外此則有兒科各症及濃汁細菌（細菌之一、能令肌肉潰爛生膿）或傳自他動物者。如癰、鼻疽等是。傳染病之重者。如肺結核症等。皆各自成部。陳列圖畫標本。以示各病蔓延之害。幷其防免之法。次陳各種蠟人。以狀皮膚症、目疾、瘰腫、各種蟲症。又次則爲佝僂病、骨骼病中毒及神經病。而於神經病一種。將今昔治療之方。互爲比較。昔人治法甚疏誤。認此症有鬼氣。加以禁錮桎梏。可爲驚歎。今日各國特設瘋人院。不但無苦。且各視其所能。使分治藝術。轉殘廢爲有用。洵良法也。

病理陳列室之側。有衛生專科室。內演活動影眞片。示明飲食櫛沐運動等法。另有數片則演出獸類亦知衛生。蓋獸類每日有若干時。爲潔身之用也。教育家至此。猶得曰體育非兒童所亟乎。要知體格健全。則智力亦富。弱者反是。觀於影片。即可瞭然矣。室中復有關於體育之畫片模型。以明上古時代。希臘埃及羅馬。莫不注重於此。逮夫羅馬末造。體育漸衰。降至中古。則偏重戰術。又復殫精於藝學。生於斯時代者。體格皆孱弱。遠不能及古人。此證之雕像圖畫而可信者也。然則體育何時復興。蓋在十九世紀之初葉。即戶外運動是也。關於此種運動之畫片。陳列多種。又註明適用之方法。室之對面一部。特設氣浴圖畫多種。令人知裸臥有益。以膚孔飽吸清氣故也。此法最屬簡易。而大有裨於人體之健康。又有浴房畫片。則知人煙稠密之地。編戶之氓。不能自備浴所。當由市政府建設公共浴房。如能免費尤佳。不能則取費務寡。聊資津貼可也。室之中央陳列浴池。近代製式。然較之上古中古。反形其退化。有管理衛生之責者。不可不研究及此。

運動澡浴而外。呼吸之關係尤要。室中一部。卽揷列畫片。以明有益呼吸之各種運動。又有測肺容量之器。可驗呼吸之合度與否。此外一部。則解釋按摩與身體之有益與否。

他如學校衛生。軍隊衛生。則均有圖畫模型。以資參考。更釋明軍人體格。能否合於戰事。而於德國軍人之體質。不合戰陣之用者。亦指示綦詳。再進則爲牙齒衛生。有圖版蠟模。顯出牙齒偶有腐蛀。卽足以爲全身之患。故保存之法。不可不講。

總之此次賽會宗旨。在喚起遊人衛生上之注意。使知疾病之來。原皆由調攝之未善。若能於衣食住及運動。隨事注意。則天賦之體格。可完任事之精神。亦足生產力。亦必因以大增。西諺有之。健康者。財產也。故謀一國之富強者。不當舍此而他求也。

尿之物理的攷驗法

張啟賢譯

尿之攷驗法有數種。而物理的攷驗法爲其一。最簡單而易明者也。茲先譯述。共分六節。以供世之同好者鑒。非敢云施助也。

第一節　尿量之比較

人之尿量有時增多。有時減少。不能測定。大槪在二十四小時內。凡無病者可排泄五十兩之數。婦女稍減之。十五歲以下孩童又減之。而日間所排泄者。較晚間爲多。是爲標準之測算。以下數則。不在此例。

(甲)健者尿量有時增多。其故(一)因飲食過度。(二)因多受冷氣。汗少發。反是。則其尿量必減。

(乙)凡人患以下各病者。則其尿量必增多。(一)腎病。(二)動脈管膨脹。(三)糖尿症。(四)腫脹病。(五)子宮病。

(丙)凡人患以下各病者。則其尿量必減少。(一)腎炎病。(二)動脈管收縮。(三)靜脈管閉塞。(四)瘧疾。(五)神經病。(六)腸瀉症。

第二節　尿之色

尿大概是蜜蠟色其所含色質。一曰於克綠姆。(Nrochrome) 色黃。一曰於路勃林。(Zrobilin $=C_{32}H_{40}N_4O_7$) 橘黃色。酸性尿之色較鹽基性尿黑。

尿量增多。則尿色變爲青白。如糖尿症者之尿。

尿量減少。則尿色變黑。

凡服大黃或瀉藥者所排泄之尿。爲橘紅色內含血液及膽汁。

凡服石炭酸者 (Carbolic acid, C_6H_6O) 所排泄之尿爲墨綠色。內含膽汁。

凡淡黃色之尿。內含膿液、油質及膽汁。

凡患虛熱症者所排泄之尿爲藍色。或放貝西而里 (Bacilli) 於平常尿中。亦生藍色。

第三節　尿之形態

尿爲液體而似水。內含膽汁、糖質、膿液及絲質。故有黏性而不甚流動。

第四節　尿之氣味

尿之氣味。大概類芳香體。置亞醋酸 (Diaceticacid) 於其中。則生菓實氣味。

糖尿症者之尿。其氣味如新乾草。

腐化之尿。類阿摩尼亞(Ammonia)氣味。

有藥物(如檀香木油之類)在尿中。常發其本來之氣味。

第五節　尿之密率

尿之比重。大概自一、○一五至一、○二五。

患糖尿症者之尿。其比重自一、○三○至一、○四五。最高至一、○七五。但含糖質之尿。其比重有時降至一、○二○。

計算尿內所含固體之量有二法。

(一)將一定之尿量蒸沸之至乾。則所剩之乾質秤之。即爲固體之量。

(二)將比重之末二位或三位小數加倍之。即爲固體之量。設有尿量一千分。其比重爲一、○二○。則所含固體之量爲四十分。或百分中尿量四分爲固體。如化爲釐(grain)數。用四乘四、三七五。即得一七、五釐。蓋一兩(fluid ounce)即等於四、三七五釐也。

健者每日尿量所含之固體。自六十個格蘭姆(gramme)至七十個格蘭姆。或二兩至二兩半。

第六節　尿內沈澱物

尿內所含之質。除以上所述者外。又有數種。常爲沈澱物。(一)尿酸及尿酸鹽。其色紫。加熱卽化。(二)燐酸鹽(Phophate)無色。化於稀酸。不化於熱。(三)草酸鹽(Oxalate)不化於稀酸。

論組織消瘦 Atrophy

王桂森

人身各組織之生活。端賴淋巴液以營養。若有他故。令營養組織之淋巴液。不能直接達於所應營養之處。則其處每有消瘦之現象。是知消瘦者。乃組織缺乏營養而瘦小之謂也。按生理學家所言。凡人身體之各組織。每有天然的消瘦。隱者例如各細胞之新陳代謝。顯者如人生至六七歲而乳齒脫落。又如人身毛髮常落。若以顯微鏡窺之。其所落之髮根。則見爲消瘦。此皆天然之消瘦。亦不顯有他處之病狀也。其非天然之消瘦約有四端。

(一)全體消瘦　全體消瘦。大半因血液之故。夫淋巴液之來由於血。血液若有改變。

淋巴液不足以供全體組織之用。而全體因之消瘦。其故有三。(一)患病不能進食物。或貧窶之人。每日所攝取之營養料不足。週身組織因而消瘦。(二)人患吐或瀉之症。其所食之物。在腸胃間尚未起變化之作用。卽因吐或因瀉而排出。身體不得其營養。週身之組織因而消瘦。(三)人之消化器無病。而所食之物亦合宜。倘身體另有他故。例如生疽而膿之排出甚多。或患肺結核等症。因所排者多於吸取者。則營養料不足以供組織。週身之組織因而消瘦。

(二)高年人之消瘦　高年人之組織。多因消瘦而致病。例如年老人之骨。鑛物質漸增。動物質漸減。則骨性脆而易折。又如腦質漸消瘦。而記憶力漸減。

(三)停用之消瘦　人身各具。久用而日增長。例如鐵匠因打鐵運動其錘。則右腕及臂比左者大而力强。不用則漸消瘦。例如筋與腺不用則漸瘦。或關節久不動。其筋失其功用則漸癱。癱久則消瘦。更久則骨或隨之而瘦。

(四)受壓力之消瘦　某處受壓。阻礙血液之循環。則淋巴液不足。而組織漸消瘦。例如動脈生囊。或有處生瘤。相近之經。屢受壓力。卽漸消瘦。又例如中國之纏足。則足之骨與筋消瘦。西人之紮腰。則肝多消瘦。又例如細胞間之組織發炎膨脹。細胞受其壓力而壞。或阻血液之流行而消瘦。

總之以上四端。其消瘦之故。莫不由組織缺乏營養料而瘦枯。其影響所及。或羸弱。或夭折。亦意計中事耳。

人腦重量之參考

曹潔卿譯

男子(以下統以成人論)之腦。平均重英四十九兩半。(以下統以英量計)或三磅。女子之腦。平均重四十四兩。較之男子輕五六兩之譜。大率男腦重量自四十六至五十三兩。女腦自四十一至四十七兩。男則平均二百七十八腦中。其最重者。有六十五兩。最輕者三十四兩。女則平均一百九十一腦中。其最重者有五十六兩。最輕者三十一兩。據辣思卡 (Luschka) 言平均男腦重一千四百二十四格朗姆。(grammes)(約四十五兩)平均女腦重一千二百七十二格朗姆。(約四十一兩)又據葛勞思(Krause)言男腦平均重一千五百七十格朗姆。(約四十八兩半)女腦平均重一千三百五十格朗姆。(約四十三兩)自一歲至七歲。爲人腦增長最速之期。十六至二十。爲增長舒緩之期。三十至四十。爲充分滿足之期。四十以後。則才智日減。故腦之重量亦遞減。每十年約輕一兩左右。

往者謂腦之大小。有關於人之慧鈍。然據新新那地 (Cinennati) 好儞能 (Halden-nan) 言。有一黑白雜種之人。年四十五。其腦之重。有六十八兩〇八分之三。但終身爲奴。無才智之足言。又據業吉福 (M. nikiforoff) 所著之人腦輕重論。(Theweight ob br-ains) 言腦之大小與人之智愚無關係。果爾則腦輕者未必愚。而腦重者亦未必慧也。且論腦之重量者。須知與其人全體重量。及年歲大小有一定之比例。否則獨斷斷於腦之輕重。不足憑也。人腦與獸腦較。則人腦重。惟象與鯨不在此例。象腦之重自八至十磅。七十五英尺長之鯨。其腦有五磅餘重。

論日光之有益於衛生

張若霞

日在衆行星之中。光明五色。溫暖和煦。能化生萬物。而吾人之身體。宜常見日光。以保健康之幸福。否則身體衰弱。易罹疾病。　久居暗室中。則血液薄弱。人體之生埋。全恃有赤色之血。血衰則人羸弱而病。故開礦與常居窟穴之人。每有此患。如植物之葉。通常爲綠色。然其自種子發生。苟置之暗所。不見日光。則成黃白色。莖幹柔弱。與受日光之植物。互相比較。其形殊異。然此不見日光之植物。移置於日光中曬之。則數日之後。其顏色亦變爲通常之綠色。其莖幹亦逐漸堅固。　更有一法以實驗之。試取蝌蚪數十。分置於紫玻璃箱及紅玻璃箱內。經二十日後開視之。紅玻璃箱內蝌蚪依然如故。蛙之前足。尚未成形。紫玻璃箱內則大異。蝌蚪早已成蛙矣。可知不傳日光(紅玻璃)與傳日光(紫玻璃)大有別耳。　富貴之家。居室雖美。而日光每猶未足。故富人與鄉人較之。一則面白而體弱。一則面紅而體強。然富貴之人。飲食珍美。身體安康。則鄉人萬不能得。其體質之所以不能及鄉人者。由於不能多見日光故耳。人之欲體質強健。則住室宜光明。不宜黑暗。凡室之東西。應多開窗牖。使上午與下午均有日光射入。養育小兒。更宜擇光線最足之處。(烈日不宜直射兒體)因其有助長小兒身體發育之效力。且各種光色。能使人之感覺有異。如綠色令人悅。白色令人心快樂。地面之植物。俱係綠色。故能悅目。屋內之墻壁與天花板等。能清瑩潔白。則心意自能快樂也。　爲人之理。宜日出而作。日入而息。近時多與此理相背。顚倒晨昏。且以茶肆酒樓戲館妓院。爲消遣之樂土。噫。是眞自戕其生命。自促其天壽耳。

實用經驗良方

例言

一茲所謂實用經驗良方者。斷非從來之驗方新編可比。皆係萬試萬驗者。青木、丁福保兩先生。及鄙人每日診治病人。何啻逾百。皆用此書之方。從未遇有不應手奏效者。

一西藥用量皆有法律規定。非如中藥之可隨意增減。如爲毒藥。尤宜謹愼。

一如非極重病症。藥物萬不可用至極量至毒物。則更不可輕用至極量。惟視病之輕重選擇成方最妥。

一書中用量指成人而言。若小兒與老人。則宜按小兒及老人藥量比較表扣算。

一西藥各人感受性不同。故初診時。總以少用爲是。

一此書專爲未知西藥性狀之多忙開業中醫而作。一時難與言一切藥物學上之奧理。惟中醫諸先生。得此行對症療法。余信已能名動一時。

一滬上中醫諸大家。每日門庭如市。然頗有於百忙中。孜孜不倦研究西藥者。鄙人敬仰尤深。今歲踵余門問西藥性者。幾戶爲之穿。索書者尤夥。久愧無書以應。書此以誌余愆。

一歲庚戌。從日本醫學士青木藤五郎先生遊。朝夕討論醫理。日語因之嫻熟。且見聞益廣。匡正尤多。書中成方。大半出自青木先生。書此誌謝。

一此書成於七時間內。丁福保先生。於百忙中爲我集方歸類。合力共成此集。

一鄙人診務殷繁。加以川行在卽。此書雖細心校正。恐疏漏良多。尙祈　高明匡予不逮。

民國元年五月二十三日常州縣李祥麟識於上海派克路一七三〇號

實用經驗良方

第一類

一

吐根丁　五、〇
杏仁水　九、〇
安毋尼亞茴香精　五、〇
撒曹　四、〇
鹽莫　〇、〇三
水　一〇〇、〇
右一日三次二日分服食後

二

安毋尼亞茴香精　四、〇
吐根丁　六、〇
鹽莫　〇、〇三
杏仁水　八、〇
水　二〇〇、〇
右一日三次二日分服食後
二時間

三

吐根丁　五、〇
斯篤洛仿司丁　一、〇
沃剝　二、〇
單舍　六、〇
水　一〇〇、〇
右一日三次二日分服食後

四

鹽莫　〇、〇三
水　一〇〇、〇

右一日三次二日分服

五　燐酸コデイン　○、二四
水　一○○、○
右一日三次二日分服

六　燐酸コデイン　○、一
白糖　○、二
右分六包一日三包

七　佗沸氏散　二、四
白糖　一、○
右分六包一日三包食後二時間

八　ニトログリセリン（○、○○三）　半錠
右一日一次與二日分食後

九　古加乙涅　○、二五
次硝蒼　四、○
白糖　四、○
右吹入料治喉頭潰瘍

一○　沃剝　一、○
沃丁　○、四
石炭酸　四滴
倔里設林　二、○
水　六○、○
右一日三次二日分服食前

第二類

一一

硫苦　一四、〇
沃剝　一、四
醋剝　八、〇
水　二〇〇、〇
右一日三次二日分服食後
三十分時

一二

硫苦　二〇、〇
醋剝　六、〇
臭剝　六、〇
沃剝　一、〇
薄荷油　一滴
單舍　二〇、〇
水　二〇〇、〇
右一日三次二日分服食後

一三

斯篤洛仿司丁　二、〇
ヂウレナン　四、〇
沃剝　一、四
醋剝　八、〇
硫苦　一〇、〇
單舍　八、〇
水　二〇〇、〇
右一日三次二日分服食後

一四

沃剝　一、四
酒石酸加里ナトリウム　三〇、〇
醋剝　一〇、〇
水　二〇〇、〇
右一日三次二日分服食前

一五

ヂギタリス丁　二、〇
斯篤洛仿司丁　二、〇
單舍　八、〇
水　二〇〇、〇
右一日三次二日分服食後

一六

酒石酸カリナトリヴム　三〇、〇
水　二〇〇、〇
右一日三次二日分服食前

一七

醋剝　二、〇
單舍　五、〇
水　一〇〇、〇
右一日三回分服食後

一八

カフエイン　〇、二
右分三包一日分服食後

一九

カフエイン　〇、二
單舍　八、〇
水　二〇〇、〇
右一日三次二日分服食後

二〇

華澄茄末　三、〇—四、〇
右分六包一日三包食後

二一

骨湃波拔爾撒謨　一、五
畢澄茄末　一、五
右爲六包一日三包二日分

二二

骨湃波拔爾撒謨　三、〇
華澄茄末　六、〇
右分六包一日三包二日分

二三

撒魯兒　三、〇

二四

右分六包一日三包

ブルタゴール　〇、六

水　一二〇、〇

右注射料一日數次

二五

ヂギタリス丁　二、五

赤酒　五、〇

單舍　五、〇

水　一〇〇、〇

右一日三次食後三十分

二六

斯篤洛仿司丁　二、〇

ヂギタリス丁　五、〇

水　二〇〇、〇

右一日三次二日分服食後
三十分

二七

斯篤洛仿司丁　二、〇

水　一〇〇、〇

右一日三次二日分服食後

二八

ヂギタリス丁　四、〇

水　一〇〇、〇

右一日三次二日分服食後

二九

樟腦　〇、六

乳糖　〇、三

右一日三次分服食後

三〇

樟腦　一、〇

乳糖　一、〇

右分六包一日三包食前

第三類

三一　阿斯必林　三、六
右分六包一日三包食前

三二　鹽規　一、五
右分三包一日三次食後

三三　撒曹　六、〇
水　一〇〇、〇
右一日三次二日分服

三四　フエナセナン　三、〇
右分六包一日三包

三五　撒曹　六、〇

第四類

沃剝　一、〇
水　二〇〇、〇
右一日三次二日分服食後

三六　別獵密童　〇、四
右分二包作二次分服

三七　別獵密童　一、二
右分十二包每二時服一包
、能退腸窒扶斯之熱有良效
全身症狀能輕減能睡眠安
靜意識明瞭

三八　昆儒蘭格皮煎（一六、〇）　二〇〇、〇
稀鹽酸　二、〇
百布聖　二、〇
右一日三次二日分服（每食前三十分鐘服）

三九　コンヅランゴ流動越　四、〇
水　一〇〇、〇
右一日三次二日分服食前

四〇　昆儒蘭格流動越　八、〇
番木鼈丁　二、〇
苦丁　四、〇
單舍　二〇、〇
水　二〇〇、〇
右一日三回二日分服（食前一時）

四一　加斯加拉流動越　二十滴
臭曹　一、五
重曹　三、〇
番木鼈丁　一、五
水　一〇〇、〇
右一日三次分服（每食後三時服一次）

四二　稀鹽酸　二、〇
番木鼈丁　一、〇
水　二〇〇、〇
右一日三次二日分服食後三十分

四三
稀鹽酸　二、〇
單舍　八、〇
水　二〇〇、〇
右一日三次二日分服食後

四四
重曹　一二、〇
レゾルチン　五、〇
大黃末　二、〇
右分十二包一日三包食後

四五
重曹　八、〇
タカヂアスターゼ　二、四
右分六包一日三包食後卽服

四六
重曹　八、〇
煆性マグネシア　四、〇
右分十二包一日三包食前

四七
重曹　五、〇
健質亞那末　〇、六
硝蒼　四、〇
右分六包一日三包食前

四八
重曹　二、〇
硝蒼　一、〇
百布聖　一、〇
右一日三回分服食前

四九
重曹　六、〇
硝蒼　二、〇
結麗阿曹篤　二滴
薄荷油　二滴
右分六包一日三包食後

五〇　重曹　九、〇
硝蒼　三、〇
健質亞那末　一、五
右分九包一日三包食前

五一　硝蒼　一、〇
鹽酸古加乙涅　〇、〇三
右分三包一日三次分服食前

五二　重曹　四、〇
次硝蒼　二、〇
鹽酸古加乙涅　〇、〇六
右分六包一日三包食前

五三　重曹　二、〇
硝蒼　四、〇
鹽酸古加乙涅　〇、〇三
右分三包一日分服食前

五四　硝蒼　五、〇
鹽莫　〇、〇一二
鹽酸古加乙涅　〇、〇二五
右分爲四包一日作四次分服

五五　次硝蒼　一〇、〇
單那爾並　八、〇
鹽莫　〇、〇一五
鹽酸古乙加涅　〇、〇三
右藥分爲五包一日分服食前

第五類

五六　蓖麻子油　二五、〇
右作一次服

五七　甘汞　〇、四—〇、七
右作一次服

五八　加斯加拉流動越　二、〇—
三、〇
水　一〇、〇
右作一次服

五九　人工加爾爾斯泉鹽　三〇、〇
水　二〇〇、〇
右一日三次二日分服食前

六〇　硫苦　二四、〇
稀鹽酸　一、六
水　二〇〇、〇
右一日三次二日分服

六一　硫苦　三〇、〇
沃剝　一、〇
水　二〇〇、〇
右一日三次二日分服

六二　硝蒼　四、〇
單那爾並　二、〇
阿片末　〇、二
右分六包一日三包食前

六三　次硝蒼　八、〇

六四　單那爾並　四、〇
阿片末　〇、一
右分六包一日三包食前
硝蒼　六、〇
阿片丁　一、六
水　二〇〇、〇
右一日三次二日分服食前

第六類

六七　沃度那篤僧謨　二、〇
水　二〇〇、〇
右一日三次二日分服食後

六八　沃剝　二、〇
水　二〇〇、〇
右一日三次二日分服食後

六五　阿片末　〇、二
右分六包一日三包食後

六六　珊篤寧　〇、一
甘汞　〇、四
乳糖　〇、三
右爲一包頓服

二時服

六九　撒汞丸　六粒
右一日三粒食後

七〇　水銀軟膏　五、〇
右外用一日二次

七一　水銀軟膏　一〇、〇

右外用一日一次

第七類

七二　炭酸卡野古羅　四、〇
右分十二包一日三包食後

七三　結麗阿曹篤丸　十二粒
右每食後一粒一日三粒

七四　知阿克兒(チオコール)　六、〇
橙皮丁　四、〇
單舍　二〇、〇
水　二〇〇、〇
右一日三次四日分服食後

七五　鹽化亞特來那林　四、〇
阿片丁　二、〇
水　二〇〇、〇
右一日三次二日分服食前

七六　麥角越　一、六
水　一〇〇、〇
右一日三次二日分服食後

七七　麥角丁　八、〇
稀鹽酸　二、〇
杏仁水　六、〇
橙皮舍　二〇、〇
水　二〇〇、〇
右一日三次二日分服

醫事新聞

取締醫生之文告　廣東衛生司正長李樹芬示。照得保國之道。先重保民。而保民之方。首重醫務。查我國數千年來輕視醫務。已達極點。近來民智畧覺開通。頗知從事醫學。第人民程度。高下不齊。其學成問世大著聲名者。固不乏人。而冒稱西醫祗圖私利者。亦屬不少。且廣東醫學繁盛。爲各省之冠。而不及格之醫學堂亦稱最多。似此兒戲人命。與政府主持人道。保民保國之意。大相馳背。本司長心焉憂之。晝夜思維。若非設法整頓。實力維持。貽害伊於胡底。業經呈明都督。旋奉批示。所請由該司諭飭西醫生西藥房西醫院醫學堂十字會等赴司呈明。查驗合格。始准立案一節。准即如議辦理。以重醫務。此繳等因到司。奉此除派員分別飭查外。爲此通告各西醫生西藥房西醫院醫學堂十字會等知悉。仰即將詳細履歷及章程規則教員姓名等項。逐一赴司報明，靜候示期携帶畢業憑證到司考驗。以憑註册之案。毋勿延誤以致向隅可也。

廣東陸軍司之重視西醫　陸軍司以營隊軍醫。關係軍人生命。極爲重要。斷難任令濫竽充數。現查西醫醫術。較中國醫術爲精當。所有軍隊軍醫。自應聘請精於醫術者充當。以重生命。聞日來中醫生之就席軍醫者。多已自行告退云。

衛生司嚴禁神方　廣東衛生司會同警察廳。以粵省惡俗。每有神廟司祝僞造方藥。藉神斂利。不顧生命。其術愈工。其害愈甚。比之庸醫殺人。尤爲加等。前清時曾經示禁。無如奉行不力。以致城廂內外一般迷信。往廟求藥者。仍屬如故。若不嚴行禁止。何以重民命而保羣黎。現在飭行各區。所有廟菴神方。一概燬銷。如敢陽奉陰違。即將該廟司祝帶局嚴辦。以重衛生而保生命云。

注意清潔街道　粵東衛生司。以衛生事項。關係生命。自當認眞辦理。查前旗滿街道。最是污穢。積習已久。現雖設有倒掃役。而糞草之堆積如故。且有小童沿街肆行大便。北門西門一帶街道。如添滿街興隆坊牛巷大茶巷爲尤甚。路人莫不掩鼻而過。似此殊礙衛生。尤恐傳染時疫。昨特函達警察廳。嚴飭值班巡士實行干涉。如有故違。定即究罰。

衛生司防疫通告　近日香港澳門。疫症流行。而省垣河南等處地方。已有多起發見。似此危險之症。自應防範於未然。現本司置備鼠箱數千個。分設於城廂內外各街。先從有疫之區安置。專爲收藏死鼠之用。嗣後各家遇有死鼠。不得投諸街上。須置於本司所設之鼠箱乃可。否則旣礙公安。爲警察所拘罰。倘有疑係疫鼠者。可用器貯臭水或梘水或濾水。然後置死鼠於內。送往小北飛來廟警察留醫院內本司檢驗局。呈請局長代爲檢驗。但將死鼠送去時。須將住址詳細報明。以便該局長答覆。至於各家有人染疫。或有疫鼠發現者。最宜將屋內牆壁樓板及一切什物薰洗。俾消其毒菌。杜絕鼠虱。方免後患。如有願意薰洗者。則函知本司總稽查員定期督率工役。代爲料理。所有傢具什物。自必盡力保全。各民欲保衛生命者。盍留意可也。再本司現著有防範癘疫說。分派各家。誠恐仍有未遍。茲特佈告大衆。如欲取閱。即到三府前街向本司通報請領。廣東衛生司宣佈。

天長中西醫學會

天長崇葵生茂才。熱心公益。博通醫學。庚戌夏被舉爲自治議員。旋推充副議長。其地方公益事務賴以振興者。已有數端。現復提倡醫學。會同陳君瑞辰等發起天長中西醫學研究分會。簡章業經訂定。聞不日即可成立云。

衛生隊長之政績

本會會員吳志奇君。醫術高妙。前任陸軍軍醫官。調任衛生隊長。親歷金陵徐州宿遷高作皂河諸戰地。救治傷病各兵士。無不應手就愈。民國底定。辭職至南京。創設中西衛生醫院。公推爲院長。辭職時。兵士懷其德。挽留之甚力云。

附錄衛生隊長辭職徐州軍界同胞挽留電（見於民立報陽歷三月十八日）

上海民立報館鑒衛生隊長吳君志奇前在宿遷高作皂河諸戰役救護傷兵往返淸徐現辭歸阜吾等深感再生極力挽留治愈傷病官兵仝叩

又錄五月二十八日徐州軍界同人電

挽留衛生隊長　衛生隊長吳君志奇去志甚堅吾等乞留不獲用特登報以誌銘謝治愈官兵仝叩（見於上海民立報）

南通縣丁氏醫局出現

本會會員丁佑之君。素以醫術聞名。近爲利濟貧病起見。稟准民政分府。在東門外正街設立醫局一所。凡貧病就診者。不取分文。定期舊曆六月初一日開診。現已廣佈傳單云。

醫生丁福保李祥麟陳興忠屠鈞朱濂陳邦賢胡蓮伯周潞兪鼎勳蔡均楊祥蓀萬青選劉克勳王鑾丁式如張鳳鳴金調良萬鈞王家珉薛承俊等謹

稟

大部鈞鑒。敬稟者。福保等於庚戌年在上海派克路昌壽里。設立中西醫學研究會。實行研究中西醫學。並將研究所得。發行中西醫學報。曾經稟准前清民政部並兩江總督江蘇巡撫批准在案。查吾國醫學。至今日淪落極矣。上古之世。黃岐肇興。嘗草辨脈。醫學昌明。降及後世。分立門戶。墨守師說。交相攻訐。黃岐之本旨。因以日晦。濟世救民之術。遂居於劣敗地位。此吾國醫界不能集思廣益之咎也。歐西醫學。程度最高。日本取法於德。醫學現已發達。攷其所以發達之由。無論醫學校林立都市。即其醫學會之在東京一區者。有國家醫學會、東京醫學會、明治醫學會、陸軍軍醫會、濟生醫會、獎進醫會、順天堂醫事研究會等。其醫學之專門者。有解剖學會、東京顯微鏡學會、齒科學會、皮膚病醫會、小兒科學會、日本眼科學會、日本外科學會、耳鼻咽喉科學會、胃腸病研究會、產科婦人科學會、傳染病研究所同窗會等。其關於醫學之報章。多至數十種。乃知其醫學之發達。有由來也。今者共和初建。民族增光。對於強種問題。當更特別注重醫學。研究自不容緩。福保等所設之中西醫學研究會。於今三年。會員達數百人。各地已設立分會。發行之報。亦日益推廣。似於醫學前途。不無裨益。自應取銷前案。重請立案。爲此抄錄原定會章。呈請

大部察核批准遵行。所有福保等設立醫學會。呈請立案緣由。理合肅泐禀陳。伏維垂鑒。丁福保等謹禀。

附呈中西醫學研究會簡章一扣（簡章已見第一期茲不贅）

內務部批

禀及章程均悉該生等專攻醫術精研生理博採中西之學說合謀醫業之深遂設會講求實堪嘉尚所請立案之處應予照准此批

通信治療規則

問　姓名（或男或女）年歲及通信地址。
答

問　職業及起居嗜好。
答

問　親族健否。如有死者所患何病。
答

問　產生若干日。（患者如非小兒、此行圈去、）
答

問　月經、或妊娠或產蓐。（患者如非婦女、此行圈去、）
答

問　過去之疾病。
答

問　現症發起時之狀況。（如惡寒、戰慄、機能障礙、及各種自覺的苦痛等、）
答

問　自發病之日以至今日。共有幾日。
答

問　發病後第幾日最重。第幾日最輕。第幾日竟似無病而後復發。
答

問　自始病至今日之治療法。
答

問　體格。（身長若干、骨格大小、筋肉肥瘦等、）
答

問　睡眠若干時。時時驚覺否。睡時向左乎。向右乎。向上乎。轉側轄人乎。
答

問　顏面之色澤。容貌之憂樂。面部有無腫脹。
答

問　全身皮膚之色澤（黃白榮枯等）性質（乾燥滋潤）有無發疹、浮腫、瘢痕、蓐瘡等。
答

問　有無發熱。發熱已有幾日。
答

問　眼之色澤。眸子之有神無神。視物清爽否。
答

問　脈搏每分時有若干至。其性質（直線狀、蜿曲狀、或硬結等、）若何。
答

問　呼吸數（每分時若干次）及呼吸式。（呼吸時、腹動乎、抑胸動乎、）
答

問　患者自覺之症狀。（頭痛、眩暈、怔忡、嘈雜、及某處有無疼痛等、）
答

問　知覺有無障礙。運動有無障害。

答

問　唇舌及咽喉有無病狀。口渴否。食慾若何。（每日食量若干、）

答

問　有無嘔吐。吐出之物。其味若何。其色若何。

答

問　大便每日若干次或幾日一次。糞便之顏色及性質（或乾燥或稀溏）若何。

答

問　手按腹部。（胃部、肝臟部、脾臟部、）有無疼痛及腫大處。

答

問　胸廓之厚薄。或扁狹。或廓張。

答

問　有無咳嗽及喀痰。痰色若何。

答

問　心臟部有無異常。

答

問　生殖器有無病狀。

答

問　放尿時有無疼痛。尿意頻數或失禁否。二十四時內之尿量若干。尿色若何。尿中有無可見之物質。

答

問　以上諸症狀之外。尚有他種症狀否。

答

通信治療簡章五則

一　各處之問病者須將通信治療規則中所問之語。逐條答覆。即寫於所問之後。

二　答語寫完後。即將原紙寄來。住處亦須注明。以便答覆。

三　通信治療診金第一次四元。以後減半。空函不覆。

四　郵滙不通之處。可以郵票相代。惟郵票以一分者最爲合用。一角以上之郵票。一概不收。

五　處方內之各種藥品。敝處可以代辦。惟藥資亦須先行寄下。

回件乞寄上海派克路昌壽里無錫丁寓

TRADE MARK 'KEPLER' 商標

商 解百勒 標

麥精魚肝油

SOLUTION

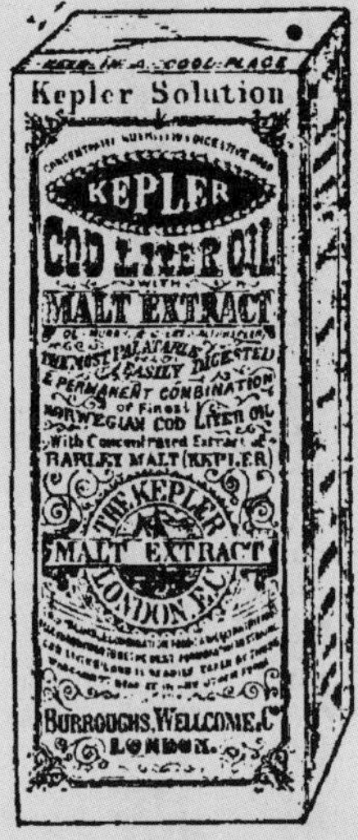

勞傷與消瘦

解百勒 麥精魚肝油、其能充補組織身體料之耗費、及恢復因疾病之所毀壞者、此品為最佳、自可篤信無疑、

解百勒 麥精魚肝油之物質、純粹濃厚精細、悉為構造腦髓、血液、筋骨、肌肉、經絡所需之資料、

解百勒 麥精魚肝油、挽回病後元氣、有非常之功、其能使憔悴形骸、速成强壯有力身體、精神充足、遜於常時、

解百勒 麥精魚肝油、其能建造康强身體、又能培補病兒、使其有堅固氣質、

解百勒 麥精魚肝油、更為乳母最相宜之妙品、蓋其能滋養乳母、雖身體柔弱、胃納不强、亦容易消化、又能使乳量增加、乳汁改良、是則小兒亦大獲裨益、

解百勒 麥精魚肝油、凡中國各埠著名西藥房均發售、

欲知此品詳細、請函致上海寶威大藥行、索取仿書可也、

中華民國元年九月出版

中西醫學報

第三年第二期

本期之目錄

本報全年十二冊本埠八角四分外埠九角六分上海
派克路昌壽里五十八號無錫丁寓發行

患腦疾與精力衰殘者惟散拿吐瑾爲健身壯力奇妙之根原

德國著名醫學博士吐澳爾君云散拿吐瑾一藥凡患腦筋衰弱者服之有速使氣力復原精神充足之功　又有一萬五千餘醫士及醫學家領袖亦嘗如是贊揚之即如維也納大學堂馮瑯騰醫學博士云散拿吐瑾爲絕妙之良劑於腦筋衰弱血薄氣衰者最有裨益焉

獨一無上之補食

散拿吐瑾爲世界惟一之妙劑可使腦筋吸受諸多**生發之燐質**此燐質與散拿吐瑾內所含之**氰素**用化學配製融洽其氰素之功培養血液肌肉以及膚腡而燐質之功滋補腦筋使之有力其功用較勝於他質也

有數百兆人已由散拿吐瑾得身體康健精力强壯之益且有許多著名人士來函證明散拿吐瑾之功用即如大英上議院議員及爾白派克君云余服散拿吐瑾獲益匪淺此藥誠爲滋補之食品能補腦筋增精力使身心均能煥發新力

復生精力

散拿吐瑾復生精力之功效凡精力軟弱者已確有明證焉散拿吐瑾能速使精力充盈以增益人之百倍生趣請　君向藥房速購一聽以試服之

按散拿吐瑾即散拿吐賤幸勿因賤與瑾之不同而生疑也

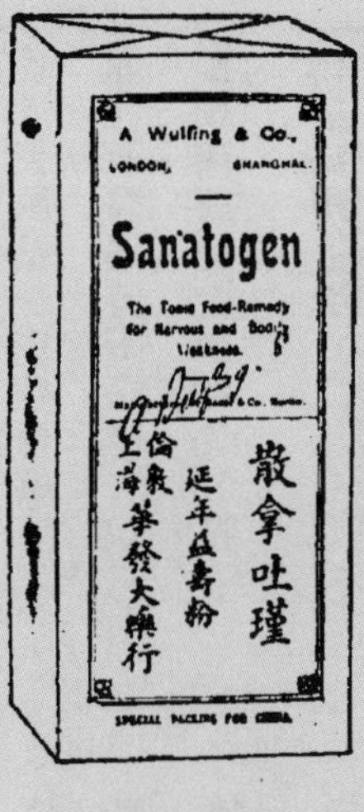

此藥每包均有此圖爲記

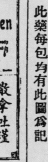

較此圖尚多一千餘倍之醫士贊揚散拿吐瑾為極大生新力之補品

嘗有一千二百餘有閱歷有聲價之名醫按彼等之高見極贊散拿吐瑾之功用其每日用散拿吐瑾者亦不下數千餘人凡患腦筋衰弱精神委頓血薄氣衰諸虛百損等症得此藥之功效者甚鉅焉

既有如許醫學博士明明贊揚推薦散拿吐瑾之功用則尚能再尋有較此更確之證據乎試觀以下所錄世上最著名醫士之意見則爾自當從彼之言亟服此散拿吐瑾矣維也納大學堂馮琊騰醫學博士云散拿吐瑾為絕妙之良劑於腦筋衰弱血薄氣衰者最有裨益德國柏靈大學堂馮雷敦醫學博士云余視診時凡遇腦筋衰弱之病人常投以散拿吐瑾奏效如神

使患腦病者得生新力

病人所作證書亦同有勸激人之功力蓋病人中多有名高位重者也即如英國貴族掃石蘭特高活爾公爵之證書云此最神奇之散拿吐瑾僅於兩月間即愈我疾又如英國大著作家挨姆爾勃耐脫君之言曰散拿吐瑾補藥之功力於余身大著奇效云爾若服此散拿吐瑾之後亦必如是之極力贊揚矣蓋此藥為世界惟一之妙劑能助爾腦筋吸受諸多生發之燐質其中有力之補質適為腦筋所愛慕因此之故散拿吐瑾能增人之精力使人得享天然康健之樂也請爾今日即向藥房購取一聽試服之

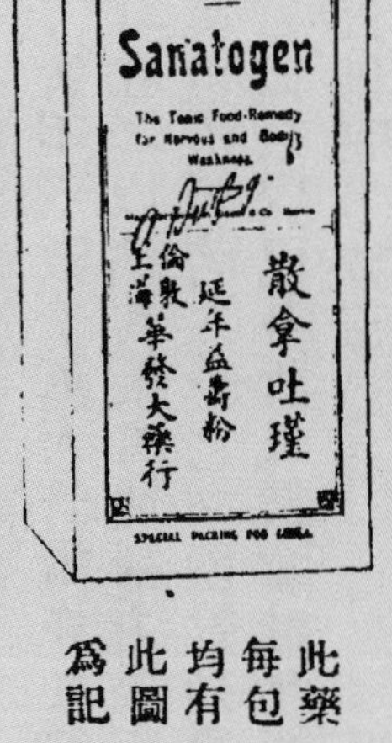

此藥每包均有此圖為記

按散拿吐瑾上海派克路昌壽里五十八號丁寓有總批發處定價較廉

"Allenburys" Diet.

愛蘭百利 商標

代食粉

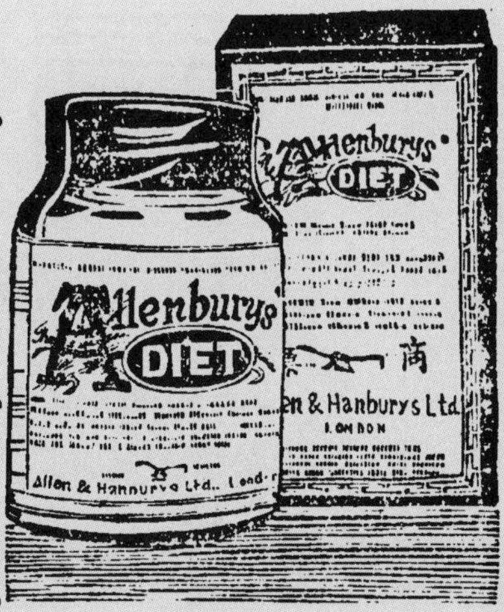

夫食物爲養身之要素、人盡知之、惟患病或體弱之人、消化力薄、殊難得合宜之食品、本公司有鑒於此、特製愛蘭百利代食粉、純用益精養血諸品配合而成、其味清香、其質滋補、製時已預先用法消化、故一入腸胃、旋即作用、較之尋常牛乳米麥等、誠高出萬倍、凡患胃炎腸熱諸症、用之無不效驗神速、老年精神缺乏、用之則體強力壯、開胃提神、乳母乳汁淡薄、不足哺養嬰兒、用之可增乳水濃厚、且使嬰兒易於安寢、戒煙後元氣未復、所食之物、以致腹脹、用之有特別效驗、然不但爲家常之要品、即航海旅行之人、帶之亦便、誠人生至寶之食料也、本公司創設英京倫敦、已將二百年、所製各種補劑、藥丸、藥片、以及醫科新發明器具、並閨閣一切用品、莫不膾炙人口、故歐美各國、無不爭購樂用、今特新設分行於上海北京路郵局對門八號、以便亞洲各醫院藥房就近購辦、凡欲知一切詳細者、請來函或駕臨索取一切仿書可也、

各大藥房均有出售

總行英京　分行上海　**愛蘭漢百利有限公司謹啟**

德國之慈善衛生

歐洲各國地方公益之發達。德國稱首。近人遊覽德意志國境者。覺彼國人民。衣冠楚楚。耕地田園以及道路。無不整理有方。都會之綺麗。市廛之清潔。觀者悠然神往。近數年來公私建築物。悉經改造。形式整齊。衡之十年以前。赫然改觀。道路清幽。略帶黛色。濃潤如畫。牛溲馬浡。掃除淨盡。至塵霧飛揚。紙片作旋風舞。尤爲稀見。風韻宜人。街市與公園一律。而市政刷新以後。公私事業。一日千里。就中尤以慈善衛生等項。關於地方公益事務。最爲發達。

德國都會街市交通機關。輒以電車與自動車溝通而聯絡之。都會大者。人民生計程度亦從而增高。故地方整理之後。商工各業日新月異。於是慈善衛生等項。不得不隨生計之發達而益見擴充。諒亦風會使然。不可或拂也。

先以建築物論。則制度簡陋如古式之大學。輒新建或改築之。柏林市義路暄病院。亦以新址落成。費一億九千一百萬馬克之多。又翰堡市繞亞路德湖上。凡四圍民舍家於湖畔者。悉令遷徙。改築如公園式。使市外患病人員。約二三千人。遷入療養。儼成病院。入院者皆得挹湖畔清氣。病軀若失。其注重衛生可知。

更如佛郞渡阿母馬茵等新建都會病院。次第落成。院外復附設痘種研究所。但市內病院。亦往往有爲大學校者。至如來比錫市立病院。則增築之費。亦費千餘馬克。蓋其地人口約九十萬許。爲撒遜州最大都會。近時建立戰勝紀念碑。歷史上頗增光彩。又於市之中央。新築中央停車場。凡此皆隨生產之富庶。而益見進步者也。

此外古式建築物。改築者甚衆。如門占市大學校與病院。悉經重建。其解剖學教室。在歐洲各國。尤爲首屈一指。種種新建事業。率皆隨國家經濟之膨脹。與國民全體研求學科。駸駸剖悉毫芒。而後益形發達。故教育異常普及。馴至婦女亦無不各習職業。以維持獨立之生活。

德國注重慈善。於勞働者保護事業。尤費經營。例如大會社內。附設公共宿屋。或爲勞働者謀簡單之生活。於市內徧設公共饍堂。彷彿如中國粥局。約給普通人一日糧五分之一。以爲施食典例。

又有勞働者兒童寄託所。凡勞働者有襁褓兒。輒於一定時間及一定場所。由寄託所派出員領之遊散。以發育其筋骨。又於定時交其父母領還。使之撫育得所云。

兒童撫育方法。注重遊散。亦爲助長性靈。發育體質一大問題。故德國冬季園林。雖以寒風栗栗。人砭肌骨。不見有孩提往來。而入夏則公園及曠地。常有遊人擕帶嬰孩出沒叢林修竹間。其制度與習尙然也。

又於老年伶仃。轉輾溝壑者。流爲之特設養濟所。近年來比錫市費六十萬馬克。收納一千人入院。建築尤爲宏壯。以出於施捨。不覺咄嗟立辦。更如盲啞者。則設盲啞保護會。然在德國經營慈善事業。不僅藉公共機關。又有各出私財。以補助公共事業之不足者。例如遇市內貧兒嗷嗷待哺之際。好事者輒呼入私室。食之一如其子弟。甚者助以學費。使入學校肄業。儼與養子無異。可知德國之民。其慷慨解囊。輕財好義若此。德國病院。往往有好事者。出貲築寢臺於院內。供人療養。凡遇患病人員。輒給介紹書。使入院療養時。得就寢臺偃臥。以便醫治。其寢臺構造式。尤曲合病人衛生之用。公共事業之經營。發達已極。其國民之一般公共道德。亦必隨之而發達。故德國交際社會。最稱優美。持己接物。秉以大公。不施無禮。遠近商賈貿易。不設虛價。電車運轉。除司機員以外。不另設車掌。僅僅於車內備一箱函。令乘車者以車價投入之。纖悉靡遺。更無藉乎管理云。

又以金錢相授受。無取證立憑之煩。往往一言然諾。上下率以信用自矢。交際之間。亦重然諾。守信義。爲各國所推重。至如奸民以詐術相尙。則更不容於社會。故他國人士。莫不欽慕其公德。稱道之勿衰。

中華民國第一衛生會啟

長沙潘讓來稿

物生必羣。物羣必競。天使之歟。不競不羣。不羣不生。天不得而使之也。環球血氣之倫。百骸九竅六藏同。而弱而强而殤而壽異。作息飲食呼吸同。而豐而癯而衰而王異。交通朝使奔走同。而威而懾而屈而尊異。所以同者求諸生。所以異者烏從而求之。泰東西之有衛生會。以生以羣以競。同也。我國無衛生會。不競不羣不生。而日視各國生之羣之競之同而異也。市場也。街衢也。旅館也。澡堂也。我國總總然。秩秩然。而外人不屑措意者何。政治也。學校也。商埠也。軍旅也。我國矜矜然。色色然。而外人不少顧懼者何。夫政治學校商埠軍旅之多缺猶顯也。市場街衢旅館澡堂之不飭仍末也。不人人豁衛生之知識。奮衛生之能力。以貫注彌綸乎其間。形式同而精神異也。精神異而形式卒不得强而同。各國之生之羣之競之。我國之不競不羣不生。其在斯乎。其在斯乎。我黃帝知之矣。以政行醫。以醫行政。靈樞九卷。標生理之同。而素問九卷。則析言衛生之異。惓惓焉孩萬物而以衛生爲建設之母者。亘五洲之君主民主。未有能先之能過之

中華民國第一衛生會啟

也。自周秦諸子。每竊一得。輒喜著書。而醫家乃自爲流。而衛生之範圍隘。甚矣。衰世多一學子。民生多一蠹賊也。外人懲其弊。黜文而崇實。遺末而事本。於衛生一道。經之以警察。緯之以黨會。警察所不得遍諭者。衛生會從而鼓吹之。衛生會所不得更張者。警察從而翼助之。一舉一動。一事一物。無不根諸衛生學之知識能力。以闢以營以成以精。宜其形式同而精神異也。精神異而形式卒不得強而同也。蓋我黃帝以政行醫。以醫行政。純一衛生之範圍所充極。爲之後者不克纘其緒。而外人乃攘而寶之。遂得以奴隸我犬馬我也久矣。可痛也哉。向者有民族民權民生三問題。今民國已建。所謂民族族矣。民權權矣。而所謂民生者。吾未能測其起點也。興實業。訂法律。講財政。不得不視爲當務之急。然不先鼓人人之精神。而徒事事於形式。本根不厚。生殖不繁。吾恐不競不羣不生之說之驗於後也。而欲生之羣之競之。則莫如開衛生會。

鎮江西醫傳習所緣起

函授新醫學講習社最優等畢業　陳邦賢　也愚

歐風東漸。新學大昌。而最新奇之醫術。亦挾太平洋之潮流。奔騰澎湃而來。而我國醫者。輒少見多怪。彼所用之聞聲筒。有目爲留聲器。彼所用之灌腸機。有目爲變戲具。彼置諸藏書樓之書籍。而未嘗寓目者有之。彼置諸糊壁上之標本。而詫爲奇異者有之。見橐駝而謂爲馬腫背。我國醫者。寗無愧乎。寗無愧乎。此醫學一術。不可不借外人以爲研究計也。以時局論。我中國近數十年間。通商大埠。醫院醫校林立。而外人締造者居多。或以營業爲重。或藉慈善爲名。隱操我黃人之生命權。卽如日俄之役。大連一租借地。立約不過十三年。而外人經營病院。幾與鐵道並進。去歲東三省患疫。俄人藉防疫而進兵。某地患疫。某國人藉驗疫而侮辱。前德人擬在膠州建醫校。英人擬在京師建醫校。日人擬在海州建醫校。名爲敎育我開導我。實則隱攘奪我生命權也。一旦生命權落於他人之手。其患何可勝言。夫關係我一人之生命權。不爭猶可。至關係我父母伯叔兄弟姊妹妻子之生命權。已不得不爭。而況關係我四萬萬同胞父母伯叔兄弟姊妹妻子之生命權乎。願我醫界及早猛省。此爲時局論。固不可不習西醫以爲抵制計也。卽以社會論。日來風氣大開。信西醫者日衆。西醫已得優勝之勢。而中醫漸居

鎭江西醫傳習所緣起　

於劣敗之地位。試問萬國紅十字會。曾有一中醫充救護隊者乎。曰無有也。防疫醫隊。曾有幾許中醫充隊員者乎。曰無多也。其次則學校醫軍營醫警察醫顧問醫檢驗醫等。亦莫不多用西醫。蓋謂我中醫多不知細菌學也。多不明衛生學也。多不諳消毒法也。嗚呼。與其將來受彼取締。聽彼排斥。何如我今日先習西醫之學術。盡彼之長。出我舊有中醫之學問。以補其缺。中西畢貫。既不至於故步自封。自可免於天演淘汰。此以社會論。尤不可不習西醫以爲自立計也。及攷諸醫史。唐孫思邈作千金方。王燾作外臺秘要。素靈仲景之學。至此已一變矣。再變而爲劉守眞之專主寒凉。張子和之專主攻下。李東垣之專重脾胃。薛立齋張介賓輩出。則專主溫補。我中國之醫學。蓋屢變而不一變矣。距今已數百年。又有不得不變之勢。此攷諸醫史。更不可不習西醫以爲權變計也。爲研究計。爲抵制計。爲自立計。爲權變計。有不得不習西醫之勢。彰彰明甚。某等目擊時艱。用是投袂而起。振弊扶衰。奔走呼號。聯合同志。創辦西醫傳習所。非揚西而抑中。實求新而補舊。意在俾我同志。啟發性靈。崇厚根本。端正趨向。習練手目。尊貴資格。借西方之鴻寶。保東國之粹言。將來爲中西會通醫學家。獨樹一幟。不亦大快事哉。緣擬公聘敎員。仿昌黎氏提要鈎元之法。定爲一年畢業。竊思學科繁多。非一年所能。竟然參天之樹。始於萌芽。九仞之山。基於一簣。他日我同志醫學大明。有充官醫軍醫學校醫防疫醫警察醫顧問醫檢驗醫者。未始非今日之起點也。

論細菌對於人身疾病之關係

陳邦才　藝丞

植物界中有細菌焉。散布於空氣中。繁殖於寄生體。其為物也。至微細。至渺小。非特竭尋常人之目力所不能見。即起古之明目如離婁其人者。於九原。恐亦不可得而見。必藉顯微鏡之力。而始得以觀察之。考細菌一名微菌。舊譯作微生物。寄生於人體及動物而吸取其養料。為最下等之隱花植物。通體無莖無葉。無葉綠素。不能起植物之同化作用。從葉片之氣孔。吸收空氣中之炭酸瓦斯。葉綠粒受日光之助。分解炭酸而留存炭素。與其根吸收之水分融合。而成澱粉。以滋養全體。故細菌一切營養物。皆仰給於複雜之有機炭素化合物。其種類有三。即系狀菌。萌芽菌。分裂菌是也。系狀菌與萌芽菌。其毒害僅能侵及局所。分裂菌則不然。恒為全身疾病之素因。系狀菌。形如長絲。多有節。屢分歧。曰微絲。絲之尖端發育延長。成微種而繁殖。系狀菌中。死物菌。多寄生菌少。一般病的作用弱。其微種與空氣共入而感染。多寄生於病變死亡組織。亦有時侵入生活組織內。喚起變性炎症。如皮膚。腸管。口腔。咽頭諸部之潰瘍等處。而有系狀菌寄生則各於其部分生白色褐色黑色之沈着物此系狀菌也萌芽菌一名釀母菌又名醱酵菌爲圓形或橢圓形之細胞其機能使含糖液釀醱酵生酒精與醱酵分裂菌問其能爲病原菌者多寄生消化障害者之胃中或糖尿病者之膀胱中此萌芽菌也至分裂菌一名排古的里亞由單一細胞而成可分爲三種分裂菌之如球形卵圓形者曰球狀菌分裂菌之如桿形者曰桿狀菌分裂菌之如螺旋狀者曰螺旋菌分裂菌之狀態有如上述而其作用又可分爲二一爲非病原菌非病原菌者於人初不見其有害例如腐敗菌醱酵菌是一爲病原菌病原菌者足以危及人之生命例如寄生菌是腐敗分裂菌者何即蛋白質及類蛋白質之分解不須酸素之還原作用也例如各種死物菌是醱酵分裂菌者何即含水炭素之分解也例如醋酸醱酵乳酸醱酵等是寄生菌者何即分裂菌繁殖生活體而發一切之傳染病也傳染病有急性慢性之二大別急性傳染病中赤痢菌寄生於大腸內則起赤痢症腸窒扶斯菌寄生於小腸內則起腸窒扶斯症慢性傳染病中結核菌侵入於腦則發腦結核症侵入於肺則發肺結核症是皆病原菌也據以上觀之可知細菌之對於人身疾病有最大之關係者莫分裂菌若矣而分裂菌之對於人身疾病有最大之關係者則又莫病原菌若矣

傳染病預防法

古剡張德威

病莫多於傳染病。亦莫烈於傳染病。壬寅歲。大江南北。死於虎列拉者。不下數千萬。客歲春間東省鼠疫流行甚劇。幸清政府竭力防禦。不數月遂撲滅。然死亡數已達四萬二千以上。防疫經費耗數百萬兩之多。蓋世界愈文明。則交通機關愈便捷。而傳染病之流行愈速。當此民國初建。政府既無檢疫之命令。醫師又乏治療之智識。設個人復不知先事預防。是不啻以生命爲孤注也。西諺有云。一鎊之預防。勝於百鎊之療法。故西人防疫甚於防盜賊。近因杭垣病疫甚熾。爰擬預防法若干條。以供衛生家之一覽。

(一)勵行普通攝生法。

(二)注重遮斷法(卽隔離法、)

(三)免疫法。(如欲免破傷風、則注射破傷風血清、欲免實扶的里亞、(爛喉痧)則注射實扶的里亞血清等是、)

(四)患者之衣服被褥器皿與唾液糞便等。均須消毒。消毒法有五。一爲燃燒消毒。二爲蒸汽消毒。三爲煮沸消毒。四爲日光消毒。五爲藥物消毒。(藥物消毒、以石炭酸水昇汞水石灰水爲最佳、)

（五）汽車汽船等之交通機關。均爲運驗傳染病病毒之具。宜設局以檢查之。
（六）不可爲過劇之操作。
（七）不可過勞其精神。
（八）預防感冒。
（九）食前必用純潔之水洗滌手指。
（十）勿酣飲暴食。
（十一）食品與飲料必須煮沸。
（十二）攤上陳列之瓜果多有黴菌寄生宜勿食。
（十三）勿食已腐敗之食物。
（十四）住居之房舍須常清潔。
（十五）日光有强烈之殺菌力故室內以日光透入爲佳。
（十六）劇場與衆人麕集之地宜勿往。
（十七）勵沐浴。
（十八）蚊、蠅、蚤爲各種傳染病病毒之媒介。宜設法竭力驅除之。

嬰兒保育法

醫學博士　太倉俞慶恩鳳賓述著

叙言

人種進化學家霍爾博士之言曰主宰將來世界之人爲種類之最良與生殖力之最富者準斯說也則吾華夏之民其將爲世界之主人翁乎或曰子言過矣彼歐西人士考準乎學問精深於藝術今已爲世界人類之領袖豈能遜揖退讓於吾乎曰是不然吾人之富於生殖力爲歐人士所稱羨種類之良方駕白人所乏者特新學問與新藝術而已夫學問藝術人力能致苟誠求之無不得焉若生殖力則由於細胞之生理作用半由天賦殆非人力所能致也今法國人民生產數與死亡數相抵故民數無增加英德亦如之且歐洲西部之嬰兒夭亡者居四之一歐人憂其種族之衰防禦之無術甚至設賞以獎多子其視吾國嬰兒生殖浩繁足抵夭亡而有餘者相去何如哉故吾華夏之種族既極優美而天又厚賦以生殖之殊力苟能一盡人功以新學新藝保育嬰兒則他日種族進化蕃衍世界雖欲不收主宰之權

嬰兒保育法

其可得乎爰紛吾言以驗來者

導言

夫國之貧弱不足憂無壯健强毅之國民乃眞可憂今者大陸革新漢家光復欲保我河山而雄飛於世界舍壯健强毅之大國民其誰任之顧人非生而能壯健能强毅也必恃乎保育保育非施於年長時也必注意於嬰兒時代苟嬰兒不務保育則摧折夭傷人種且歸於淘汰壯健强毅之國民何自而來乎彼孱弱黃瘦之兒欲以人力使轉爲魁偉壯碩得不於保育之道加之意哉余竊有感故博稽學說參以肊見而作嬰兒保育法

新生嬰兒之保護

新生嬰兒甫紮臍帶即宜裹以絨單置諸溫暖之室用潔淨之綿花蘸沸過之溫水揩拭其兩眼復用硼酸溶液滴入眼孔若母患白帶則嬰兒之眼中須滴以銀淡養三百分之二之溶液其法用潔淨玻璃細管吸收此溶液滴入之以二三滴爲度所以防白帶之黴菌侵入兒眼庶免失明之害也既注意於眼而後以油抹嬰體去其汚垢浴之於溫水水之溫度以法倫表百度爲宜浴畢以軟布徐徐拂拭其唇口以去其血斑之

汚穢、

裹包臍帶時宜敷以鉍亞淡養粉或水楊酸一分、與澱粉十九分之混合粉覆以潔淨之紗布或絨布腹之周圍裹以絨巾闊八英寸至十英寸宜略緊以免移動檢視遍體有無損傷畸形手足健全與否

包紮既竟若唇帶青色四肢略冷宜用熱水瓶包入絨布置於其旁與其體不可過近睡於靜室牀宜略暗以安其腦筋嬰與母以分牀爲宜若不得已同寢亦可

生後之五日至七日其臍帶應脫落脫落之後可以沐浴全身惟臍帶仍宜敷粉腹際仍裹絨布以免臍疝

骨骼之保護

嬰兒骨骼中礦物質少而動物質多其質柔軟易致屈曲臥時若專側一邊其頭必歪須兩邊更番而臥又不可強扶使立以其足骨無力不能支持強之立則漸成屈曲之形也小兒之枕不可過高仰臥高枕者背脊易曲故不可不注意

腦之保護

小兒在一二歲時腦之長育較速在此驟長之時不可稍加阻力必使其安靜休息室

中無喧嘩驚恐之聲屏除一切刺激神經之事小兒腦質薄弱若不保護不但不能長足且易生疾病玩弄嬰孩引其哂笑令其觀火光使其聽異聲兒或應之人皆以爲樂實則有損於嬰爲其劇受刺激也故在一歲或一歲半以內戲玩之事須當蠲除余曾見因用過熱之水洗滌兒足而致腦膜炎者有因跌蹶受驚亦罹腦膜炎而殞命者可不慎乎

肺之保護

嬰兒之口宜使之長閉呼吸之氣當由鼻管出入蓋鼻膜有粘液鼻孔多曲折既可阻隔灰塵黴菌之驟入肺臟又能溫暖吸入之氣以免冒寒傷風若鼻管阻塞氣不可通宜設法治療之

不可與肺病之人接觸若母有肺病不可哺母乳不可同居一室室宜廣大清氣陽光愈富愈妙

稍長宜練習呼吸運動以開拓胸襟而加增肺量則濁氣盡洩塵埃黴菌無逗留之地肺臟不期其强而自强矣

小兒咳嗽咯痰世人每視以爲常事而忽之直至病入膏肓始延醫求治不知禍可弭於無形病易療於初起故傷風咳嗽宜一起卽治以免大病之糾纏若必待肺細胞發炎或痨菌侵襲而始治之不已晚乎

於無形病易療於初起故傷風咳嗽宜一起卽治以免大病之糾纏若必待肺細胞發炎或癆菌侵襲而始治之不已晚乎

胃腸之保護（參觀愼飲食一節）

嬰兒哺乳時若不冒寒妄食胃腸必健全無恙零星食物如糕餅果餌最易致病不宜食也小兒每以手指取物而啖此為惡習一則手指汚穢不宜持食物二則若成習慣凡可持之物無論能食與否均將含而咀之小兒腸中多蟲大半由於此習可不愼哉

哺乳之母不可飲醋酸以防嬰兒之胃腸受病水瀉不止也

口齒之保護

初生之嬰口中或沾穢質可用硼酸溶液輕拭之若起小泡腫痛可用重曹溶液二十格林入水一盎司揩拭其口惟不可過重

口中之齒無論乳齒永久齒均當常使潔淨齒牙積垢易於腐爛旋成齲齒齲齒之中黴菌孳生不獨增加痛楚口氣變臭抑且媒介傳染諸病至爲可慮故齒若齲蝕不修補則當拔去

一、格、林、計、一、釐、七、毫、四、

一、益司、計二、勺七、撮四、

皮膚之保護

小兒皮膚易染疾病。如表皮擦碎。則癬瘡諸疾乘之。然杜漸防微。亦屬易易。如常求潔淨。尿布勤換。撲以乾粉。即爲預防之法。肥碩之嬰。其頸間脅下。腋際皮肉。摺疊之處。尤宜注意。洗滌之時。不可用劇烈肥皂。又不可重擦重揩。淨水鹽水。隨時擇用。

生殖器之保護

嬰孩祗須潔淨生殖器之疾病自少。女兒間患膣道炎。必須用藥灌洗。男孩包皮。有時須行周截法。以防患於未然。有時孩童不眠。乳媼刺激其生殖器促之使睡。此舉絕謬。不可釀成習慣。父母當留意焉。

沐浴之方法

嬰孩在數月內。沐浴之水。當在法倫表九十八度。浴室宜暖。浴時宜短。身上濕潤。宜速拭乾。切忌重揩猛擦。倘皮膚異常柔嫩。間或剝落。則浴水中。可加以食鹽。鹽一握。入水一加倫。嬰甫半歲。浴水之溫度可在九十五度。康健之孩。一歲後可減至九十度。稍長則沐浴既畢。須用六十五至七十度之水。澆灌須臾。晨起冷浴爲宜。黃昏熱浴有益所謂冷浴者以海綿浸冷水徧揩其體之謂爲時宜暫不宜久半分一分鐘足矣揩拭之後宜速摩擦以利血液之循環而增加皮膚之耐寒力若反應不速皮膚呈蒼白色眼下唇上現淡青色則冷浴之時宜縮短或溫水洗浴之後用毛巾蘸冷水揩拭全體較之冷浴異曲同工其爲利一也

衣服宜寬大

嬰孩衣服宜輕而暖宜柔輭而無刺激性宜寬博而無羈束務使手舞足蹈輾轉如意項頸胸腹均能運動不失其活潑機能褲帶與其橫縛於腰胯無寧上懸於肩胛窄衣短袖有礙康強足部不暖易爲寒侵食滯腹痛必因而發生故足宜使之常暖雖用湯婆子熱水瓶以溫之亦無不可環圍於腹際之巾爲防臍疝而設數月之後可以脫去若瘦弱之孩腹部脂肪單薄不足以護臟腑則腹巾不可遽脫初生時可用佛蘭絨環圍之數星期後可用布繞腹繫之以帶帶懸於肩

小兒衣服早晚宜略多日中稍薄至於裸背袒胸露臂赤足皆屬惡風亟宜戒免而衣裳重疊汗流氣喘亦非衞生之道二者均釀病之源必須適中方得其當

夜間睡眠衣服尤須寬大若用衫褲合一之衣既屬便利又免冒寒被若太厚嬰兒不

能熟睡諺曰若嬰小兒安常帶三分飢與寒非虛語也

睡眠之時刻及規則

新生嬰兒三日之中宜使熟睡若難產者頭部或受壓力沈迷昏睡至兩週時者倘無戰慄抽搐挺強之狀則二三日後漸能蘇醒數星期之康健嬰兒每日睡眠宜有二十至二十二小時若覺飢餓或不舒適以及痛楚者則不能安睡矣

自一月至六月之嬰每日宜睡十六至十八小時一歲以後日睡兩覺以得十四小時爲宜兩歲以後宜睡十三小時即夜間十二時日中一時四齡兒童每日宜睡十二小時六歲至十歲宜有十時至十一時之睡眠十歲至十六歲時每日至少須睡九時

嬰孩睡時不宜顛搖震動亦不宜銜乳含物於口此種習慣當於初生之時即行戒除不可以姑息而寬容之不利於嬰徒勞其母若教導得宜嬰必聽命若供以多乳眠以溫柔之牀置諸寂靜之室勤換尿布則不患其不能安睡切勿因不眠而養成種種惡習慣有損無益也

睡眠須有定時飲食亦須依規則若應飲食之時小兒猶睡可喚醒以喂之食罷再睡夜間之喂食可逐漸減少五月小孩黃昏至晨可勿喂乳使其安睡深夜啼哭小兒之不能寧睡大抵由於飢餓或食滯二端若睡眠飲食均按時刻必無過飢過飽之處也

運動之習練

不能寧睡大抵由於飢餓或食滯二端若睡眠飲食均按時刻必無過飢過飽之虞也

運動之習練

幼兒無運動之習練其放聲啼哭手舞足蹈卽運動也啼哭舞蹈可以舒張其肺氣運用其筋肉而滋養料易於吸收故衣裳不可緊窄手足不可束縛瘦弱之兒食慾減而消化滯者哭聲無力面色無神彩宜摩擦其全體活潑其血脉運用其筋肉每日持之以恒則體重增而全身健此之謂被動練習

小兒之能步行者可使隨意運動戶外游玩多得淸氣尤屬相宜獨樂不如衆樂獨居之兒鮮能强壯宜得伴侶結成團體有比較有競爭則興味富饒運動得益

運動之目的在發達全體之筋肉矯正其缺陷使之左右均平而無偏重以免釀成彎腰曲背拳胸側體等形苟或有之宜於習練運動時設法矯正若至長成而始治療則勞而無功成效必尠如能建造合法之運動室使兒童無論晴雨均能遊戲尤爲健康之助而習練可無間斷矣

出游之有益

鍾愛嬰兒者每以不出房室嚴扃窗牖爲保護之法其實不然游散於戶外吐故納新

可多。受。清。氣。陽。光。之。益。終。日。居。於。一。室。身。體。之。發。育。必。遲。若。恐。出。游。感。受。風。寒。祗。須。衣。裳。略。暖。頭。戴。小。帽。遮。其。兩。眼。以。免。陽。光。之。直。射。即。可。如。在。夏。季。則。一。星。期。之。小。孩。即。可。出。外。春。秋。二。季。中。倘。室。外。氣。候。在。法。倫。表。六。十。度。以。上。則。滿。月。之。後。亦。可。游。散。初。次。爲。時。宜。暫。十。五。分。鐘。至。二。十。分。鐘。足。矣。以。後。逐。漸。遞。增。至。二。三。小。時。爲。止。深。秋。或。冬。季。所。生。之。孩。一。二。月。後。値。風。和。日。暖。之。天。亦。可。出。外。小。游。惟。時。間。宜。較。短。徐。徐。加。增。四。五。月。之。嬰。孩。若。氣。候。在。冰。度。以。上。無。巨。風。大。雨。以。爲。障。害。大。可。出。戶。游。樂。總。之。循。序。而。進。依。法。而。行。則。出。游。之。益。無。窮。而。感。冒。之。患。自。少。矣。

種痘之必需

天花甚屬危險欲免天花。須種牛痘。我國舊時之苗痘術以及近來施種牛痘之處。未臻完美。多不合於衛生。若牛痘苗不潔。種術未明。器械汚穢。則種入病根。有損無益。若天痘流行之時。一星期之嬰兒。即可種痘。尋常滿二月。即宜種之。種而不出。則須補種。以後每年或隔二三年一種。若居天花盛行之時。則複種爲妥。近有德國醫欲改良我國苗痘之術。正在研究。尚未實行。近年美洲有反對種痘者。乃少數未明學理之人。吾儕不可效尤也。

便溺之約束

小兒在極幼稚時。即能受人之教。若保姆稍加訓戒。三月嬰孩。可使大解有定時。不僅省尿布。且能成習慣。裨益嬰孩匪淺。大抵每次哺乳之後。即宜使之溺。哺乳依定時。則便溺亦有定時。於消化排泄機關大有益也。若加訓導。一歲之後。聰明嬰兒自能於便溺之先示其所欲。不加訓導則雖至二三歲不能脫離尿布。強健兒童二歲以後夜不遺尿。祇須夜母飲食則便溺缺如矣。

空氣之供給

室中空氣須清新。有通風之法。每孩須一千立方英尺之空地。至二歲。可以稍減。然不可減至八百或七百立方英尺。室內無潔淨空氣。則小兒孱弱黃瘦多病。不健空氣之關係非細也。兒童之長成者。宜令獨臥一床。不宜常與其母或祖母同寢以致床上空氣穢濁。小兒非弱。即病。

初乳之說明

母於產後初生之乳汁。名曰初乳。以別於尋常之乳。初乳爲產後三日內所分泌者。色黃。比量較重。富於蛋白質鹽類。而其脂肪糖質則略少。汁中多含彩粒小體。有名之爲初乳球者。

初乳之作用。除滋養嬰兒外。兼有輕瀉之功。小兒飲之。臍屎盡出。此為天然潤腸劑。至穩至妥。故初生之嬰如能即哺母乳。不必另服三黃湯等劑。徒增危險。任其飲初乳而適其天可耳。

哺乳之規則及乳量

哺乳。若無規則。則小兒睡眠飲食。皆無定時。消化不良。便溺無度。易感疾病。必妨礙其發育。且母以定時哺乳。則分泌必多。故哺乳不可無規則。

每次哺乳時刻以十五分鐘至二十分鐘為限。哺時嬰若睡眠。須使之醒。不可成含乳而睡之習慣。兩乳宜更番替換。二月以內。每二小時哺一次。夜間節去二次。三四月內。每二小時半一次。夜間亦節去二次。四月以後。每三小時一次。夜間不哺。十月十二月以後。宜稍食固體物。漸以適當之食物代乳。

康健之母產後兩星期內能分泌乳質十三至十八盎司。第三星期十四至二十四盎司。第四星期。十六至二十六盎司。第二第三月內。每日二十至三十四盎司。第四五月內。二十四至三十八盎司。第六七八月內。三十至四十盎司。此為忒忒爾氏之計算。若

在吾國或略有參差耳

若欲計算每次哺乳若干可先稱嬰之體重喂後復稱之計其相差卽得其一次所哺之多少

欲知嬰於哺乳時長育之遲速則亦須權其輕重每星期或三日一權之立以爲表以察其進退可以知乳汁之有益與否

隔離母乳之原因

若母有急性傳染病神經過敏之疾、以及癲癇、癆瘵、臨產血崩、腎臟炎、產褥熱等症則母乳不可飲須僱乳媪或用適當之牛乳食品代之

乳癰及乳頭脫皮須俟治愈後再哺哺乳之時月經不轉偶或有之乳質略變幼兒或有不消化之病狀但爲時甚暫經盡卽復原如於哺乳時期而母或妊娠則宜斷乳若仍哺乳則三者均不利母兒及胎內之子是也

乳媪之選擇

母若康健無病嬰兒哺母乳爲最宜母乳不能供給之時則須僱乳媪年齡宜在二十至三十五歲身體康强無徽毒肺病皮膚等傳染病者若不愼擇沾染疾病爲害非小

選僱之時宜詢問其兒之確實年齡與已兒不相上下為及格相差四月尚可勉強若是極幼之兒則相差不可過二月若媼之兒已夭亡須問明其致亡之是否傳染症或媼從他家方輟業須追問他家之兒有傳染病否例如甲家之孩因天花而亡媼則輟業入乙家乙家之兒卽難免傳染因媼之衣服用具均足為傳染之媒介物不可不慎也至媼之性情必須和平中正喜潔淨無鈍呆粗鄙之行方可為有益於嬰孩之乳母

改良乳汁法

乳汁宜常檢查若其含料有缺乏或過多之變當設法矯正以合於嬰體為準今將鹿樞氏之改良乳質法譯之於下

一增加乳汁法　母宜增加飲料多飲牛乳麥液心中宜懷能哺之希望

二減少乳汁法　母宜減少一切飲料

三增加乳中實質法　縮短其哺乳時刻之距離卽勤餵也減少運動減少飲料增加實質食品

四減少乳中實質法　延長其哺乳時刻之距離卽遲餵也增加運動增加飲料

五增加乳中脂肪法　多食肉類

六減少乳中脂肪法 少食肉類

七增加乳中蛋白質法 減少運動

八減少乳中蛋白質法 實行劇烈運動

斷乳之遲早

歐美以六個月或九個月爲斷乳之期我國較遲甚有遲至三四歲以後者太早有損過遲無益如小兒體重日增母亦康健則斷乳可稍遲反是則速斷爲妥以冀母嬰均沾利益不致牽掣也驟斷不如漸斷夏秋不如春冬如能以牛乳或食品之合於衛生者逐漸代乳嬰孩不覺其苦且不患食滯等病若斷乳後遽予以粥飯魚肉極爲不妥須有相當之食品代之歐美嬰孩之早斷乳者亦非喂以成人之食物而代以相當之食品故能健康無病也

人乳牛乳之比較

乳汁者乳腺細胞所分泌之液體也人之乳汁爲嬰兒最適宜之食品其味甘其性鹻其比量自一〇二九至一〇三二其含質與成分如下

蛋白質 百分之一至二

脂肪	百分之三至四
糖質	百分之七
鹽類	百分之二
水	百分之八七至八八

乳之含料無甚更變其成分時有參差上列之表僅平均數耳新鮮牛乳其性中和間或略帶酸性其含料及成分如下

蛋白質	百分之四
脂肪	百分之四
糖質	百分之四、五
鹽類	百分之、七
水	百分之八七

故牛乳人乳含料相同成分則異牛乳之所以不適嬰孩者因其蛋白質太多糖質太少嬰孩飲之自有流弊苟欲求牛乳之得益不可不改變其成分使與人乳相等庶幾嬰兒之營養得宜矣

牛乳成分之改變法

牛乳含蛋白質百分之四人乳則百分之一至二今欲將牛乳之蛋白質改至百分之一、五或一至二可用潔淨之水二分加入牛乳一分則蛋白質之成分改至百分之一、五三三與人乳相去不遠惟其所含脂肪本屬百分之四甚爲相當今若攙水亦即減至一、三三而糖質本屬百分之四、五固嫌其少和水二倍頓減至百分之一、五則尤少若以此乳喂孩孩僅獲蛋白質之益而於他項滋養料則太缺乏矣故和水之乳必加糖與脂肪始爲合格然則糖與脂肪必加若干曰須加乳糖百分之五、五或乳汁四兩加乳糖一茶匙足矣至於脂肪若有適當之乳面確知其成分者可酌量加入乳面云者即牛乳面上濃厚之質富於脂肪者然用乳面尚未盡善盡美以其含蛋白質與糖若入乳中則蛋白質與糖之成分又將增益雖其所差極微無甚妨礙然幼稚嬰孩胃腸薄弱若無絲毫參差豈不尤善是必有簡便之良法使牛乳改至人乳之成分無纖微之差異方可其法維何宜用牛乳五倍其嬰孩一晝夜所需之量置入玻璃杯內藏於冰箱靜待六小時出其上浮之乳面計全量五分之一此乳名爲頂乳以其白浮於頂上之乳汁也頂乳之成分稍異於常乳茲揭三項緊要含質如下

脂肪　百分之十二
蛋白質　百分之四
糖質　百分之四

若以頂乳一分加水二分則冲淡之後三項緊要含質如下

脂肪　百分之四
蛋白質　百分之一、三三
糖質　百分之一、三三

若加乳糖百分之五、五或五、六七則適合人乳之成分如欲改其酸性可加以重曹乳一盎司入重曹一格林則與人乳無絲毫之異矣

喂飲牛乳之規則

既得適當之牛乳。不可不明合度之喂法。以免過與不及之弊。今將忒忒爾氏規定平均嬰兒應得之分量及應喂之時刻。立表於下。以諭喂飲牛乳者。

嬰孩之月份	飲乳之時刻	一晝夜間喂乳次數	每次之乳量	一晝夜之乳量
一星期	每二小時一次	十次	一盎司	十盎司

家庭療病法

無錫顧祖瑛子靜著

火傷

原因　由極熱之物。觸於身體而起。極熱之物。如火燄、沸湯、熱油、以及鉛鐵等熔時之液體與強酸類是也。

病狀　由火傷之輕重。分爲三種。

(一)不紅而稍腫。且疼痛。

(二)發生小水泡或大水泡。中藏透明之液體。疼痛頗甚。

(三)身體表面之小部分或大部分。有腐蝕之痂皮。其重者。不惟皮膚損傷。且皮下之組織。與夫筋肉及骨。亦受其害。時或全身均蒙影響。但部分狹者。二三日後。於腐蝕之周圍生成炎症而起膿。經二三週。瘢痕收縮。即行痊愈。

以上三種。皆爲一部分之病狀。至其全身症候。則輕者不過一時之疼痛。重者其部分雖狹而一二日後。體溫下降至三十七度以下。後又大昇。悶苦而譫語。或昏睡。或譫語與昏睡交代。小便全止。時或滴瀝而雜有血液。斯種重症。大抵死亡。第三種之火傷。如全身占三分之一以上者。亦必難保其生命。

療法　最輕者。（卽有第一種之病狀者）先以冷水或醋冷之。後塗亞鉛華軟膏。有第二種之病狀者。先以針刺其水泡。洩出液體。而後以亞鉛華軟膏塗之。其有第三種之病狀者。非常人所能療治。當急就診於醫師。其未得醫師之間。則以第一第二之療法處理之。

外傷

外傷之來。人每不能自主。蓋切物而誤傷。行路而傾撞。常爲人所不免。迨受傷出血。若置之不問。則輕者由其創口生種種之毒。重者其命垂危。而存亡在於一息。故外傷之治療法。盡人皆當知也。創口之最小者。宜貼獨逸絆創膏。稍大者。先以五十倍或百倍之石炭酸水洗之。後撒布台路邁託羅（デルマトール）於其上。加附昇汞綿花。包以亞麻仁油紙之綳帶。創口大而出血甚者。創口之上部。以帶結之。創口洗以石炭酸。撒布台路邁託羅。加附昇汞綿花。更疊置數多之綿。以綳帶壓縛之。若不用壓縛之綳帶。

則將出血不已。致身體衰弱。如於途中創傷。不能得以上之藥品及繃帶者。則撒布泥土於創口。用手巾壓縛之。而急至醫者之家。若無手巾。則斷其衣服之袖爲之。

齒痛

療法　於痛齒一面之頰部。貼附水蛭。勿居火傍。并忌寒冷。以樟腦包綿。挾於齒腔與耳中。更以硼酸二、○溫湯一○○、○含漱之。

感冒(風邪)

原因　體面有垢堆集。體溫失其調節功用。乃成此症。

病狀　身體惡寒。熱昇至三十八度以上。頭痛而多涕。繼以咳嗽吐痰。咽喉作痛。(亦有無熱者)

療法　使其體溫暖。與以左之藥品。

撒里矢爾酸曹達　一、○　白砂糖　適宜

右朝夕各服一包

胃加答兒

原因　起於腐敗及不良之食物。或暴飲暴食。以及菌與魚之中毒。

病狀　或惡心。或嘔吐。腹痛。頭痛。煩渴。噯氣。四肢脫力。身體微熱。

療法　服食冰片。安靜其身體。與以左之藥品。

重曹　五．〇　酒石酸　四、五

薄荷油　二滴　砂糖　適宜

水　二〇〇、〇

右適宜服用

腸加答兒（下痢）

原因　起於不良之飲食物。或過度之冷飲食物。以及氣候之變換與蛔蟲。

病狀　腹痛。雷鳴。繼而下痢。爲粥狀或水狀之大便。一日三四回至十回以上。大便之色。或黃或綠。裏急後重。亦有惡心而吐嘔者。

療法　與以淡泊而具流動性之食物。忌食脂肪。腹部宜溫暖。不可飲冷水。藥品爲次硝酸蒼鉛　一、〇。一日三四回服用。

便秘

病狀　便通之日極少。腹部緊滿。食思缺乏。

療法　與以易消化之食物。使爲適宜之動作。禁飲茶與珈琲。藥品爲瀉利鹽一五、○稀鹽酸七八滴。砂糖適宜。溫湯一○○、○。待溶解後。分三回服用。一日服盡。

消化不良

原因　起於暴飲暴食。或過嗜煙草。以及寄生蟲與胃加答兒。

病狀　脫力頭痛。食思缺乏。惡心。嘔吐。噯氣。上腹部壓重緊滿。腹痛。精神鬱悶。

療法　食物宜少取其易消化而少脂肪者。以常食半熟之卵、牛乳、豆腐等類爲宜。藥品如左。

重曹　一、○　含糖百布聖　一、○

右爲一包食後服之一日服三回

腦充血

原因　起於酒類之過飲(卽酒精中毒)月經之閉止。精神之過勞。以及胃病、心臟病、肺病、熱病日射病與夫劇甚之咳嗽等。

病狀　頭部及顏面紅熱。結膜充血。瞳孔縮小。頭痛。耳鳴。目感火花。怕明而難眠。或貪眠。時發眩暈。甚則精神紊亂。譫語而嘔吐。

療法　毋過勞其精神。令時作山水之遊。(輕者)禁飲茶酒珈琲之興奮性飲料。耳後時時貼附水蛭。使頭部寒冷。寢則高起其上半身。病室宜涼而兼暗。上膊塗芥子泥。腳浴於溫水。施按摩之術。其他爲本病原因之病。急當治療。固無待言也。藥品如左。

硫酸苦土	二〇、〇	稀鹽酸	一、〇
白砂糖	適宜	溫湯	一〇〇、〇

右一日三回分服

腦貧血

原因　起於身體一部之血液喪失。例如外傷、分娩、內臟出血、痔出血。及其他體力衰弱、驚愕恐怖與夫永久下痢等。

病狀　與腦充血爲反對之病。其狀相似。脈搏速而數多。耳鳴。頭痛。眩暈而目感火花。不省人事。慢性者。則意思變易。又易倦眠。食慾不進。手足發顫。皮膚蒼白結膜與唇無色。四肢厥冷。

療法　以除去其原因爲必要。其失神卒倒者。使其頭部低下而平臥。衣服注以冷水。飲濃茶或濃珈琲。藥品爲葡萄酒五、〇至一〇、〇。和同量之水而飲之。兼食滋養之食品。務安靜其身心。

氣管支加答兒

種類　分急性慢性二種。

原因　急性者由營養不良。及肺結核之遺傳與夫感冒而發起。其直接之原因。爲吸入塵埃與有毒之氣體。亦有由痲疹、天然痘、及心臟肺臟病而發者。慢性則由急性轉變。其最初與急性同原因者亦有之。

病狀　急性者。發熱與惡寒。互相交替。氣管中極不安定。有如搔傷之感覺。咳嗽頻發。從而咯痰。其後食慾減少。十日至十五日間。極覺困難。慢性則咳嗽盛而繼以嘔吐呼吸困難。食慾不進。經數月數年之久。或終其一生。要之急性重而易愈。慢性輕而延久。若急性不早治療。則轉爲慢性。甚至成肺結核。

療法　急性與慢性無大差。第一宜居於溫溼之室。服食易消化之滋養物。胸部纏以法蘭絨。使常發汗。或飲溫暖之飲料。或溫暖其足。禁食酸物或辛物。行轉地療養之法。移居溫暖之海邊。若吸入藥物之蒸氣。亦頗有功效。以食鹽或重曹〇、五或一、〇。水三〇、〇。用蒸氣吸入器。一日三四回吸入。內服藥爲攝涅瓦根 四、〇。以溫湯一〇〇、〇。煎五分時。煎時所減之水。仍加入之。和以白糖。一日三回分服。若發熱極甚。則與以撒曹三、〇。白糖適宜。薄荷油一滴。水一〇〇、〇一日三回分服

若小兒患此症。則胸部施以濕布繃帶。屢更換之。如室內乾燥。則屋側置一火鉢。鉢上置一入水之鐵瓶。使其水蒸氣發出以溫溼室內之空氣。清除炭酸氣。此於呼吸器病。皆有功効。非特患此症者所當行也。

犬毒恐水病

原因　起於爲狂犬所噬。或狂犬之血液。着於人身。

病狀　感受此病毒者。潛伏時間頗長速者約二星期。遲則經六閱月。尚屬無恙。發病之二三日前。所噬傷之處。發紅而破潰。或漏膿。非常苦痛。精神鬱鬱。漸覺怯懦。以至恐水期。是期見水。經十五分至三十分時。咽頭强直。頗覺悶苦。口角流涎。音聲與犬相似。終爲犬之舉動。越一日至三日乃死。

療法　病之未發者。不問其是否爲狂犬所噬。速求醫者療治。未得醫者時。則先於傷所塗擦發泡膏。而後待醫師處理。已發者納諸暗室內。脊部中央置一冰囊。行熱浴之法。藥品爲臭剝一〇、〇砂糖適宜。水一〇〇、〇。一日內五回分服。亦當待醫者治療。

萬國衛生博覽會章程

第一類　空氣光線土地與水

一空氣

空氣之成分

空氣之變化

(甲)關於人類呼吸之作用

(乙)關於動植物之生存

(丙)關於實業上之作用

空氣之不潔物及其有害衛生者

(甲)空氣之穢壞如缺少養氣炭養二氣含水質之濕氣有異味之氣(附通氣法)

(乙)含毒性之氣如炭養氣阿莫尼亞輕二硫養三(即硫弱酸)輕二硫氣(此氣爲無色透明氣有酸刺鼻味聞之少許即可令人發頭暈及嘔吐)

(丙)妨礙空氣之物如塵土煙與煙滓

(丁)微生物之構成(如食腐微生物及傳染微生物等有關於傳染病者)

(戊)試驗以上種種之方法

空氣之溫度

(甲)熱之作用

(乙)熱之損害

(丙)寒之作用

空氣之壓力

(甲)壓力減少

(乙)壓力增加

(丙)凡關於過高處之病(如攀登高山及空中駛行因過高缺少空氣所得之疾病)

空氣之濕度

空氣之行動及其成風成霧成雲成雨雪之理

氣候

(甲)日光所照之時間

(乙)四季之變遷

關於地氣者

(甲)關於溫寒熱各帶之氣候

(乙)寒熱帶內以人力改變氣候(參觀熱帶地衛生類)

二光

成光之理

(甲)如七色鏡各部之區分及其關於理化學上之作用

日光及其光線之分布

(甲)日光力之關於人類搆造及微生物搆造者

(乙)日光缺少之害

(丙)量光之法關於理學化學攝影

學等學者

三地土
天然地層與植物化土之原理
地土之性質及其搆造
(甲)各種地土質點之形狀
(乙)地土中小孔之容量
(丙)地土之積量
(丁)地土之微隙孔量
(戊)地土通透之量
(巳)地土收吸流質之量
地土之溫度
地土中之空氣
地土中之有機生物與微生物(搜集各種標本)

地土與水之關係
地土與疾病之關係(參觀傳染病類)
四水
天然之水
(甲)由空氣中水汽凝結而成之水
(乙)地中水與泉水
(丙)江水與池水
(丁)海水
飲水之要素
家常用水及農工業用水之要素
水之檢查
(甲)關於物理學上之檢查
(乙)關於化學上之檢查
(丙)水之硬度

(丁)有微生物者

(戊)凡關於草木及動物繁盛區域之水

去水有害物之法（參觀供給用水類

第二類　人民居處

一城市之計劃

築城之計劃

(甲)因天然形勢而設者

(乙)全係人爲築設者

(丙)統一式及區分式

(丁)就舊有地址經營求其進步者

(戊)四郊之計劃

(已)田園都市

城中之分割

如自來水等）

(甲)礦中水

(乙)冰

附錄用礦泉洗澡治病之法

(甲)商務之地

(乙)工廠之地

(丙)工人寓地（中分有合居之房屋或分居之房室及小村落）

街道及空場

(甲)街道之廣闊方向區劃及道傍植樹

(乙)交通之中心點公園之佈置及公共建築品所在地

一魚　　　　　　　　　　　　　　　二十錢
1鯛　鰡　鰤　鯰　馬鮫魚之類
2鯪魚　鱸　鯖　鮪　松魚之類　　　三十五錢
左合計營養原質
一蛋白質　　一〇一・〇瓦
一脂肪　　一九・二瓦
一含水炭素　四四六・六瓦
第三例
一豆腐　　二十五錢
一豆類　　十五錢
一豆腐皮　三錢
一魚類　　二十五錢
一油類（豕脂　牛酪　胡麻油）一錢
一肉類　　三十錢

一味噌（營物）（卽豆醬）　十錢

一白米　四合

左合計營養原質

一蛋白質　一〇一・五瓦

一脂肪　一九・四瓦

一含水炭素　四三四・七瓦

右表乃田原藥學博士。以特別注意。適於各種之階級而選定者也。卽第一例、適於近世之人士。不嫌忌牛乳牛肉者。第二例、以鷄肉魚肉代之。使舊時代之人士應用者。第三例、以廉價爲主。可施行於下級人民者。蓋普通之日本食於營養上雖無不足。而大多數之日本人。不能常用此多量之蛋白質。是雖由生計之程度頗低。亦因向來之習慣多主素食故也。其於國民之健康上。關係實非淺鮮。蓋本邦人之體格短小。頗爲虛弱者。卽多因日常之營養物中。含有不充分之成形質也。故吾人宜以前記之三獻立表。使中等以下之人。爲改良之標準。然蛋白質之營養物。比含水炭素之營養物。其價甚高。（卽於第一例一合之牛乳、半斤之牛肉。於第二例、二個之鷄卵、六十五錢之魚肉於第三例二十五錢之魚肉、三十錢之肉類等。比他之白米野菜、皆不廉也。）於中等以下之人。有難以實行者。故宜以價廉且營養價去多之豆腐豆類鹽魚乾魚等代之。是實國家經濟與國民衛生主要之問題也。

如前述。營養物可分爲二種。卽動物性及植物性是也。動物性更分爲肉、卵、乳三種。植物性更分爲穀類、菽類、野菜類、果實類、海藻類之五種。此等之物質。實爲人類之主要食料。其外又有嗜好品所以爲適當之調理者也。

肉類　肉類在食物中、有最易消化吸收之物質及貴要之營養價値者也。今記其百分中含有之原質如左。

	牛肉	豕肉	鷄肉	魚肉
蛋白質	二一・三九	一四・四五	一八・四九	一七・六五
脂肪	五・一九	三七・三〇	九・三四	三・〇七
灰分	一・七一	〇・七二	〇・九〇	一・三八
水分	七二・二五	四七・四〇	七・〇〇六	七八・〇〇

其他內藏如肺肝脾腸之類、多有營養價値。骨部可爲骨之成形質有效。然肉煎汁則

毫無效力。

卵類　卵有營養價值。且其味美。故世人多賞用之。若食生者最易消化。

乳類　乳爲人體營養之必要者。含一切成分。且易消化。故小兒或病者最宜用之。

	鷄卵	牛乳
蛋白質	一二•五五	三四•一〇
脂肪	一二•一一	三•六六
乳糖	〇	四•八二
灰分	〇•五五	〇•七〇
水分	七二•六七	八七•四一

穀類　爲主要燃燒質之營養物。其主成分爲無窒素物之含水炭素與蛋白質。其他含有少量之脂肪與木材素及水分灰分。

	蛋白質	脂肪	無窒素物	水分
白米	六•五六	〇•三四	七二•二六	二〇•一四
米飯	三•〇〇	〇•〇四	三三•七一	六二•八五

生理衛生談薈

張傳霖

果實治病之效用

果實可以治病。乃近日普通醫家所唱道。追原其故。大抵因果實所含之酸質。浸入血液之內。而破壞血與有害質之結合。且提壯腎經。令其排泄此等廢質加倍靈敏。故多食果實。可治風濕、痛風、砂淋諸病無疑。波質氏曰。風濕病者。實爲一種血毒症。其發病之原。乃由腐敗食物。停積胃中。隨血吸入而發生。是疾食果實可助治療之功。然則果實之效能。誠爲醫界所共許。且果實更有辟毒作用。可以防免胃道內毒質之發生。至於身體肥滿之疾。果實尤著其效。果實之成分。以水爲主。其所含之滋養質。各隨其種類而異。大約有百分之五至百分之十爲中數。其含滋養分最多者爲乾果。如乾葡萄、乾柿、乾梨、波斯棗等。可爲各病之補助滋養料。其含果汁最多者。又可爲諸種熱病最適當之食物。此外治療上之效甚多。姑舉其一二以表彰之。

人腦之細胞數

據德國生物學者之說。人腦之神經細胞，（腦系胅）其數至少三億。各個皆爲獨立之機關。每個細胞之壽命。可延六十日。但新陳交代之故。每日死去細胞五百萬顆。而以新生者代之。即一點鐘死去二十萬。一分間死去三千五百顆也。故人類腦髓。每六十日而一更新。

拇指與腦病之關系

博士活道氏曰。凡欲斷定精神病者之是否。有一確徵。無論何人。均可以此診斷之。試以嚴正沈着之語。與病者對談。答話之時。細察其拇指動與不動。其靜止不動者。決非有精神之病。反之震搖不定者。則爲精神病無疑。故顛狂人作書。常不用拇指執筆。

體操術之代用品

巴露多氏曰。唱歌亦一種呼吸體操法也。正式行之。則肺之換氣速。炭氣減。有增多血內養氣。改良胸膛形狀之益。脊柱由是直立。血壓由此低減。心臟之縱縮容易。隔膜之運動靈活。可以催新陳之代謝。助飲食之消化。對於處女閉經症肺舊炎病心病等。成績最良。故唱歌直可視爲一種體操術之代用品。維持身體之康健。爲不可少。且他種之體操。須擇時選地而行。此則不拘何時何地。皆可行之。在女子尤爲簡便而易收效。

高地居住之消化力

山居可以增人之康健。人所共知。其所以然之故。論者多歸諸空氣之鮮潔及地勢之高燥。據法蘭西科學雜誌查古厄氏之說。則以。其。主。因。在。於。氣。壓。山。愈。高。壓。力。愈。減。其結。果。能。令。人。之。血。運。循。環。暢。適。飲。食。消。化。倍。強。該氏嘗實地試驗置動物於室中設法將室內之氣壓減小。則漸見其消化力增進。食倍於常。與移置山中。同一結果。一復其固有氣壓。則消化力同時退縮。依然如故云。

住二三樓者最長壽

葡萄牙學者某。研究居住之高低。與壽命之短長。極有關係。其住屋之最下層者。平均壽命三十九歲零十一個月。住二樓者四十三歲零三個月三樓者四十四歲零二個月。四樓者四十二歲。可知住下層與上層者最不良於衛生。而居二三層者最適於衛生矣。

海邊空氣與康健

海邊之空氣。何故可助人之康健。此從來所研究之問題。至今其理猶未明晰。英人某氏之調查報告。謂海面。吹。來。之。空。氣。撞。觸。流。水。之。波。浪。化。成。阿。巽。(卽變形酸素舊譯電養)此氣之化學性質。比之養氣更爲活潑。吸入體內。令人非常爽快。故有補助康健之力云。

口與鼻之配合

精雕刻者云。凡刻人像。其口與鼻之配合。有一定比例。口之闊。等於鼻之長四分三。

頰骨之觸覺

物面圓滑之觸感。有比手指更敏者。厥爲頰骨。試觀製球匠或圓滑器具工。其試驗物體圓滑之度。常用頰骨以觸察之。

男女及其寡居者之健康壽命

未至五十而論壽命。其年齡可達五十歲者。婦女多於男子。既過五十而論康強。其健全少病者。男子勝於婦女。又據生命保險之統計。凡妻先死者。其夫之壽命平均可延九年。夫先死者。其妻可延十一年。故世界上高齡無偶之人。寡婦多於鰥夫。

最衞生之職業

世界上諸種職業中。其最適於衞生而常保健康者。爲製煉煤油（卽火水）業。從事此業之人。永不罹鎖喉風及咽喉諸病。蓋煤油發出之氣。實有殺菌治病之偉力。凡患咽喉病之人。一入煤油製造廠內。吸嗅其氣。卽獲全愈。較之行溫泉浴及海邊養病法。其效尤著。因是考得凡從事煤礦工。及在煤氣廠供職者。大都身體健全。罕罹疾病。

女子與職業之關係

女子可否爲男子同等之職業。爲現時一未定之問題。德國有名之精神病專門家詹密爾氏。嘗就德、俄、澳、瑞西、四國之婦女實地研究。發見一種學理。謂女子與男子競爭於同一職業之上。其發狂之數。非常增加。觀諸德國女教員中。其罹精神病者。二倍於男教員。是可見婦女業男子之業。到底爲不可能之事。

美人ノ標準相格

西洋美人之標準。假定身長五尺四寸（英度）者。其重量須有一百三十磅。頭之長比身之長八分一。又由頤至鼻準、由鼻準至額前、由額前至顱頂、其距離須相等。

人之長成

人體之成長。於出產後三日內爲最速。初年約長成八寸。（英度下倣此）由二歲至四歲。其長成之速率漸減。四歲之末。其高度適比大人身長之半。由五歲至十六歲。平均每年發育二寸。由十六歲至十八歲。每年發育五分寸之三。十八歲至二十歲又加速。每年發育一寸。以後發育極微。至二十五歲而全止。

生死時刻之統計

英國醫學雜誌載生死時刻一則。頗有興味。記曰。某地學者某曾就生出數三萬六千五百十五人。與死亡數二萬五千四百七十四人中。研究其生死之時刻。考得死亡最多者。爲午後二點至七點鐘之間。最少者。爲夜半二三點鐘。出產時期則在日初出之頃爲最多。午後一二點鐘爲最少。由此可知。死亡數最大之時。卽常人脈搏與體溫最大之時。又病人發熱最盛之時也。

關於年齡之死數統計

統計家言。通算世界人口四分之一死於六歲前。二分之一死於十六歲內。其死於六十五歲者。百人中僅一人而已。古語云。人生七十古來稀。有由然哉。

人壽之增進

威廉石氏曾據種種統計表以測算世界歷年人壽之增減。其說曰。十九世紀之人壽。較之十八世紀每三十歲中增多十歲。推究其故。一由於衛生術之進步。二由於醫學之發達。三由於個人業務之有序而已。或謂十九世紀勞動腦髓之業比十八世紀爲多。人之壽命。應比較更短。此屬臆度之語。并無確徵。今試以十九世紀名家五百三十人。按其職業與年齡平均算之。可六十八歲零八個月。其表如左。

職業	人員	平均年齡
演說家	一六	四九
音樂家	三〇	六二
詩家	四六	六六
畫家雕刻家	三六	六六
宗教家	二二	六六
文學家	四〇	六七
婦人	三五	六九
小說家	二六	六三
哲學家	一八	六五
政治家	一一二	七〇
兵官	四八	七一
科學者發明家	五八	七二
歷史家	三八	七三

依此推測。是不得以用腦之多少而定其壽命之長短矣。

最易受胎之時期

夏舒黎氏調查妊婦二百四十八名中。其受孕於月經起始十四日以內者。二百二十五名。其受孕於月經既終十日以內者。二十三名。因是而知最易受胎之時期。乃在月經後八日至十日之間。

人之步行數與女子之足

壯健男女之徒行。平均一分間七十五步。又女子足蹠之長。等於其身長七分之一。

分解人體所獲物

百五十磅之男子一人。若分解其身體。可得氣體三千六百四十九立方英尺。但取其一部分之輕氣。製成氣球。其力足以浮起其身。飛揚空際。但取其鐵。可製成平頭釘七枚。其脂肪可製成十兩重之蠟燭四枝至七枝。其炭質可製鉛筆心九千二百桿。其燐質可製火柴八千零六十四合。此外鹽六杯。糖一瓶。水九加倫半。

腦髓適當之溫度

美醫利多孫氏。曾以多年之實驗。研究精神之鈍敏。與腦髓感受之溫度。極有關係。凡空氣之溫度。在華氏表六十四度之時。人之精神最爲活潑。溢此度以上。則過熱。精神鈍拙而不靈。降此度以下。則過寒。精神懊悶而不快。空氣之溫度。關於人之精神如是其切哉。然則用腦力之人。不可不注意其室內之空氣。

頭髮之數與色

頭髮雖微。有曾經核算其數者。每一平方英寸。平均有一千零六十六根。欲知其全數幾何。卽可以各人頭蓋之面積乘之。或言髮之美而細者。平均可十四萬三千六百莖。

七八　斯爾仿那兒　〇、五
右作一次臨臥服
七九　硫酸亞篤羅必涅　〇、〇
〇〇六
水　一〇〇、〇
右每夜服一次二日分服
八〇　樟腦酸　二、〇
右分二包每晚臨臥服一包
八一　卡野古羅　七、五
肝油　七、五
右外用一日二次

批爾開氏切種刀使用法

以酒精拭前膊之皮膚。殺菌。而以左手自後部握之。稍緊張其皮膚。以右手拇指及示指。持切種刀。（預浸刀於酒精中。點火滅菌）直立於其上。輕捻轉之。則上皮微傷。但不可使出血。如斯者共四處。於第一處。用賚佩爾苦林原液。於第二處。用四倍稀釋賚佩爾苦林溶液。於第三處。用十倍稀釋賚佩爾苦林溶液。各點下一滴。稍使乾燥。而放置其第四處。以備對照。賚佩爾苦林滴下部發赤。十二時至二十四時後。達於極度。呈丘疹狀。以指端觸之。知其隆起。而第四處無異狀。則爲陽性反應。（按肺結核之早期診斷法。以此法爲最簡便。惜今之醫生用者尚不多也。）

賚佩爾苦林早期診斷液此液共分三種如左

第一液　賚佩爾苦林原液。

第二液　以第一液一、〇化餾水三、〇而成。即百分之二十五也。

第三液　以第二液二、〇。(內含原液〇、五)化餾水三、〇而成。即百分之十也。

石炭酸食鹽水方

八二　鹽　一、七

餾水　二〇〇、〇

右爲甲種

八三　石炭酸　一〇、〇

水　二〇〇、〇

右爲乙種

八四　甲種〇、八五%　九〇、〇

乙種五%　一〇、〇

右爲石炭酸食鹽水內有石炭酸〇五%

無蛋白賚佩爾苦林稀釋法

八五　原液　一、〇

石炭酸食鹽水　九、〇

右爲十倍液

八六　十倍液　一、〇

石炭酸食鹽水　九、〇

右爲百倍液

八七　百倍液　一、〇

石炭酸食鹽水　九、〇

右爲千倍液

第八類

八八
硼酸　二、〇
水　二〇〇、〇
右洗眼用一日三次

八九
1.5%硼酸水　五〇〇、〇
右洗眼一日數次

九〇
古加乙涅　〇、〇五
硼酸　二、〇
水　一〇〇、〇
右洗眼用一日數次

九一
硼酸　四、五
水　三〇〇、〇
右外用洗眼一日數次

九二
古加乙涅　〇、〇五
硫酸亞鉛　〇、〇五
水　一〇、〇
右點眼用一日三次

九三
硫酸亞鉛　〇、〇三
水　八、〇
右點眼一日三次

九四
0.3%皓礬水　七、〇
右點眼一日三次

九五
古加乙涅　〇、〇四
皓礬　〇、〇二
水　八、〇

右點眼用

九六 石炭酸 一、〇
倔利攝林 一〇、〇
右點耳料一日二次每次二滴

九七 鹽化亞特來那林 〇、五
一%鹽酸古加乙涅水 九、五
蛋白化銀 〇、五

第九類

九九 臭剝 一六、〇
苦丁 四、〇
水 二〇〇、〇
右一日三次四日分服食後

右一日二回每回一滴滴入鼻中

九八 鹽化亞特來那林 四、〇
古加乙涅 〇、一
硼酸 二、〇
水 一〇〇、〇
右鼻吸入料一日三次

一〇〇 沃丁 〇、四
水 二〇〇、〇
右一日三次二日分服食前

一〇一 蓚酸攝僧謨 〇、四

乳糖　〇、四

右分十二包一日三包食後

一〇二　規鐵丸　六粒

右一日三次每次一粒食後

一〇三　蘆薈鐵丸　四粒

右作一次服

一〇四　沃度仿謨膣坐藥　二個

第十類

一〇七　重曹　一〇、〇

水　五〇〇、〇

右吸入一日六次

一〇八　依比知阿兒　三、〇

偓利攝砯　一五、〇

右一日用一個

一〇五　依比知阿兒膣球　二個

右一日用一個

一〇六　依比知阿兒　〇、四

柯柯阿脂　六、〇

右爲膣球二個一日用一個

酒精　一五、〇

右外用一日三次

一〇九　依比知阿兒　二、〇

偓利攝林　二〇、〇

右外用一日三次

一一〇 薄荷腦 〇、一
古加乙涅 〇、〇五
バゼリン 五、〇
右外用一日數次

一一一 亞鉛華 五、〇
石炭酸 〇、五
倔利設林 一〇、〇
水 六〇、〇
右外用一日三次

一一二 亞鉛華 五、〇
澱粉 五、〇
右外用一日六次

一一三 明礬 五、〇
水 五〇〇、〇
右一日數次含漱料

一一四 沃丁 六、〇
酒精 三〇、〇
右外用一日二次

一一五 五倍子丁 二〇、〇
右外用

一一六 樟腦丁 二〇、〇
右外用一日數次

一一七 2%硼酸水 五〇〇、〇
右外用一日數次

一一八 2%硼酸水 五〇〇、〇
右一日數次罨汼料

一一九 鉛糖 一〇、〇
水 五〇〇、〇

右冷罨料

一二〇　昇汞　〇、〇二
水　六〇、〇
右外用一日六次

一二一　10％赤降汞軟膏　二〇、〇
右外用

一二二　白降汞　五、〇
右外用一日一次

一二三　白降汞　〇、二
バゼリン　一〇、〇
右外用一日二次

一二四　沃度仿謨肛門坐藥　十個
右外用一日二個

一二五　2％硼酸軟膏　五、〇
右外用一日二次

一二六　歇貌拉氏軟膏　一〇、〇
右外用一日一次

一二七　沃剝　一、〇
華攝林　一〇、〇
右外用一日二次

一二八　沃剝　〇、五
華攝林　一〇、〇
右外用一日二次

一二九　撒里矢爾酸　三、〇
倔利攝林　五、〇
酒精　五〇、〇
水　四五、〇
右外用

一三〇 木爹兒 五、〇
酒精 五、〇
依的兒 五、〇
右外用一日一次

一三一 苦利沙羅並 〇、五
バゼリン 一〇、〇
右外用一日一次

一三二 次亞硫酸那篤僧謨 二、五
水 一〇〇、〇

右爲十分規定次亞硫酸那篤僧謨液

一三三 沃丁 四、〇
沃剝 一、〇
水 五〇、〇
十分規定次亞硫酸那篤僧謨液 二三、〇—二五、〇
右爲無色沃丁

中西醫學報大擴充

本報全年十二册。今出至第三年第二册。其宗旨專爲養成國人醫事衛生智識。使社會有一種正當之輿論。普及之習慣。以謀公衆之利益而保全人之健康起見。故定價極廉。全年報費本埠八角四分。外埠九角六分。零售每册大洋一角○定報者報資先惠。空函不覆。

俞博士名著三種

醫學博士俞鳳賓。博通醫學有年。頃又留學美國。其造詣眞未可量。兹贈本報名著三種。曰嬰兒保育法。曰肺癆之原因及預防。曰煙草與衛生之關係。兹當陸續登出。爲閱報諸君研究之資。

日本醫學博士名著五種

日本醫學博士北里柴三郎著强肺深呼吸法一册○醫學博士遠山椿吉著實驗冷水摩擦法一册○醫學博士三宅秀著安眠法一册○近世長壽法一册○祖先動物遺下之無用有害機關一册○以上五種。其學說之新穎。效驗之確實。在外國亦爲不可多得之名著。今已譯成漢文。當按月印入報內。以餉閱者。

萬國衛生博覽會章程

德國開萬國衛生博覽會。欲以各國最新之衛生學而集其大成。共分十二大綱。凡各文明國中流行之疾病。會中皆特立專部。各部部長。皆以德國著名之科學家當之。○會場之寬廣。規模之偉大。有非吾人懸擬所能及者。其章程亦條分縷析。組織完美。足爲吾國醫學家衛生學家地方行政官國家司法官教員工程師等顧問之資。吾願國人將此章程。瀏覽而研究之。必大有所得焉。○或謂萬國衛生博覽會章程。必係西文。吾人不能讀。奈何。曰前清民政部。已將該會章程。譯成漢文。頃將譯本寄贈本會。擬將該會章程。按月登入醫報。讀者何幸如之。○或又謂此種章程。經各國博士所手訂。欲强三家村學究讀之。何異對牛彈琴。吾知其不能終卷也。曰國人乏衛生思想。無普通智識。既不能登歐洲大陸。躬預斯會之盛。區區章程。又不能卒讀。自暴自棄。可慨也夫。○三家村學究無讀此章程之資格。不足與語。敬告吾同志。讀此章程。凡閱一行。作爲一個問題。心中暗自忖度。有精確之答語否。如不能答此問題。則知衛生智識。尚未完全。宜按照章程補習之。

謝捐經費

南京曾君道一慨捐本會經費大洋五元祗領之餘特書數語以表謝忱

TRADE MARK **'BIVO'** 商標

別福 商標

牛汁鐵精酒

BEEF AND IRON WINE

別福牛汁鐵精酒乃按醫藥科學所精製質料純粹氣味甘芳所含各種育質均有構造身體原素故有恢復奮興之功○牛汁鐵精俱是血肉要質佐以滋補要品融以葡萄美酒其功效更爲靈捷完善凡服此酒無不相應如響○人身之有血猶水之有源源竭水涸血枯身衰故血爲生命之要乃最寶貴者也凡臟腑骨骼無不由血構造亦無不由血養育故血足身必强血不足身必弱此不易之理然人無不需血故人無不需補補血最佳之品別福牛汁鐵精酒爲最著名者也○別福牛汁鐵精酒不第補血而已凡體質有所虧損均能補益提壯如服後飲食倍進此胃經工作爲其所奮興也身量漸重此體質爲其補益也既有若此效力其憔悴衰弱虛耗消瘦疲憊種種服之何患不靈柔弱婦女衰頹老人尤當視爲養生至寶購服者務宜認明別福商標是爲至要中國各埠著名西藥房均有發售

英京　上海　寶威大藥行

中華民國元年十月出版

中西醫學報

第三年第三期

本期之目錄

本報全年十二冊本埠八角四分外埠九角六分上海派克路昌壽里五十八號無錫丁寓發行

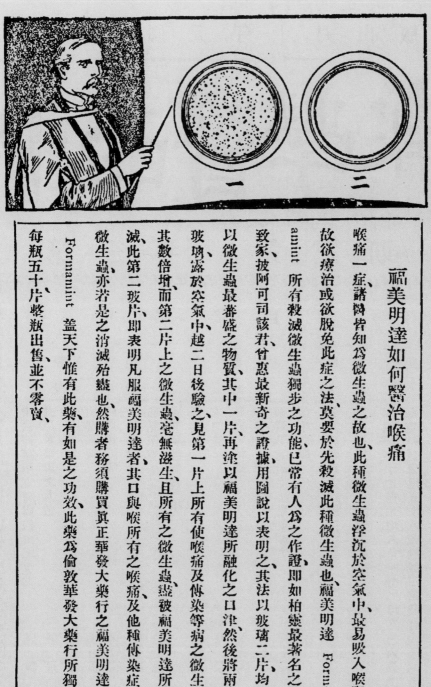

福美明達如何醫治喉痛

喉痛一症、諸醫皆知爲微生蟲之故也此種微生蟲浮沉於空氣中、最易吸入喉際、故欲療治或欲脫免此症之法、莫要於先殺滅此種微生蟲也福美明達 Formamint 所有殺滅微生蟲獨步之功能、已常有人爲之作證、即如柏靈最著名之格致家、披阿可司該君、曾惪最新奇之證據、用圖說以表明之、其法以玻璃二片、均塗以微生蟲最蕃盛之物質、其中一片、再塗以福美明達所融化之口津、然後將兩片玻璃露於空氣中越二日後驗之、見第一片上所有使喉痛及傳染等病之微生蟲、其數倍增、而第二片上之微生蟲、毫無滋生、且所有之微生蟲、盡被福美明達所殺滅、此第二玻片、即表明凡服福美明達者、其口與喉所有之喉痛及他種傳染症之微生蟲、亦若是之消滅殆盡也、然購者務須購買眞正華發大藥行之福美明達 Formamint 蓋天下惟有此藥、有如是之功效、此藥爲倫敦華發大藥行所獨製、每瓶五十片、整瓶出售、並不零賣、

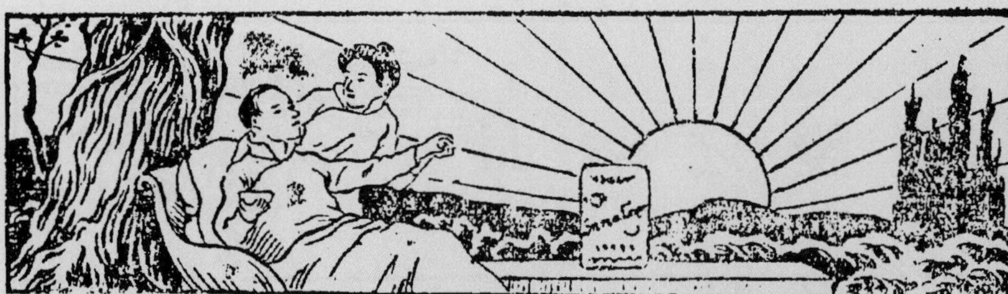

飼養病人

世界名醫皆核定散拿吐瑾Sanatogen延年益壽粉、爲無論病勢輕重、及患病初愈者、無上之食品也、其藥係用最純潔滋補之食物、與最有力滋補之藥料所修合、而實成爲補益腦部、及全體腦筋所必需之質料、所以散拿吐瑾延年益壽粉、有滋補調養之功、而能扶助病人速得復原也、　藍色脫新聞紙云、曾有許多證據、以證明散拿吐瑾延年益壽粉爲使病人身體復原之食品、凡患諸虛百損等症者、服之更有裨益、　馮雷膽醫學博士云、余在醫院診疾、或出外行醫、常最喜用散拿吐瑾、Sanatogen延年益壽粉與身體軟弱之病人服之、所奏功效非常滿意、散拿吐瑾Sanatogen延年益壽粉各藥房均有出售、

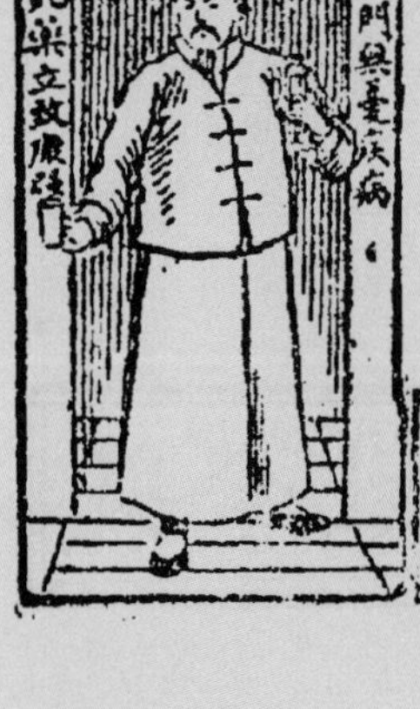

散拿吐瑾延年益壽粉

"Allenburys" Foods.

商（愛蘭百利）標

代乳粉

人乳乃嬰兒天然之食品、乳母哺之、而孩自長、設或乳母有病、乳汁淡薄、以之哺孩、殊不適宜、本公司特製愛蘭百利代乳粉、由化學家考驗合宜、配製之精、滋養之富、消化之易、與人乳不相上下、用以喂孩、定必日臻强健、粉分三種、嬰兒初生三閱月者宜食第一種粉、

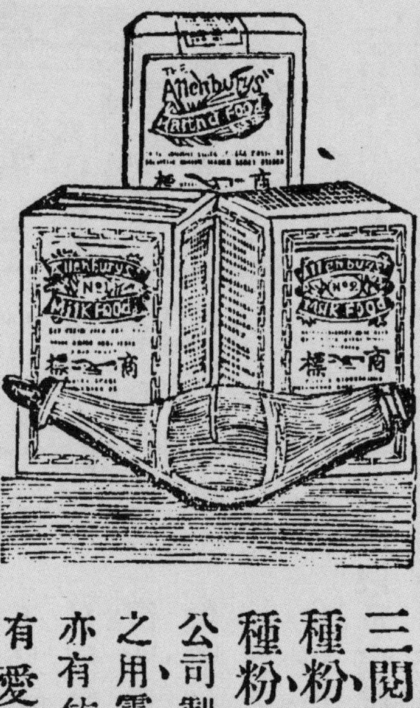

三閱月至六閱月者宜食第二種粉、六閱月以外者宜食第三種粉、用法另有華文仿書詳明、本公司製有特別乳瓶、以喂代乳粉之用、靈巧異常、不使嬰兒噎食、用法亦有仿書詳明、嬰孩十閱月以外、另有愛蘭百利麥液餅乾、可以兼食、性極滋養、味亦清甜、若以此乾嚙、且能助齒牙易出、本公司製造代乳粉之廠、在英國維雅地方、有牧牛大場、居於兩河之間、人煙遼隔、絕無穢物傳染、廠宇宏大、清潔異常、各乳牛皆小心喂養、以求乳質濃厚、舉凡防護牛乳之清潔、製造乳粉之精良、誠無逾於此者、賜顧諸君請認明本公司犂耙商標爲記、庶不致誤　各埠大藥房均有出售

總行英京　分行上海　愛蘭漢百利有限公司謹啓

爲維持舊學問計。爰仿嚴鐵橋先生上古六朝文目錄。編輯漢魏六朝人別集。又益以家藏舊刻。共得一百十家。先行刊印初集四十家。曰枚叔集、揚子雲集、班孟堅集、王叔師集、鄭康成集、蔡中郎集、劉公幹集、應德褳集、孔文舉集、王仲宣集、陳孔璋集、阮元瑜集、徐偉長集、魏武帝集、魏文帝集、曹子建集、阮嗣宗集、嵇叔夜集、左太沖集、潘安仁集、陸士衡集、陸士龍集、陶淵明集、謝康樂集、謝法曹集、謝希逸集、顏延年集、鮑明遠集、謝宣城集、梁武帝集、梁簡文帝集、梁元帝集、梁昭明太子集、沈休文集、江文通集、任彥昇集、陳後主集、隋煬帝集、搜輯頗詳密。共三十冊。凡百三家集中之紕繆者。悉訂正之、讀之愛不忍釋。剛健婀則、淵哉鑠乎。斯西京之文也、而揚馬爲尤醇。稟經酌雅。鋪觀雍容。斯東京之文也。而匡劉爲尤著、詞句茂美。藻采斐然。而骨力稍頹。斯魏晉之文也。七子潘陸出羣矣。綺麗芊綿。情韻不匱。而浮艷高張。斯六朝之文也。顏謝任沈爲近古矣。雖文勝質勝。軌轍不無歧異。而縱心孤往。才藝各有絕倫。對此四十家鉅製。歎爲觀止。苟能家置一編。昕夕研究。庶文誥筆札。均收其效。今丁君之刊是書。謂爲啟迪後進也可。謂爲保存國粹也亦無不可。每部定價十元。今三版預約券每部五元。郵費在內。上海棋盤街文明書局發行。（錄上海民立報）

漢魏六朝名家集初編

無錫丁福保輯。

丁君隱於醫。而博學工文。久爲海內所推重。生平尤嗜漢魏六朝之文。嘗病明張溥所選百三名家集。體例錯雜。遺漏過多、因另編此書。共百一十家。此其初刻也、自枚乘至隋煬帝四十家。凡所搜羅。皆據最完全之本。始行著錄。丁君此舉。不特嘉惠士林、抑且於盛行歐化之時、寓保存國學之意。其意至可欽佩、昨承以一部見詒、繙閱一周、欽佩無已。惟日望迅將二編印成。以成完璧耳。（錄神州日報）

中西醫藥亟宜研究以求進步說

嗚呼。今之士君子及醫界中人。關於中西醫藥之學說。吾嘗聞其議論矣。其言曰。中醫長於治內。西醫長於治外也。纏綿久疾。中醫所長。危急暴病。西醫所長也。中醫尙理想。爲哲學的。西醫重實驗。爲科學的也。西藥猛烈。中藥和平。宜用中藥。而不可用西藥也。中醫表裏兼施。寒熱互用。西醫頭痛治頭。脚痛治脚也。噫。安得此捕風捉影毫無確據之說乎。請得而辭闢之。內科無形迹可言。外科則肉眼能見之。此中醫長於治內。西醫長於治外之說所由來也。然若傳染病、若神經病、若消化器病、若呼吸器病。往往有中醫不治之症。而至西醫受診者。不旬日不一月。而霍然奏功矣。西醫不治之症。而漢醫能奏功者。未之聞也。纏綿久疾。莫如肺癆。吾國人以風癆臌膈爲不治之症。然西醫治之。間亦有愈者。而舁往西醫受診之人。又皆爲中醫束手。病已不治之症。則西醫之治病。不更難乎。且人身臟府。具有卻病之機能。恢復期至。雖勿藥亦能獲效。草根木皮。輕淡浮泛。未必有增病之力。纏綿久疾。爲中醫所長之說。殆指此歟。然證諸實理則不然矣。至謂理想之事可爲哲學。則又非也。西儒以科學的眼光觀察事物而窮其理。謂之哲學。非謂毫無憑藉之理想而悉爲哲學也。若如吾國人之言。則今日吾國之星相卜筮家言。皆可納入哲學之範圍矣。不亦重誣哲學之眞理乎。至於藥物本治病者也。但期其用之得當及其有效與否。不必愼猛烈而喜和平也。不必分中西也。若分中西。則西藏、雲南、廣東、廣西、福建、滿洲等地。非自古爲外國乎。何以出產之藥。用於他省。未聞有體質不相宜之說也。日本與我爲同種。向用漢醫服漢藥。自明治維新。漢醫漢藥漸衰。西醫西藥日盛。至今遂達於極點。何以未聞有和洋體質不同之說也。現今東西洋之採用中藥者。皆以化學法製之。或以固有之調劑法製之。未聞有宜服西藥不可用中藥之說者也。蓋藥之有效與否。關於用量之多寡。體質之强弱。感受性之難易。及其適症之如何。而不關於中外人種之不同。故持拘墟之說者。皆眼光如豆。無世界之知識者也。頭痛治頭。脚痛治脚。爲最無價値之言。吾何待辨。然不辨則意又不安。故畧及之。今夫人有患頭痛者。治以脚可乎否乎。人有患內藏病者。治以皮膚可乎否乎。此雖至愚者。亦必曰不可矣。且西國治法。皆確鑿可據。如全身之症候雖多。而審其病在肺。則專治其肺。審其病在心。則專治其心。審其病在腎。則專治其腎。其餘亦如之。蓋以藥治其病。竈之所在。則影響於全身之症候自消。此西醫用藥治病之大凡也。凡稍涉病理書、藥物書者。宜無不知之矣。中醫所謂下病上取。上病中取。中病旁取之說。有確症乎。我不能無疑也。

或曰。西醫之所長。敬聞命矣。中醫果一無所長乎。曰否。中醫與西醫。有反比例焉。中醫今不如古。西醫古不如今。中醫古方。皆有特效。非後世浮泛之方可比。凡有特效者。用之不當。反有大害。後世之醫。不敢採用者。無學識、欠研究故也。前淸名醫。落落可數者。僅徐靈胎、葉天士、陳修園數人而已。其治病應手奏效者。皆得力於古醫方。使生於今、日。復研究西醫之學。則其進步之速。有非西醫所能及者。嗟乎、醫道之廢也久矣。求一倡古醫方者且不可得。況欲使其研究西醫乎。日本有和田啓十郎者。當今之倡古醫方者也。觀其所著醫界之鐵椎。謂原因醫學。(指組織學、解剖學、生理學、病理學、診斷學、細菌學等皆爲推求病原之用者也、)漢醫不如洋醫。治療醫學。(指以藥物處方治病之學、)洋醫不如漢醫。(指古醫方多有特效、能治洋醫所不能治之病、)遂以洋醫之學說爲體。而以漢醫之治法爲用。往往洋醫所不能治之病。彼能治之。求之吾國有諸乎。無有也。方且排斥西醫。何肯虛心研究。而其所排斥者。又多不中肯。無怪爲西醫所竊笑也。

或曰西醫之進步若彼。中醫之退步若此。若西醫之信用。普及於社會。則西藥之輸入。亦隨之而普及焉。其如利權外溢何。曰可無慮也。我國現今已有製藥人才。提倡製藥公司。俟辦有成效。漸次推廣。不數年間。足以挽回利權而有餘。惟我國之業醫及賣藥者。冥頑如故。固陋如故。不知研究。不知改良。一任西醫西藥之潛滋暗長而不自覺。終恐蹈日本之覆轍而無立足之地。非急起直追。改絃易轍而更張之。不足以競爭而求自存也。

總之中醫之所缺者。爲原因醫學卽物理學也、化學也、解剖學也、生理學也、衞生學也、病理學也、診斷學也。皆散見於古醫書。而不能成一學科。且皆有謬誤缺略。而不明確者也。至於細菌學及組織學。更無萌芽之可言矣。而其所長者。則惟治療醫學而已。卽經驗之古方是也。後人採用有效。有不效者。以原因醫學不確實。藥物之眞僞主治及傍治未明瞭故也。非古方之咎也。故欲整頓中醫。宜去其成見。滌其舊染。以日本之和田啟十郎爲法而則倣之。則庶乎其可也。中藥之所缺者。除無化學分晰法外。卽調劑法之拙劣也。丸藥、散藥、膏藥等之製法姑不論。卽以湯藥言之。病人之請醫診病。持方向藥肆購藥。無不費若干時者。及其藥已煎成而已過半日或一日矣。其湯藥之量多。

下咽之困難。更不待言也。若患者爲小兒。則服藥之難。尤有難以形容者矣。西醫之製法則不然。將藥預先製成浸劑、丁幾劑、越幾斯劑。臨用時加水卽成。與湯藥無異。隨時可以服用。無須再煎也。藥味之極惡者。可加矯味劑。無下咽之困難也。藥量極少。以少許可勝多許也。若對於小兒。則僅服十分之一至三分之一。卽足以畢事而有效。其利便爲何如也。（散藥亦然、用糖水化卽可服用、其不能化者可加糖水送服、）我國藥界中人。有志改良中藥者乎。則調劑法不可不先事改良也。欲改良調劑法。不可不與醫界中人。共同研究丁仲祜所編之家庭新本草及化學實驗新本草。而後再設立中西醫藥施治所。爲實行經驗練習之機關。俟成績佳良。卽可使各藥肆仿製。以與西醫西藥相競爭。此舉之成否。實爲醫藥兩界將來盛衰存亡之所係。不可不注意也。

大中華民國元年七月一號

天津南馬路新醫學診治所講習社主人醫隱盧謙著

憂慮爲健康之大敵（錄青年）

谷飛

天下殺人最多者。非刀兵疫癘旱澇饑饉之爲患。乃鬱結不解之人心是也。夫人心或受外界之刺激。或由內部之感發。因而失其安閑之常度。其以此致病者。不一其途。亦不一其象。試究其大概。

第一　憂慮爲外邪竄入之引線。凡心思放曠。絕無煩惱者。罕罹疾病。而居恒忽忽不樂者。則常爲二豎所欺。苟在健康時。而常虞病患之來侵。每以此失其健康。然則人本無疾。惟疑疾乃足以召疾。舟未破而亟圖補苴。屋未漏而時議修葺。適以斲損其本體而已。

第二　憂慮中雜以驚恐則致疾必矣。各種神經衰弱之徵象。緣而叢生。波瀾牽引。更將激起他種病症。自心臀至於血液。皆蒙禍害而成劇症。

第三　憂憤交集更足加重各種病象。此心理上之作用所必至之符也。要之人身百病。惟愀擾之心理。最能助其波而張其焰。病者而有是心也。其勢甚險。胸滿氣促。失眠譫語。同時並至。縱有良醫。覩此必倍覺棘手。較人罹病而心境甯靜者。其難易不可同日語也。顧不僅治療爲難。而意外之痛楚。且蔓延於全體。在身受者固不可忍。旁觀亦代爲危急。當此時也。果能蠲除懊悶。持之以鎮定。庶有去險就夷之望。否則生趣毫無。遂以戕賊其生機。

第四　憂煩常足。延長疾病。期使急性之症候。變成慢性。而致病於不治。使非變易心境。病勢永無轉機之望。嗚呼。司馬長愁烏能養病。賈生不達。竟致夭年。此覆轍之當戒者也。或以吾言爲過乎。使吾言而過也。則亦已矣。惜吾言之仍不足以盡其禍害也。試進言憂慮不當發生之理由。憂慮之與勤勞。其性質絕相反對。夫任一職務。運用腦筋。有條理。有意識。腦筋系統雖感疲乏。但使休息得宜。即能完全恢復。憂慮不然。其運用腦力。雜然無章。索然無味。歷時延久。腦筋必直接間接受其剝喪。馴失其任事赴功之能力。其思想遲鈍。精神痺痿。雖有急切待理之事。而趦趄退卻。莫展一籌。爲害誠非淺鮮也。

憂慮。爲人生營業之障礙。因其人吒嗟潦倒。盡失其活潑有爲之氣。更且變本加厲。每下愈況。和柔之性。可以變而爲乖戾。凝重之態。可一轉而爲躁妄。家庭間和煦之風。往往爲一個人所摧滅。凡與交接者。皆被其影響而生反動。且也心地狹隘。交游遂絕。交絕而情緒愈益惡矣。其命運之日趨萎敗。有不堪設想者。

常人之不當有憂慮已如上述。苟蹈此病者爲基督教徒執業教會之中。則其言行之不相符。如油與水之不同器。日言畀托一心於主。而吐絲自縛。引繩自裁。安得不惹人恥笑。昔有負擔者彳亍於道。憊甚。適有大車過其側。車主憐而載之。行未幾。聞呻吟聲。車主環顧。見負擔者仔肩未釋。詫怪甚。因斥之曰。子何愚。乃爾盍釋負。則嗷然應曰。蒙主人載我以車。已獲非望。安敢復以擔相累。基督徒而心存憂懼。其愚何以異是。

憂慮之違反生理。推墜人格。既可據爲鐵證。然亦有法以救治之乎。此非局外所能爲力。繫鈴解鈴。當還責諸自身。若其人處乎高明之域。有眞樂。有大望。而猶陷於牢騷慘怛之一境。此類人吾不欲爲之代籌。即竭力勸諫。終不能取其心而變置之。惟有俟其自悟耳。至普通救免之法。約舉之可得四種。

(一)慣習　習與危險之事相周旋。一切疑障。不期其消而自消。試觀醫士。其施診斷也。雖遇極易犯之傳染病。亦坦然赴之。毫不畏怖。非具過人之勇也。司空見慣故耳。又如航海者。業機匠者。守窮乏者。雖其處境極爲困難。而能行所無事。不戁不悚。蓋皆習熟之心爲之也。

(二)達識。明知事理之眞相。屏絕無謂之虛驚。大概人之過慮。皆由智識闇陋所致。苟吾人實知其事為無險。自必憧擾胥捐矣。譬如涉足冰上。苟實知冰層堅厚。足載人身之重量。則無懼矣。又如儲款銀行。苟實知此行資本殷實。信用持久。則無疑矣。

(三)膽力。本剛忍不拔之氣。以制勝外緣。譬如夜行邱壟間。四顧蕭然。不寒而慄。若主意力強。決志不懼。斯無懼矣。雖曰主意力之強弱。隨人而異。然要無不能以操練而增強之也。

(四)信心。蓋信一物之確有可恃。而不受搖惑也。其所信賴者。或為至交密友。知不致負之也。或為岑樓石室。知無虞風雨也。然超然諸事之上。更有仰托無不能之大主宰。足以蘇其困解其厄。轉其抑塞之胸襟。而為溫良樂易。吾人誠能於此熟察。決心勇行。客感既不留夫餘孽。病魔自退處於無權。

蠅毒宜防

陳鳳姿

自古至今。史記所載。最足傷人生命者。莫過於兩國交戰之時。而孰知更有甚於此者。則蒼蠅之毒是也。今有醫學家考察蒼蠅之毒。遺散徧處。暗殺千萬生命。而為人所不及覺。豈不重可慮哉。考蒼蠅性喜骯髒。不喜清潔。常飛於污穢不堪之處。將其足蹈於灰堆或於病人吐瀉之渣滓攜帶熱病瀉症痢疾霍亂症肺疾癆疾等症之秒生物便飛至各處有時飛至嘴脣有時飛至面或手並一切糖色點心上有時飛至痰罐內其足帶痰內之秒生物有時飛至廚房或飯堂歇於飯菜上人食飯菜其味不改卻不知其秒生物已入其中矣人之不知不覺無緣無故而生病者皆由於此統計夏天一季約能增蒼蠅百萬自乘五次之多每蒼蠅之足能帶六百六十萬秒生物其子下於死爛腐臭之動植物並一切糞土汚穢物上此汚穢之處已充滿一切傳染之秒生物人聞此氣味於鼻或吸入食管則秒生物潛滋暗長因而釀病以至戕生蒼蠅惟夏日最多故死人亦惟夏日最多成人飲食尙能揀擇小孩不知揀擇故夏日死人尤以小孩爲最多此其明證也以如此小蟲遺無窮之大害可不愼哉可不愼哉

今以除蒼蠅毒之法列之於後

一凡一切所用所食之物務須潔淨室內宜置香花數盆俾蒼蠅聞而避之

二見蒼蠅多時宜設法致死或買膠紙以黏之或用甜酒以醉之

三廚房內宜用紗窗並紗櫃以便陳設一切所食之菜蔬及一切食具

四將各類汚爛之物病人所用之物盡行燒去

閱某報載上海法工部局以天氣漸熱。蚊蠅最易傳播瘟疫。將藥水灑入溝中。以免此等蟲子生發。其事雖然細微。然居民於無形中受惠不淺也。所望各省有地方之責者。於溝渠極多處。仿而行之。如以藥水價昂。未易籌辦。可以煤油代之。蓋油質輕浮於水面。水蛆爲油所阻。即不能得空氣以資化生。似油之效力不減於藥水也。

育嬰瑣談

洪啟靈

凡青年。婦女初育嬰兒。其心常存畏怯。深恐稍有失宜。致不利於小孩。故一聽嬰孩哭聲。心中遂覺焦急。左支右絀。計無所出矣。此無他。平日未能多看育嬰兒科等書。未知法則之所致也。苟知各種法則。則胸有把握。在已既不致徬徨失措。在嬰孩眠食自如。身體舒暢。亦不致常哭矣。如遇嬰孩哭時。當從容將兒抱起。細細察看。所以哭之理由。如嬰孩哭時聲音大而有力。且滿臉漲紅色者。此種哭聲屬於天然。非但無害。且普於操練。嬰孩之身體與肺氣。又嬰孩啼哭。往往由於脾氣習慣所致。或性不願睡。若抱起哭。即止。或要看何物。如燈光亮光之類。以及各種顏色。若如願。哭亦止。凡嬰孩因此等緣故而哭者。切不可滿足其意。否則將來小孩習慣。稍不遂意。即哭而不止。如此不但其。母。常。爲。小。孩。們。之。奴。隸。並於。小。孩。之。身。體。亦大。有。損。害。總之。爲。母。者。於。照。應。嬰。孩。之。時。卽當。出。其。溫。柔。和。藹。之。性。情。擇善。法。以。管。理。之。若至。小。孩。懂。事。之。後。始行。管。理。則其。性。格。已。成。習。慣。一時。欲。望。其。變。化。難。矣。倘嬰。孩。哭。聲。懦。弱。無。力。此乃。有。病。也。卽當。察。出。致。病。之。因。延醫。診。視。倘嬰。孩。忽。然。號。哭。必有。疼。痛。之。處。或爲。如。針。如。沙。之。物。所。梗。或爲。蚊。蟲。蒼。蠅。之。物。所。刺。或因。衣。服。未。穿。齊。整。或因。尿。布。太。溼。或因。縛。帶。太。緊。使孩。兒。不。得。舒。暢。或因。冷。而。哭。或因。常。睡。一。面。不使。翻。身。致血。脈。未。能。流。動。種種。情。形。爲母。者。必。當。於。其。身。上。仔。細。看。護。夫人每自以爲是。而以未授敎育之婦女爲更甚。每兒。少。年。初。次。生。育。雖管。理。不。差。而一。般。親。友。鄰。舍。之。老。婦。必相。告。曰。育嬰。之。法。當如。何。如。何。在彼。以。爲。十。分。關。切。而不。知。自。已。並。未。傳。授。心。法。所說。皆。無。意。識。之。談。苟少。年。信。之。貽誤。非。淺。非但。此。也。卽自。家。長。輩。亦各。以。其。生。平。所。經。歷。育。嬰。之。法。羣相。敎。導。謂吾。等。生。育。已。多。苟無。盡。善。盡。美。之。法。何得。有。此。蕃。昌。之。景。象。要知。彼。等。小。孩。天生。易。養。其長。成。也。並非。因。照。應。合。法。乃適。然。而。成。也。縱或。不。如。此。照。應。亦未。始。不。可。長。成。吾恐。因。其。照。應。失。宜。長成。或。未。速。焉。且恐。因。其。照。應。失。宜。雖長。成。未。必。强。壯。焉。又兒。人。家。孩。兒。患。病。延醫。診。視。醫曰。並。不。緊。要。眠食。小。心。冷熱。均。勻。不難。速。愈。忽有。自。作。聰。明。之。老。婦。來。曰速。用。某。

藥已醫好某某人最有靈驗。此時爲母者但求兒愈，隨卽遵行，而不知各孩體質不同，病源迴別，宜於彼者，未必宜於此，反致無病變爲有病，輕病變爲重病，豈不重可歎哉。最緊要者，當使嬰孩安靜，勿讓多人常來攪擾。設有親朋鄰舍來說：汝家添得男兒或千金，可否與我一看。斯時爲母者，切不可輕意應命，寧可使彼等見怪，不可犧牲自己之嬰孩。小孩睡時，宜使常常翻動，不可偏向一邊，否則柔嫩之骨，亦隨其勢而偏矣。至抱時，宜橫不宜直，且以一手抱身，一手托小孩之背與首，如此其全體骨節皆有所倚，自無抑鬱之患也。所更忌者，有時欲小孩止哭，或與小孩玩耍，將其身或抛上或抛下，或坐於腿上搖搖抖抖，是最害小兒之腦與腦筋。設一失手墜地，或爲殘疾，終身受害，試問何以對此嬰孩。凡孩兒回乳，亦因此故。所以嬰孩飼乳以後，務使輕輕睡下，不可立刻抱起；不然卽不搖動，其所食之乳，仍不免於吐出。

肺病預防法

梁德文

此篇從和田芳橘平民肺病療法譯出

肺病療治之法。至今日不可謂無可治者。然不幸一旦罹病。雖加意調養。亦實不易事。故必先講預防之法。以保各人之康健。爲當今第一要務。讀者諸君宜遵行下列各項。則能保全康健而生幸福。

第一　肺結核病毒之蔓延。因患者之吐痰。有肺結核或有疑患者之家。宜用少量之消毒液。或瓦痰盂磁痰盂及玻璃製有蓋之唾壺。患者當備之。其唾壺內吐痰投棄時。須先消毒。

唾壺之消毒。加同量之加布力水二十倍。結晶石炭酸五分。鹽酸一分。水九十四分。混合後同放置壺內。

第二　肺結核患者之末期。糞尿中往往含有結核病毒。故與吐痰同一注意。

第三　肺結核患者之衣服寢具、與患者之吐痰、污染品物。須時時消毒。

第四　肺結核患者之居住室。使用之衣服寢具飲食器具與他品物。其病毒傳播之危險最大。須行相當之消毒後。方能使用。

第五　拭肺結核之紙布綿屑等。或有疑病者之吐痰。須用火燒之。或行消毒法。

第六　拭去肺結核之紙布等。或有疑病者之吐痰。與他病毒汚染之衣服、寢具、飲食器具。收拾之後。以石鹼洗其手。且以石炭酸水消毒。

第七　肺結核或有疑病者之家。倘有左之事項。均須注意。

甲　患者與家人。須區別寢室。

乙　小兒等。不能與患者同食。

丙　患者與家人。不能共用飲食器具。

丁　家人之寢具等物。須時時以熱水洗滌。

戊　家人之寢具。時時曬晾。

己　室中使光線能射入。

庚　室內之椅桌等物。須時時以濕布拭之。

辛　患者自使不能傳染之家人。吐痰時。亦須注意。

第八　呼吸器有異狀者、衰弱者及體質虛弱者。或如小兒則有易於傳染肺結核病毒之處。務須不使接近病者。或有疑病者。

第九　塵埃中往往含有結核菌。因塵埃卽爲該病感染之原。又不含有結核菌之塵埃。雖不害呼吸器。亦可誘引肺結核。故學校工場。與他人衆之家屋。須用濕巾拭之。使塵埃不飛散。及掃除之也。

第十　旅店之寢具。時時須知肺結核患者使用後。店主須當預防。然旅客尙須注意寢具被褥頭枕等。不可直接觸於口鼻。

第十一　旅店、浴堂、理髮店等處。以所用盆中之水爲含漱。或於旅店用不潔飯碗。或以浴堂之水桶代爲含漱器。凡此等物。切不可用。

第十二　舊衣舊馬褥等。亦爲病毒傳染之媒介。其用時。須注意。

第十三　鐵道車站。火車。電車。乘合馬車。渡船。廟宇。與他人衆之處。不可妄行吐痰。

第十四　牛乳中有結核病毒混合之處。宜加熱煮沸後。方可飲。

第十五　宴會之時。授受酒杯。爲古來之習慣。然由肺結核預防見之。甚爲危險。是等之習慣。務須避之。

第十六　肺結核療治最難。於初期得宜加療之法。則能奏功。常患咳嗽吐痰者。在胸部常感腫痛。屢屢發熱。故食慾不振者。倦怠疲勞者。羸瘦者。有盜汗者等。宜速受醫士之診示。得相當之調治。庶不致陷於不治之症。

第十七　無肺結核患之家。亦須使家內空氣及光線。常時透入。衣物等件。亦須時時曬晾。各自保重身體。不致爲病毒所侵。

普通攝生法

古剡張德威

余體質素弱。讀書之暇。恒喜研究醫術。而衛生一科。尤爲酷嗜。素問云。聖人不治已病。治未病。夫病已成而後藥之。譬猶渴而穿井。鬬而鑄兵。不亦晚乎。西諺云。一鎊之預防。勝於百鎊之療法。夫曰治未病曰預防。質言之。卽衛生而已。顧衛生古無專書。素靈。鄒黨。爲我國衛生學之權輿。厥後嵇叔夜之養生論。孫思邈之衛生歌。蘇子瞻之養生頌。汪訒庵之勿藥元詮。李士材之壽世青編。要皆極深研幾。各有心得。惜吾國古代學術。大都重理想而寡實驗。精警者固什之七八。謬誤者亦什之二三。此固不必爲古人諱者也。自歐西學術輸入中華。而衛生界。遂爲之一變。例如吾國以無思無慮。爲攝生不二法門。而歐西則謂腦筋必操練。乃始發達。吾國以避風。似避箭。爲却病要訣。而歐西則謂身體須常運動。於新鮮之大氣中。此外中西相異之點頗多。因限於篇幅。不能一一詳述。要之。二十世紀之世界。乃競爭之世界。無論士農工商。必須人人具有特別之精神。庶不爲天演所淘汰。歐西之偉大人物。其體魄之强。適與其心志相當。此鐵證也。用敢忘其謭陋。特將普通攝生法。臚列於後。以供吾國衛生家之研究。至攝生法之効

力若何以各人自治力之强弱爲正比例不能執途人而强同之也古剡張德威誌

（一）飲食品以淸淡爲貴飽食尤宜懸爲厲禁

諺云腹八分此語頗有至理蓋常人之食恒過體內所需之量此溢量不唯虛耗體內之消化力與排泄力而停滯腸中且發生一種毒液西名曰托克新此毒液爲乳糜管吸收卽運行百體實爲長壽之大敵東坡云已飢方食未飽先止洵飲食之妙訣也

（二）平時宜常爲適度之運動

運動之益有六促體內各部之完全發達一也助胃腸之消化二也催血液之循環三也健腦四也鼓舞腸之蠕動力五也增加疾病之抵抗力六也昔子華子有曰流水之不腐以其逝故也戶樞之不蠹以其運故也言約而精殆深知運動爲健全之根本要素矣

（三）呼吸新鮮之空氣

西諺云不潔之空氣其殺人甚於刀劍故住居之室恆宜洞開窗戶寢室亦不宜緊閉唯須用屛風障之以防風之直射人身凡生活於斗室中之青年學子每日須有

一二時散步於長林豐草間。以吸取純潔之酸素。否則易罹肺結核等症

(四)勵行沐浴。

浴之目的。在滌去皮膚外之汗垢塵埃。使汗管通暢。不潔物可免再行吸入。故某學者云。沐浴一次。其催進血行之効。等於六英里之遠足。浴之次數。炎天宜一日一次。寒天宜七日一次。

(五)須爲有規則之生活。

昔李文忠公起居飲食。皆立一定規則。甚有西人之風。故某時作事。某時休息。須預定而嚴守之。辦事滿一句鐘。宜休息十五分時。以恢復腦力。素問云。勞佚有常。殆謂此也。

(六)宜養成早起早臥之習慣。(早起以五句鐘或六句鐘爲度。夜臥以九句鐘或十句鐘爲度。然此不過爲尋常人說法。若拿坡崙睡眠祇需四小時。某文豪睡眠需十一時。均不在此例。餘仿此。)

睡眠爲唯一之全體休息法。病後與孱弱之人。更宜留意。李笠翁以睡爲治百病救萬民無試不驗之神藥。可謂名言。

(七)房事當以年齡爲標準。不可過度。

仙經曰。無勞爾形。無搖爾精。蓋放逸之淫樂。能使消化不良。神經衰弱。筋肉失堅牢與彈力之二性。大則喪身。小亦致病。甚可畏也。節慾之法。莫妙於春秋繁露。其辭曰。新壯者。十日而一遊於房。中年者倍新壯。始衰者倍中年。中衰者倍始衰。大衰者之月。當新壯之日。世有翩翩少年。戀片刻之歡樂。辜父母之生成者。盍以斯言銘之肺腑。

(八)有疾當即時治療。切勿勉強支持。使病增劇。

傷寒論序云。時氣不和。便當早言。尋其邪由。及在腠理。以時治之。罕有不愈。患人忍之。數日乃說。邪氣入臟。則難可制。昔扁鵲見齊桓侯云。君有疾在腠理。不治將深。桓侯不聽。及病入骨髓。乃始召扁鵲。而扁鵲已逃去不知所往。嗟乎。始則諱疾忌醫。迨病入膏肓。而始悔。當日治療之晚者。獨一齊桓侯歟哉。

二星期	同上	同上	一盎司半	十五盎司
四星期	同上	同上	二盎司	二十盎司
六星期	同上	同上	二盎司半	二十五盎司
二月	每二小時半一次	八次	三盎司四分之一	二十六盎司
三月	同上	同上	三盎司半	二十八盎司
四月	每三小時一次	六次	四盎司四分之三	二十八盎司半
五月	同上	同上	五盎司	三十盎司
六月	同上	同上	五盎司半	三十三盎司
七月	同上	同上	六盎司	三十六盎司
八月	同上	同上	六盎司半	三十九盎司
九月	同上	同上	七盎司	四十二盎司
十月	同上	同上	七盎司半	四十五盎司

每日早晨七時喂起。夜間節去二次。

小兒飲乳之多少。觀察其容量而增減之。固不可膠柱鼓瑟。泥守此表。隨時斟酌變通。

可也迨一齡之孩夜飲可漸漸減除
喂牛乳之時須用潔淨玻璃瓶每次用時必須洗滌皮管及皮乳頭亦須時常灌洗
每次須喂二十分鐘如於二十分鐘內嬰孩不能哺完不必强其續哺剩下之乳切勿溫熱再喂

人乳牛乳之同喂法

小兒哺母乳之外可以適當之牛乳或牛乳粉予之此同喂之法有三利焉

一可以補助母乳之不足小兒愈長大則須乳愈多悉取諸母勢必日不暇給若母體不健乳汁不充同喂之法甚宜

二可免斷乳之困難及疾病小兒驟換食品胃腸不舒阻礙發育若用同喂之法則斷乳之時毫無所苦

三可以補助乳中質料之缺乏倘母乳一經化學分析而知其缺乏某某質料則可於牛乳或牛乳粉中增益其所缺乏者較之更變母乳之質爲易而於小兒尤爲得益

若僱乳媼亦可用同喂之法如不得已辭欲之亦不致爲所窘凡因乳汁不充而欲借用糕餅粥飯代乳者寧用適當牛乳或牛乳粉同喂法之爲妥也

齒牙發生之順序

小兒出牙遲早先後常有參差今舉其平均時期與先後列爲二表以備參攷。

乳齒　初生時當在生後六七月至二歲始出齊。

中門牙	下牙六個月	上牙七個月
邊門牙	上牙九個月	下牙十個月
前臼牙	十二個月	
犬牙	十八個月	
後臼牙	二歲	

乳齒總數爲二十上下各十。

永久齒　自六歲半至二十五歲以後始完備。

前臼牙	六歲半
下行之中門牙	七歲
上行之中門牙	八歲
邊門牙	九歲

前列之小臼牙　十歲
後列之小臼牙　十一歲
犬牙　十二歲
中臼牙　十三歲
後臼牙　卽智識牙十七歲至二十五歲亦有極遲者
永久齒全數三十二。上下、各十六。

門牙又名鐵齒。犬牙又名齧齒。臼牙又名齦齒。上列名稱。雖不雅馴。取其簡明而易曉耳。

胎兒度衡表

胎內之兒其輕重長短曾有醫學家爲之試驗得其平均數列左

時日	長	重
四星期	半英寸或僅三分之一英寸	二十格林一格林合我一釐七毫四
八星期	一英寸至一英寸半一英寸合我七分九釐三毫七	一百二十格林至半盎司常衡一盎司合我七錢六分
十二星期	二至三英寸	一至二盎司

十六星期	三至六英寸	二至三盎司
二十星期	六至八英寸	五至七盎司
二十四星期	八至十英寸	一磅合我十二兩一錢六分
二十八星期	十至十三英寸	二至三磅
三十二星期	十三至十五英寸	三至五磅
三十六星期	十五至十八英寸	
四十星期	十八至二十英寸	六磅至九磅或九磅以外
四十一星期	二十至廿四英寸	

嬰兒權衡表

初生	六・八磅
一個月	七・四磅
二個月	八・四磅
三個月	九・六磅
四個月	十・八磅

五個月	十一・八磅
六個月	十二・四磅
七個月	十三・四磅
八個月	十四・四磅
九個月	十五・八磅
十個月	十六・八磅
十一個月	十七・八磅
十二個月	十八・八磅

習俗之改良

風俗習慣之不利於嬰孩者。相沿既久。不復加察。如不改良。損害甚烈。不知伊於胡底。

今以科學之理。觀察習俗上之應改良者。說明於下。

一戒接吻

嬰兒性情。天眞爛漫。恣態溫其如玉。笑靨迎人。見者罔不愛之。恒以撫摩接吻。表其鍾愛之心。甚至撫摩又撫摩。一吻再吻。一人如此。十人效之。是必有多少涎沫。隨吻而沾

於其脣多少指垢隨撫摩而達於腮面苟戲弄之者適患傷風肺癆黴毒諸病傳染黴菌禍害立見欲免疾病可不戒之乎

二、禁嚙拳、

嬰孩生後數月即能推手於口含而吮之似哺乳然父母見之輒稱道其含指咀拳之可愛未暇計其損害甚且教令其含吮以爲嬉戲殊不知小兒手指甚屬不潔吮之有損即使日日洗拭無甚汚垢亦不可習以爲常養成銜手咬爪之惡習終且大不利於嬰兒也

三、選玩物、

小兒幼稚時大半光陰消遣於玩物中使玩物而足以牖其智識啟其心思或增進其體力之發達補助其機能之缺乏是爲有益之物小兒得之不啻得一良導師循循善誘暗受教育獲益匪淺（上海南市竹行弄內楊公白民所設之城東女塾中製造各種玩具、深合教育之旨、謹介紹於有小兒之家、）英國蒲林那君以陀螺旋轉之理發明平衡輪軸可行於單軌鐵道我國上海朱公志堯幼喜玩弄鐘表今能發明新式汽機以及各種機械大有益於社會故玩物可啟悟而牖智是其明證也物之足以傳黴菌於口唇傷肺臟之細胞者不可給予兒玩如吹叫喇叭甲玩之授與乙乙復給丙嘩涕沾濡黴菌傳染兒童不之顧也更有揚塵之物燃燭之燈亦屬有損無益眼鏡鞭砲五彩火柴亦非所宜賭博之具能長貪而壞德尤宜戒免零星小物如銅鈕扣骰子銀角銅圓黃豆等不可任意使玩恐誤入口鼻貽患無窮

四、審飲食

舊時習慣父母恆將物嚼碎喂小兒此非衛生之道因成人口腔或含黴菌入此兒口實有大害又人每以愛兒故逢其啼哭即與食物止之不量其胃之能消化與否而使之勉強負責每致食滯之病是愛之實非其道也又舊俗本惜物之旨食物落地必使兒童拾食之食物固應惜也如地上汚穢黴菌何菌與穢將隨食物而傳入兒身矣故惜物者宜戒之於未落之前不當强其拾食於已落之後庶幾惜物與衛生並行不悖矣親友往來多喜購市肆之糖果食品以餽兒童比比皆是殊不知此等食物蠅蚊攢集灰塵飛聚黴菌簇生其爲害無窮介紹於兒童豈愛之之本意耶嘗見健碩兒童忽罹凶病審詢厥由家人莫之知而無以告意者即由此類市品所傳染也可不慎之又慎乎

五、保、潔、淨、

兒童若不致以潔淨之利益必不能遵守潔淨規則如袖拭涕淚襟染污滓頭蓬面垢手污指穢糞溺亂遺涕吐無節以及咬指甲彈鼻垢皆爲有礙衞生之惡習須當遏制之若父母躬自潔淨訓導有方則小兒亦漸成習慣況大抵小兒天性好潔若不保存此本性必漸致消滅故必勤更衣服時常沐浴禁其種種污穢舉動如握泥擲磚飛沙揚灰必須戒免偶或行之必洗滌其手指而於運動之後亦不宜卽持食物更當洗手滌口防污穢之自口舌入臟腑也

六、愼、疾、病、

甚矣小兒愼疾之難也以上所述均爲防病愼疾而言苟能依法實行則病可減少然不可謂病必絕跡也何也嬰兒體質之幼稚細胞之纖弱抗病力之缺乏其感受疾病也易而黴菌侵襲也速況嬰孩有病不能自訴兒科世稱啞科察病之難倍蓰於成人若父母稍一疏忽則輕病轉劇劇病轉危故苟啼哭或作變異之聲睡眠時或驚醒便溺狀異尋常呼吸偶現急促體溫或者增加飲食忽異常度或淚少眼斜角弓反張或有咯痰聲嗆咳聲或皮膚紅腫瘰癧橫生則必細審其情狀以袪其患害或延醫診察

對症發藥。若忽於初起之時。治療難收速效。藥石鮮克有功。

結論

夫保育嬰孩之道。至廣大也。今之所述。殆挂一而漏萬。未盡其底蘊。欲求完備。必須遠溯婚姻之衛生。與夫胎內之敎育。以及家庭之訓誨。父母之表率。幼稚園之管敎。皆當切實注意。循序漸進。庶幾德智體三育。悉臻完善。天下嬰兒。盡成偉器矣。

稍硬而黑者。平均十萬九千莖。最硬而赤者。僅二萬九千二百莖。又赤髮之人。比黑髮者神經過敏。其髮之禿也較早。男子髮白。又平均比女子早五年。

人造光與眼之關係

據俄國眼科學者之研究。謂人造之光。蠟燭類最害於目。蓋蠟燭類之燈火。其光線搖動不定。眼瞼之開閉過多。遂生目疾。比較各種光線。尤以電燈害眼最少。

黑色最不利於目

各種顏色。以黑色爲最不利於目。故外國之裁縫師。製黑色衣服。比製雜色者其工價特昂。美國之學校教師。近亦有倡用白色黑板。而用靑色粉條。以作書者。

顏面之形左右不同

據生物學者之調查。謂人之顏面。左右兩側。決不相同。如兩目之位置。高下畫一者。五人中不過二人。目力之強度。此邊大於彼邊者。十居其七。至於右耳高於左耳。尤爲習見。

左右手足之形及其感覺

人之手足。左右異形。右手常大於左手。左足常大於右足。觸覺之敏銳。右手雖強於左手。
然寒熱之感覺。左手又勝於右手。

皮膚對於X光線之現象

德國學者歷盤氏嘗試驗皮膚之對於X光線。與對於日光同一性質。該氏嘗以其左手曝露於X光內。皮膚漸變赤黑。唯中指指環之下。皮色白而不變。其現象全等於日曬。一月之後。皮色猶異於右手云。

幼年男女之發育

男子之發育。十七歲爲最盛。女子之發育。十四歲爲最盛。女子至十五歲。其身之長已達於極度。二十歲。而身體之重量充足。男子初生至十一歲。身體較女子強壯。十一歲至十七歲。其強壯又不及女子。又一年之間。兒童之發育。時時不同。由十一月至翌年四月。身體生長最緩。四月至六月。身長漸加。而體量減損。六月至十一月。身長無增進。而體量反見有加。

人類生死之原則

歐美統計學上有人類生死原則數條。見於外國保險雜誌。一、每年人類死亡之數。例多於出產者五分之一。如出生之數一百。則死亡之數八十一。二、出生者。男子例多於女子。其比例之率。如產女子百人。則產男子百零六。 三、幼年死亡者。男子多於女子。 四、五十歲以下。女子之死亡多於男子。五十歲以上。男子之死亡多於女子。 五、通計男子之死亡。多於女子。 六、獨身者之死亡。多於有配偶者。 七、夏季之死亡。多於冬季。 八、寒熱帶人之死亡。多於溫帶。 九、都會人之死亡。多於田舍。 十、貧賤者之死亡。多於富貴。 十一、罪人之死亡。多於清白者。 十二、凶年人之死亡。多於豐年。

衛生談話

蘇若由

人身中之長脂

凡人之腸。窄處爲小腸。寬處爲大腸。長約英度三十四尺。即中尺二丈八尺九寸三分有奇。非此不足以盡吸收食物精質之能也。一條腸通到屎窟者無此

人身之面積

人身全體面積。約得英度二千五百方寸。約有七百萬毛孔。各長四分英寸之一。共積長二十八英里。粵諺欺敵者曰。我俾條毛就綁住你。誠然。

人身中之火機

吾人於鼻中吸空氣入肺。取得養氣。與身中發出之炭强氣化合。如火燒化。遍體肌肉臟腑發熱。一如煤炭之燒於火中。計每日燒化養氣。約重英權三十兩。合中權二十二兩半。約須每日有英權十二兩。合中權九兩之炭强氣以和之。卽日須食麵包三磅合中權二斤半也。

人身中之熱

凡人身中所發之熱氣。雖熱度不甚足。但積一日計之。則爲數甚多。考其中數。可能燒五英高倫半合中量四斗一升二合半之水。使成沸湯。約與一磅合中十二兩之煤所發之火力相等。是之謂有火氣也。粵俗稱辦事有精神者爲有火氣。

人身中之血輪

血乃一紅流質。以顯微鏡視之。則知其爲一無色之透光流汁。內有無量數之小紅血輪。故見其色爲紅。一立方寸約有小血輪五十兆。其物雖小。爲數甚多。若以一人之血輪。列於直線。可繞地球四次。夸者輒曰氣吞全球。蓋有所本。

人之腦髓

人之腦含有三萬萬個細胞。此細胞新陳代謝。約六十日而全易。卽一日換五百萬個。

一點鐘換二十萬個一分鐘換三千五百個人刻刻用腦則所換之細胞皆有用者若一刻不用腦則所換之細胞皆無用者故人愈用腦則愈聰明愈不用腦則愈愚笨然亦不可太過太過則腦力必衰間有變爲書獃者

勉學之精神病

歐洲學生往往暴酒耽決鬭及其他非常之暴亂試驗期日迫至往往勉强從事一時腦裏攪拌既爲酒精中毒加以過度之勉學精神病生發者甚多故近時學生之自殺時觸於耳朶願一般學者知所警也

鷄卵中之砒素

法國科學者某發見鷄卵中含有砒素其分量極少程其分量集百七十八萬九千二百五十個鷄卵飲之足以至死然誰能食此數者適足見鷄卵之有益也蓋砒之小分劑固大有益於人

人生五十年之食物

法國某記載享年五十之人其一生所食之物有麵包一萬七千磅各種肉食一萬六千磅菜蔬魚蛋四千六百磅所飲之物若水若茶若珈琲若麥酒若葡萄酒等稽其總

數。當有七千。高倫。每英。量一。高倫。合中國七斤。有半。人生。而無用。於世。其與蝕米大蟲。相去幾何。

墨汁傳染的危險

德國某縣知事關於其管下學校生徒。使用洋墨汁之危險告諭有云。墨汁之中。常含有黴絲菌及其他之有害多量細菌。此由檢查而得。如以右之有細菌的墨汁接種於天竺鼠、家鼠及溝鼠等小動物中。經一二日後即斃。由是觀之。苟其筆尖墨汁含有毒素。吾人手指。先受微小刺傷。因此間接傳染。往往至於死亡。又況學校生徒多數有先潤筆於口之惡習慣。苟有右之有害菌類混入於唾液中。以次達於胃腸。遂生種種之疾。可不慎哉。

說肉食

陳豪

供吾人之營養者。以肉塊為最。因肉質為最濃。內集合無數細胞。細胞內定質之最要者為蛋白質。以其中所含脂肪質之成分為最裕。故吾人資之以為各組織營養之特品。且因易成為組織之育類也。然肉之優劣。又關乎動物之種類、年齡、牝牡及烹調之方法。與乎肉之部位而定。

凡生物之肌肉。皆透明。而有。彈力。且含有。兩性。（鹼性與酸性）然。死。後。則。變。硬。遂化。爲。酸。性。而。失。其。彈。力。易。於。破。裂。色。不。透。明。而。在。腐。變。之。時。遂。變。爲。鹼。性。（以紅試紙直於肉上變爲藍色）而成。腐。敗。矣。既。腐。之。後。全。失。其。彈。力。之。性。幼。小之生物。筋絲甚幼惟頗柔。軟。老。則。韌。而。粗。或。因。營。養。不。善。或。勞。動。過。度。其。肉。亦。强。硬。而。枯。槁。其。滋。味。及。消。化。均。有。關。係。筋。絲。槪。爲。赤。色。亦。有。白。色。者。鳥。魚。亦。然。適。於所食之肉。質。實。而。有。彈。力。性。以。指。按。之。其。跡。即。時。消。失。腐。敗。肉。則。反。是。成。粘。性。其色。亦。變。以。指。按。之。其。跡。不。消。故凡肉類。必有左列各種性質。

（一）牛肉　三年至八年間之牛肉爲最美。筋絲頗大。其脂肪色白或黃。白色性頗硬。營養不善之牛肉。則色暗而露出粗筋絲。其脂肪色亦黃。

（二）犢牛肉　犢牛肉之色淡。亦有帶灰色者。其性較尋常牛肉軟弱。其肌絲幼小及含水量甚多。其營養𢾺劣於尋常之牛肉。若初生不滿十五日。其肉有礙衛生。

（三）豚肉　豚肉富於脂肪。其色或爲淡赤色。或爲暗赤色。頗不一致。烹調頗美之幼猪肉。其脂肪爲純白色。成顆粒狀。若烹調不美之老猪肉。其脂肪爲粘性。呈黃色。猪肉之味。與烹調之種類大有關係。僅以馬鈴薯爲調料者。其肉內含水分多而無味。

(四)綿羊肉　綿羊肉爲呈鮮暗赤色。而有光澤。二年至四年之綿羊肉。其味最美。若脂肪呈純白色。其味不佳。山羊肉比綿羊肉其色稍淡。

(五)鳥肉　鳥肉多與獸之肉相同。惟多缺色素。烹之則變白色。筋絲少而組織甚固。

(六)野獸肉　比屠獸之肉稍硬。欲使之柔。須於烹煮前數日間置空氣流通場所。則烹煮較易柔軟。獵時被驅逐過甚者。其肉較易腐敗。

(七)魚肉　魚肉多純白色。易消化。爲人身之營養。與獸類無異。其香味由其所含之脂肪性質而異。新鮮魚肉。呈鮮赤色。眼球透明有光澤。其鱗難脫。有彈力。以指壓之。其跡亦卽時消失。比獸類之肉較易腐敗。

(甲)肉類之調理　肉類必經烹調。然後入口。生肉中。恐有寄生物。必煮熟。或火炙。方能去此危害。肉之煮沸。可以方法變其性質。以肉入冷水。漸次加熱。水遂滲入肉之內部。其蛋白質及鹽類。從而溶解。其湯味濃而肉味淡。此肉尚有蛋白質。足以營養。若肉投入熱湯中。則蛋白質凝固於肉之表面。水不能滲入內部。其溶解性成分。不能移行水中。則羹味淡而肉濃。其溶於羹中之蛋白質。更以加熱。卽成浮片。浮於表面。人多以此脂肪共去之。如此肉羹。頗乏食素。凡肉羹之優劣。不關營養之多少。專恃含有鹽類及美味之溶解性物質。即成爲美味之肉羹。且成有興奮之良品也。

(乙)調理食物之要法有二　即燒與烹也。燒法使肉之表面蛋白質凝。而留汁於內。所出者不過脂肪而已。是其功在肉也。　烹法以肉加水。則肉內之汁合水而成湯。是其功在湯及肉也。

(丙)肉類之藏貯法　爲保全肉類。有種種藏貯法。其目的在防細菌之發生。以絕其腐敗之源。有冷却法。乾燥法。醃藏法。煙燻法。罐詰法。

(一)冷却法　凡肉類腐變。必有一定之溫度。然後可以發生。(自攝氏表十度至四十度之溫度爲最易腐變之溫度)　若以肉藏於冰上。或藏於極寒之地。其肉可長久保存。此卽謂之冷却法。

(二)乾燥法　乾燥法者。以肉長切之。曝於風日。使之乾燥。此法有使肉堅硬之弊。如臘味是也。

(三)醃藏法　醃藏法者。加食鹽及少量之硝石於肉。食鹽遂奪取肉中之分水。且食鹽侵入肉之內部。可防腐變。然鹽汁能失去肉中過半之溶解性食素。其肉難於消化。

(四)煙燻法　煙燻法者。以肉懸於薪火之煙中。其肉失去其水分。且存於煙中之消毒性成分。燻入肉中。有滅菌之效。啻行此法時。能滅殺細菌。使肉不變。可以久存。且其營養之性。亦與新鮮無異。

(五)罐詰法　近來通用之藏貯法。卽罐詰法。此法不添加他物於肉內。以食鹽或醬油混之。盛於罐內。置沸騰之熱湯中。以撲滅細菌。然後以錫鉛閉塞蓋上之小孔。然罐詰肉雖可長久藏貯。若盛入洋鐵罐內。不甚穩當。往往有腐變之患。而生一種細菌。膨脹於內。又閉塞罐孔之鉛。其鉛分或多。或因閉塞之方法不啻。使鉛流入罐內。溶解於肉中。足以害人生命也。

(丁)有害之肉類。　最有害於人之康健者之肉類如左。

(一)罹於傳染病(如牛疫、炭疽、肺炎、傳染性、流行性、鵝口瘡、狂犬病、結核、痘瘡、黃疸、赤痢等類)之肉類。

(二)含有寄生蟲(旋毛蟲、囊蟲之類)等肉。

(三)中毒之肉類。

(四)腐敗之肉類。

其他混充之肉及僞造之肉。(例如以馬肉詐稱牛肉或混馬肉於牛肉之類)亦與衛生有關係。故各國對於此等肉類設有管理法。凡獸類於屠殺之前。必使獸醫生查驗。確無患害。始準販賣。東西各國均有屠獸場管理規則及肉類檢查法。

肺病之傳染

梁德文

患肺病者之痰。乃傳染之媒介物。其最危險者。於二十四時內。吐出之病菌。實有七十二億萬之多。其痰一立方仙迷中。含病菌百萬。以可懼之痰。倘與塵埃混合。飛散。直能入於康健者之口。且又附於室內之食器寢具衣服等件。然後侵於人體。成爲害毒。見諸家之報告及徵諸實驗。實足令人心寒。今鶯其勞滿氏之觀察。舉其例實爲預防上之參攷。兼爲租房居住人之注意。

例如新建屋一所。其構造稍覺完全。惟光線之射照。空氣之流通。均爲欠缺。接連八年。三家同居此所。均皆康健。其中一家有患肺病者。死於此屋。所遺家屬。約住一年始遷其同居之家七口。均皆康健。然於四五年後。夫婦及長子相繼染肺病而死。所遺之子。不久得慢性之腹膜炎。不幸一家滅絕。次同居之家。初亦强健。然一子染腦膜炎。其父身體極弱。卒發肺病而死。其母亦因父之肺病傳染而死。季子染腺病。於是一家亦死滅。後之遷來者。亦不久母得肺病。兩子得腦膜炎而死。其後凡來居此家。必得此等病症。如此之家。處日本極多。租房住屋。切不可忽之也。

然肺病患者之痰。無甚危險。不過其病毒蘊存其中。藉以傳播耳。因其痰之小片散亂或對話之時。如霧散飛。少時散於空中。漸次則降下。而混於塵埃。附於器物。若將此器搖動。則塵埃又將再飛。不幸者。吸此或潛伏期之後。肺病從此得以傳播。病毒。故片刻亦未得安也。然究於實際上與患者對話。其傳染甚稀。雖不能盡說無傳染者。然此黴菌雖濕潤之粘膜極少。且存於患者之唾痰中。故對話則無傳染之危險。倘稍留意距離約四五尺。其危險則略輕。

一千九百一年。閣荷氏以牛馬結核菌。只異其形。實與人類同。因牛乳牛油等爲媒介也。蓋牛乳中有無數之結核菌。最易傳於人。故腸結核非普通疾病者也。雖然、見於原發性之腸結核極稀。對於此等無庸特別預防也。

刀圭社會之說甚爲可驚。此乃閣荷氏之說。玆抄錄以供諸種之研究試驗。

一人畜結核菌。其形容染色培養同。

二人類結核。於解剖上與牛馬異。以牛之病菌。接種於家畜。得急性粟粒性結核症。

三由人類或牛類之病菌。製造之卑老古連。對於家畜。同一反應。
四結核菌其通過粘膜不留何等之痕跡。故時時證明不可言肉眼不見也。腸之原發性結核。非由食物所傳染。
五鳥多氣多馬老毡諸家。由食物見有原發性扁桃腺結核之發生。閣荷氏亦試驗豚中見同一之結果。故一定俟其原發性腸結核中見而知之。
六一部學者間以存於淋巴腺之舊結核症。在腸則以此由食物而來。
七小兒之結核。每因多飲牛乳。生後六月至三四歲之間為最盛。至於少飲牛乳之期始減其數。但某學者於此時間。以結核多之小兒指尖插入塵埃。亦不知覺。
八可連擊古老古斯也馬老毡羅尾老諸氏。以人類結核能移於家畜。
九例羅尼老之老寧姑阿衣老蝦老之老等氏。有家畜結核傳染於人類之報告。一獸醫解剖結核牛。誤傷撫指。亦因此而死於肺病。
十毡衣之羅尼老二家及其他諸家之說。牛類結核有最強之毒。凡能傳染於家畜動物。而不能傳於人類。此事頗奇。
以上之理由。細為思繹。閣荷氏之說。全不足信。如卑連姑氏主張結核之吸入傳染。此牛乳傳染多。今日之對於飲食物。更須珍重。
結核傳染。良由呼吸或飲牛乳。如前述之大要。如何達於肺。何世人亦不能詳知乎。然由鼻腔而呼吸者。病菌達於肺甚稀。某氏云。只以鼻呼吸。則細菌不能達氣管中。某氏亦云一時間呼吸一萬細菌。若是健鼻。則咽喉中之空氣不存病菌。
今日歐美各國之衛生家。均信奉此說。在戶外時。固閉其口。只以鼻呼吸。故與往來者談笑。須時爲加意焉。

救急護病法

譚斌宜

野語有之。曰天有不測之風雲。人有霎時之禍福。故吾人平素。雖注意衛生。而日夕起居亦難保無意外之事。或驟罹急病。或受外傷。種種危機。時難預料。倘或延醫不及。束手無策。因此而死於非命者。亦多矣。所以急病之救助法。不可不講求也。凡遇危急之際。果能如法救護。處置妥善。縱病者未獲全愈。其中獲益實不少。此舉於家庭社會大有關係。故不可不知其大意也。
湯火傷〇此症常有因受熱氣火焰沸水等類而傷害身體者。其傷有輕重之分。輕者僅傷外皮小部分。重者傷及肺內部及腦系部。其傷處之形狀。有皮色僅紅。有起水泡。

有爛皮與肌。有全身三分之一二處受傷者。傷口太闊。傷系部太重。皮膚呼吸損失。若肺部受傷。則熱氣從氣管吸入。令氣管發炎。勢必因此而斃命。

治法　首宜安置寬大通風之室。而後理其傷處。先去其衣裳。如傷處有粘貼之衣服。須輕用剪剪開。切不可將其衣物遽然揭去。致傷皮肉。又不可用綿花布帕等類。大力抹擦。傷處初傷第一級。可用冷水或冰浸其傷處。或手巾濕冷水敷於其上。如起水泡。即將水泡刺破。使其所積之水流出。後用藥敷裹。方用舊石灰水一分。(澄清)生油一分。共和勻如膏等。用巾或布帕浸此油膏敷於傷處。後用綿花蓋上。以布帶輕輕包裹。以免大氣侵入。其最妙者。用生鹽二錢。清水一磅。溶化。即以綿花濕此水貼傷處。外纏以布帶。後將布帶剪開一孔。再以鹽水漸漸灌入。時常濕潤。不宜乾燥。敷此之後。止痛甚捷。并能速生新皮。凡受火湯傷者。傷後必作寒發冷。可飲熱茶。或白蘭地酒。並以溫煖之物蓋之。可送醫院調治。

電氣傷○空中電氣偶被擊下。害及身體。有立斃者。有昏迷不醒者。有傷及腦部腦系。肢體偏癱。或盲或啞或全體轟碎者。即電燈線。電車線。如或斷下。亦能焚燒。不可不慎。因人身之電與此線之電相合。互相傳遞。五金類亦然。如或悞扳於電線。爲電力所吸。

此最危險。切不可以手執該人之體。恐其電氣相傳。急宜以竹木等棍壓之。使脫。或用布帕。或衣服。包裹已手。方可拖下。庶不致受險。蓋布帕等。爲不傳電之物故也。宜速通知電局。將電機收閉。以截其電流。

凡受電吸之人。呼吸始而緊搐。以致停歇。腦部受壓。昏迷不醒。週身筋肉抽扯。以熱水浸其體。以人工助其呼吸。如稍省人事。可飲提神之品。如白蘭地酒咖啡茶類。或用瓦壺盛少許白醋。以紅炭火投之。令其沸氣。令患者嗅之。以醒其腦。並安置於通風安靜之室。或送醫院。或請醫生調治。傷處或暫以外科法裹之。

暈倒(一)其病或受驚恐過度。或自高處跌落。或撞擊其腦部。或衝突其脊柱。以及撞挫其尻骨。令腦受其震動。其人昏倒。頭目眩暈。眼花失神。一時氣絕。人事不省。脉欲息絕。四肢厥冷。渾身冷汗等情狀。

救法　宜先解鬆其衣服。後墊高其頭。令橫臥於床。噴灑冷水。於其面。或以手巾濕冷水。罨其頭額。再以磁杯盛醋。以炭火投之。令沸。使吸其氣。如稍醒覺。飲以熱茶或咖啡茶。或白蘭地酒。後用芥末開水抹身。並以乾布帕搓擦其皮膚。及其足底胸膛等部分。如呼吸艱難。則用人工呼吸法。如呼吸復元。使其靜睡可也。

救溺法〇溺死者因身入水中爲水堵塞氣管呼吸中絕而悶死者也如既拯起宜安置船中或陸地上先脫去其濕衣服抹乾全身將其口鼻痰涎除去後用煖水浸足令患者俯臥以其前髆之偏側當於其額復以軟枕墊於其腹使依其頭張開其口其舌縮入則設法牽出斯時所吞之水值此可以吐出或令患者俯伏於施術者之膝（施術者前膝半跪後膝全跪）如吐盡所飲之水則可以仰臥揩清鼻涕口痰用薄荷油鼻煙等類擦鼻孔太陽穴部以通其竅斯時呼吸未通或用人工呼吸法如氣息漸返須以濕煖之法用酒罇盛滿熱水置於左右飲些熱茶或白蘭地酒咖啡茶之類再以毡被蓋之使溫勿冷最忌者急躁妄觸其體將其頭壓太低其身倒豎未醒之前不可用藥物無論內用外用均不宜亦不可多人圍住有礙空氣

細菌學的治療法及豫防法

李博文

細菌學爲醫學之樞要科學其治療法及豫防法日益發明茲舉其大要於左

把土鋤以牛痘豫防天然痘發見細菌學的治療法及豫防法其謂牛痘與天然痘同一種之病毒不過其菌之毒性較弱今以薄弱之痘毒接種於人身則人之血中生一種抗毒素與之相敵痘毒終被其所滅後來其人之對於天然痘有免疫之性該氏根

據此原理。用諸種人工的方法。薄弱細菌之毒勢。以之接種於動物體。令其生免疫能。由此而得脾脫疽(獸疔症)及鷄虎列剌(鷄癨亂症)之豫防接種法。恐水病(狂犬病)之豫防的治療法。豚丹毒(猪血蛇症)之豫防接種法等是也。又往年李所他氏對於外科手術。基細菌之學說。以發明防腐法。外科爲之大進步。皆賴此細菌學之力也。古弗氏如把士鋤氏之行。然舍用細菌實體。而以細菌所產生之毒素。令動物生免疫能。於一千八百九十年。發見資佩爾苦林之結核療治法(瘰桿菌毒素療法)。舉世信之。若狂。實爲細菌學的治療法進步之大階段也。其次北里博士及啤連祖二氏發見。以毒素免疫動物之血清含一種抗毒素。以此血清注入他動物。可增其免疫性。由此。始創血清的療治法。如破傷風(鎖喉症)及實扶垤里亞之血清療法是也。又北里博士基此原理。於一千八百九十五年。得虎列剌(癨亂症)之血清療法。施療人體。奏效顯著。又輓今發見窒扶斯、結核、連鎖狀球菌、赤痢、百斯篤(核疫)之血清治療法。及資佩爾苦林與他之細菌學的療法。報告日多。雖其效果有未滿意。然既啓其端緒。則對於各傳染病之確實細菌學療法。續出不遠矣。是以細菌學之於醫家。爲極要之學科也。

醫事新聞

萬國衛生會之中國醫書　德國萬國衛生會者。近世衛生事業上空前之盛舉也。自去年至今日環球奔赴各炫其長。故凡關於醫學衛生之物品無不星羅以供大衆品題。我中華民國於此亦占一席焉。茲已揭曉吾國物品得列最優等者。凡九種。（一）上海丁福保丁氏醫學叢書（二）巴黎夏循君治瘵意見書。（三）北京醫學堂照片。（四）吉林醫學堂照片。（五）厦門稅務司所送醫院照片。（六）北京自來水公司工程圖片。（七）上海羅威藥房劉銘之紅血輪補藥。（八）上海優祿茶行紅茶（九）北京內務部陳列中國衛生事宜各種機關。其餘得金牌銀牌銅牌者不計。此可見吾國之醫學衛生事業。已有進步矣（見上海各報）

將來足指之變化　倫敦公家醫學堂教員羅喀思氏。最近發明一說。謂世界人種將來。必有大變化。五十萬年以後人類之足。當祇有一大指而已。以諸小足指皆無甚作用故也。羅氏已公布其說於世。世界生理學家之贊同其說者。頗不乏人云。

盧醫士創辦新醫學診治所　直隷全省警務公所爲曉諭事。案據醫士盧謙稱爲創辦新醫學診治所、講習社、書報社、衆宣講所。呈請立案出示保護事。竊維吾國醫藥之學。不講久矣。國民鮮衛生之思想。乏醫藥之智識。醫則人自爲醫。不知集思廣益。藥則遵古泡製。不知精益求精。故吾國醫藥發明雖早。而進步甚遲。考泰西醫藥之歷史。適與吾國成反比例。爲日本步武泰西。自明治維新。其醫藥之進步。遂與泰西相頡頏。說者且謂全球醫學。以德國爲巨擘。而日本次之。乃回顧吾國。匪特不如東西。而且今不如古。致西醫之勢力。日趨優勝。吾國之醫藥。日趨劣敗。雖曾經有心人立會研究。以圖抵制。而其所研究者。仍求之於故紙堆中。即使有所發明。亦不出舊說之範圍。而終無益於醫藥之前途。可斷言也。今欲抵制東西醫藥。非將吾國醫藥設法改良不可。而欲改良醫藥。非借西醫之力。其道無由。欲借西醫之力。須棄其門戶之見。虛心研究。始能達其目的。醫士從事醫學。歷有年所。目覩醫藥之腐敗。深慨振興之無人。故不揣冒昧。自籌經費。糾集同志。就南馬路縣署西路北。設立新醫學診治所、講習社。藉以研究新學說。謀舊習積弊之改良。兼辦書報社及宣講所。藉以灌輸新智識。謀醫學衛生之普及。刻已組織就緒。定期開辦。恐有莠民土匪。藉端滋擾。亟應稟請立案。出示保護。以垂久遠等情。據此。合行出示曉諭。爲此示仰各色人等。一體知悉。該醫士創辦新醫學診治所。係爲研究中西醫學起見。毋得藉端滋擾。致干咎戾。其各凜遵毋違。切切特示

醫學世界復現　前汪君惕予所集之醫學世界。丁君福保實贊同之。發行以來。爭先快覩故冊數已至十三。銷數已逾五千。旋因事中止閱報之人。莫不引爲深憾。刻該雜誌仍續前號。按月發行。且內容益備。價格益廉。當必有以饜閱者之望。深望該報主任。猛厲進行。勿再如曩之中餒也。

蘇城疫種之由來　蘇城近日發現一種疫癘。傳染極速。幾有朝不保夕之險。現經防疫醫院各醫生。細心研究。確係食品不慎。水漿不潔。天時驟冷所致。追原禍始。尤以爛水菓及疫死牛馬等肉爲最甚。小販祇圖牟利。陳列街頭。任意發賣。愚民惟貪價賤。不計利害。現經公民彭志蕃等查悉閶門外鎔林宰牲公司。實有私宰疫牛。及將驢馬等肉混充情弊。特聯名登報。廣勸戒食。而該公司以其揭破弊竇。有礙營業。誓不與之甘休。昨日特邀回教中人。在城內鐵局弄開會。擬向彭等要求證據。並請報館記者到場引證。而彭及報館中人均置不理。茲爲巡警局長石人俊訪悉。以彭等廣告若非有意破壞該公司名譽。實爲疫癘之媒。昨特通飭各區巡官派巡警赴市。將城廂內外各牛肉店陳列之牛肉盡行提去。以便檢驗。惟掛有日商牌子者。依然任其售賣。然頗聞日領事並無承認此項牌子。已照會交涉司查辦矣。

移病於驢　美國曼省某甲之女。年僅七齡。患奇疾。羣醫束手。有勸至奧路斯塔城醫院求治者。甲從之。遂偕女行。途遇一叟。詢甲何往。以求醫對。叟慨然曰。君攜弱質跋涉道途。殊非所宜。余頗知醫。願爲女公子治之。某喜甚。邀之歸家。次晨叟命牽一驢來。令甲與驢並立而面南。復抱女置驢背。始而面東。繼而面西。叟口中念念有詞。逾時而止。每晨如此作法一次。第三日。女病覺稍輕。而驢有委頓狀。及至第九日。女病霍然。視驢則已一蹶而斃矣。此法近中國之祝由科。

實用經驗良方詳解

無錫丁福保仲祜
陽湖李祥麟振軒　合編

第一類

此類之藥。供治呼吸器病之用。有祛痰、鎭咳、平喘、止痛、退熱、消炎等作用。

吐根丁幾（省曰吐根丁或吐丁）

祛痰劑。各種氣管支病。肺病。痰不易吐出者。皆可用之。

吐劑。各種呼吸器病。喉頭窒息。欲取吐時用之。又可用於別種應吐之病。

用量　一日數回每回十滴乃至三十滴

杏仁水

鎭咳藥。咳嗽皆可用之。

用量　一回之極量二、〇　一日之極量六、〇

安母尼亞茴香精

袪痰劑。兼有興奮作用各種氣管支病。肺病。痰不易吐出者用之。虛弱及久病者尤宜。

用量 二、〇乃至三、〇

撒曹

功用頗多。此處用爲退熱劑。凡呼吸器病有熱度者。皆可用之。

用量 〇、五乃至二、〇一日數回

鹽莫

功效頗多。此處用爲鎭咳或止痛劑。

用量 〇、〇〇三乃至〇、〇一極量〇、〇三乃至〇、一

斯篤洛仿司丁幾(ストロフアンツス丁幾)

功用頗多此處用以解呼吸困難。

用量 一日三回每回二滴乃至六滴極量一回〇、五一日一、五

沃剝

(一)各種腺腫。皆可用之。

(二)吸收藥。吸收肋膜炎滲出物。用之最宜。
(三)各種慢性病皆有效。慢性氣管支病有卓效。脚氣尤效。
(四)第二期第三期黴毒。施水銀療法後。應用本藥。
用量　一回〇、一乃至〇、五

燐酸古垤乙涅(即燐酸コデイン)

與鹽莫相似。惟無副作用。此處用以鎭咳或止痛。
用量　一回之極量〇、一　一日之極量〇、三

拕汾氏散

(一)鎭咳劑。各種咳嗽。皆可用之。小兒尤宜。
(二)發汗劑。急性氣管支炎。欲發汗時用之。
用量　一回〇、一至〇、五乃至一、〇

ニトログリセリン

功用頗多。此處用以平喘。
用量　〇、〇〇〇二乃至〇、〇〇〇三乃至〇、〇〇一

古加乙涅

止痛劑。此處用以止喉頭潰瘍之痛。

用量　按照成方

次硝蒼

功用頗多。此處用以保護喉頭潰瘍。

用量　按照成方

沃丁（卽沃度丁幾又名碘酒）

功用頗多。此處用以消炎。

用量　一日數回每回一滴乃至三滴一回之極量〇、二一日之極量一、〇

石炭酸

防腐消毒劑。供防腐消毒之用。

用量　按照成方

偘里攝林

能防腐潤皮。兼有調味作用。

用量　按照成方

第二類

此類之藥專治心腎兩臟之病有利尿與奮消水腫之作用惟第二十四方爲淋病之注射劑。

硫苦

瀉劑。瀉時能泄出血中之水分。故能消水腫。且不腹痛。不害消化。又爲脚氣主劑。

用量　五、〇或一〇、〇乃至二〇、〇

沃剝

功用頗多。前已略述。慢性心腎病。亦頗有效驗。

用量　一次〇、一乃至〇、五極量一日〇、五至二、〇

醋剝

此爲利尿劑中之最普通用者。效驗頗多。

用量　一日數回二、五或五、〇乃至七、五

臭剝

功用頗多。能鎮靜。鎮痙。催眠。爲治神經興奮症狀之主劑。第十二成方之所以加臭剝者。因兼有神經興奮症狀也。

用量 一日數回〇、二或〇、五或一、〇乃至二、〇

薄荷油

調味藥。兼有興奮驅風等功用。

用量 〇、〇五或〇、一乃至〇、一五

單舍(卽糖漿)

調味劑。用以調味。

用量 隨意

斯篤洛仿斯丁幾

第一類中用以解呼吸困難。此處用以奮發心力。緩解心悸亢進。調節心之搏動。並有利尿作用。與實芰答利斯丁幾大同小異。惟較實芰答利斯丁幾平和。且少集積作用。

ヂウレチン

爲最優之利尿劑。無副作用。諸種水腫皆可用之。心臟性水腫。實芰答利斯無效者。此藥頗效。

用量　一次一、〇乃至二、〇一日六、〇

酒石酸加里ナトリウム（卽酒石酸加里那篤僧謨）

利尿劑。水腫可用之。

用量　一日數回〇、五乃至二、〇

ヂキタリス丁幾（卽實芰答利斯丁幾）

此藥服適量。能興奮心臟。能使脈搏强實。至數減少。血壓增加。因此有利尿之作用。

此藥能利尿。能消水腫。能治各種心臟病。凡心悸亢進。呼吸困難。下肢浮腫。心窩苦悶者。皆可用之。又傳染病或別種病用以維持心臟之力。以防心臟麻痺。又現虛脫症狀時可亟用之。

用量　一回十滴乃至三十滴一回之極量一、五一日之極量五、〇

注意　此藥連服四日後宜更換別藥

カフェイン（卽咖啡涅）

(一)利尿藥。各種水腫皆可用之。心臟性水腫尤宜。

(二)興奮心臟藥。心臟瓣膜病。代償機能起障害者。有卓效。

(三)鎮痛藥。歇斯的里家及貧血家之偏頭痛。有卓效。

用量 一回之極量〇、五一日之極量一、五

骨湃波拔爾撒謨

利尿劑。有刺戟性淋病及淋病性膀胱炎。服之最效。

用量 〇、五乃至一、〇乃至二、〇一日三回

華澄茄末

利尿劑。有刺戟性淋疾用之。與骨湃波大同小異。

用量 一、〇乃至三、〇一日三回

撒魯兒(サロール)

功用頗多。此處用以治膀胱炎淋疾。因有防尿腐敗分解之功用也。

用量 一日數回每回〇、五乃至一、〇

プロタルゴール(即蛋白化銀)

謹謝各同志推廣本報之成績

中西醫學報自發行以來。已三年矣。蒙同志諸君子。認眞將事。竭力提倡。銷數已達五千餘份。非各會員熱誠毅力曷克臻此。謹將本會出力諸君姓氏表列左方。以誌勿諼。

何憲人　錢杏生　陳也愚　孫書玉
盧預甫　徐瀛芳　何廉臣　羅　昌
陳燮康　胡蓮伯　嚴富春　黃劭夫
張象鼎　張海卿　張厚卿　陳小華
許明齋　許鶴丹　袁桂生　許百川
高舜廷　趙佩文　壽人氏　蔡振之
魯士華　錢舜五　鮑爲眞　韓子霖
聶毓芳　羅凌軒　羅煒彤　王桂芳
王殿人　尤秋巖　史韶甫　包少書
朱慰萱　胡蒿甫　胡幼球　徐顯眞
徐永甫　徐月秋　夏德潤　殷樂天

謹謝各同志推廣本報之成績

馮箴若　程可均　郭壽平　賈瑞甫
金鑑泉　李裕增　李馨山　吳壽庭
吳紹棠　沈詠霓　何幼廉　余嗣珊
余紹臣　陳辛槩　阮義超　周匡國
林性哲　陳壽彭　施少農　章季嵩
姚書翰　吳筱谷　沈瑞孫　施采臣
秦仲立　余小鐵　葛樹甚　羅亦才
甯成之　趙子祥　余子勤　梁五雲
李鶴訪　徐石生　張德威　莫瑤芝
胡雨蒼　陳寶書　周彝鼎　陳師龍
王蔭軒　汪鎮川　顧歡廷　馬文田
史化棠　孫戎卿　龔慶譽　王則棠
歐陽鏡湖　韓杞良　汪培齡　侯純甫
呂誠之　姜性魯　于玉泉　程朝鋒

寶威大藥行製藥公司廣告

疾病者、爲人生無形勁敵、恒使人惴惴恐怖、與吾人性命相搏擊、欲抵禦之、當以良藥爲最利之器械、然天下良藥、無過寶威大藥行之所製、

自古以來、人之於疾病、專心研究、欲得醫治之藥、逮至今日、而醫學成精美專科、故藥物精奇、終不外乎醫學之發達、寶威大藥行製造各藥、均依科學最近發明妙用、寰球藥品、殆無出其右焉、

近來東西各國、其藥品輸入中華、不勝枚舉、然皆未有如寶威大藥行之良藥、名傳遐邇、亦無能如本行良藥素蒙世上著名醫士、羣所稱揚樂用者也、

本公司製造藥物、品極純正、權量準確、携帶靈便、雖經寒帶赤道、其性質不稍改變、尤爲特色、非他家所能及也、又本公司良藥適口易服、或備家用、或水陸旅行、隨身携帶、均極利便、且每種藥品、均詳明服法用法、本公司所製品物、曾往近世最大博覽會陳賽、所得獎賞功牌、數逾二百二十餘事、均揄揚本公司所製良藥、有奇特之化學妙工、

倘中外醫學界　諸君、欲索華文仿書、請函致上海四川路四十四號本藥行、當即郵奉、郵資不取、　（祈寫明因閱中西醫學報云云）

TRADE MARK ‘BIVO’ 商標

商 別福 標

牛汁鐵精酒

BEEF AND IRON WINE

別福牛汁鐵精酒乃按醫藥科學所精製質料純粹氣味甘芳所含各種育質均有構造身體原素故有恢復奮興之功〇牛汁鐵精俱是血肉要質佐以滋補要品融以葡萄美酒其功效更爲靈捷完善凡服此酒無不相應如響〇人身之有血猶水之有源源竭水涸血枯身衰故血爲生命之要乃最寶貴者也凡臟腑骨骼無不由血構造亦無不由血養育故血足身必强血不足身必弱此不易之理然人無不需血故人無不需補補血最佳之品別福牛汁鐵精酒爲最著名者也〇別福牛汁鐵精酒不第補血而已凡體質有所虧損均能補益提壯如服後飲食倍進此胃經工作爲其所奮興也身量漸重此體質爲其補益也既有若此効力其憔悴衰弱虛耗消瘦疲憊種種服之何患不靈柔弱婦女衰頽老人尤當視爲養生至寶購服者務宜認明別福商標是爲至要中國各埠著名西藥房均有發售

英京　上海　寶威大藥行

中華民國元年十一月出版

中西醫學報

第三年　第四期

本期之目錄

本報全年十二冊本埠八角四分外埠九角六分上海
派克路昌壽里五十八號無錫丁寓發行

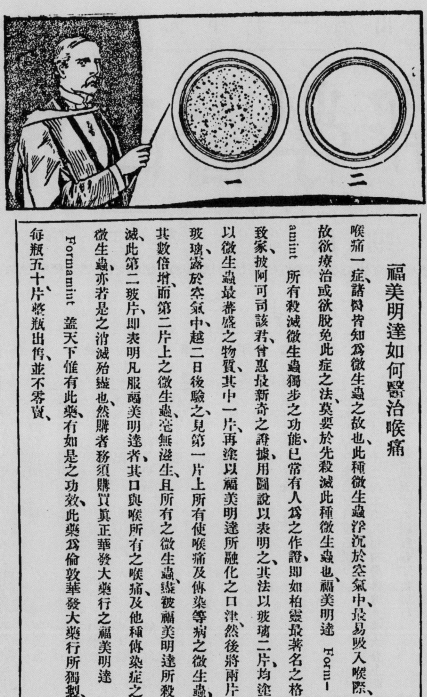

福美明達如何醫治喉痛

喉痛一症、諸醫皆知爲微生蟲之故也此種微生蟲浮沉於空氣中最易吸入喉際、故欲療治或欲脫免此症之法、莫要於先殺滅此種微生蟲也、福美明達 Formamint 所有殺滅微生蟲獨步之功能已常有人爲之作證、即如柏靈最著名之格致家、披阿可司該君、曾惠最新奇之證據、用圖說以表明之、其法以玻璃二片、均塗以微生蟲最蕃盛之物質、其中一片、再塗以福美明達所融化之口津、然後將兩片玻璃、露於空氣中、越二日後驗之、見第一片上所有使喉痛及傳染等病之微生蟲、其數倍增、而第二片上之微生蟲、毫無滋生、且所有之微生蟲、盡被福美明達所殺滅、此第二玻片、即表明凡服福美明達者、其口與喉所有之喉痛及他種傳染症之微生蟲、亦若是之消滅殆盡也、然購者務須購買眞正華發大藥行之福美明達 Formamint 蓋天下惟有此藥、有如是之功效、此藥爲倫敦華發大藥行所獨製、每瓶五十片、整瓶出售、並不零賣、

"Allenburys" Foods.

商標（愛蘭百利）

代乳粉

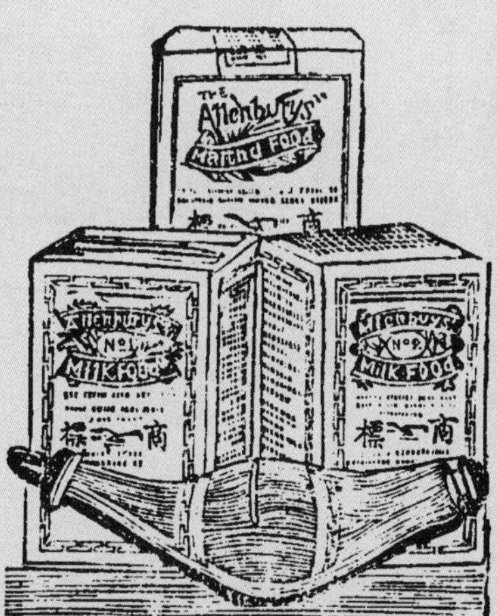

人乳乃嬰兒天然之食品、乳母哺之、而孩自長、設或乳母有病、乳汁淡薄、以之哺孩、殊不適宜、本公司特製愛蘭百利代乳粉、由化學家考驗合宜、配製之精、滋養之富、消化之易、與人乳不相上下、用以餵孩、定必日臻強健、粉分三種、嬰兒初生三閱月者、宜食第一種粉三閱月至六閱月者、宜食第二種粉、六閱月以外者、宜食第三種粉　用法另有華文仿書詳明、本公司製有特別　乳瓶　以餵代乳粉之用、靈巧異常、不使嬰兒噎食、用法亦有仿書詳明、嬰孩十閱月以外、另有愛蘭百利麥液餅乾、可以乘食、性極滋養、味亦淸甜、若以此乾嚙、且能助齒牙易出、本公司製造代乳粉之廠、在英國維雅地方、有牧牛大場、居於兩河之間、人煙遠隔、絕無穢物傳染、廠宇宏大、清潔異常、各乳牛皆小心餵養、以求乳質濃厚、舉凡防護牛乳之清潔、製造乳粉之精良、誠無逾於此者、賜顧　諸君、請認明本公司犂耙商標爲記、庶不致誤、

各埠大藥房均有出售

總行英京　分行上海　愛蘭漢百利有限公司謹啓

"Allenburys" Diet.

商（愛蘭百利）標

代食粉

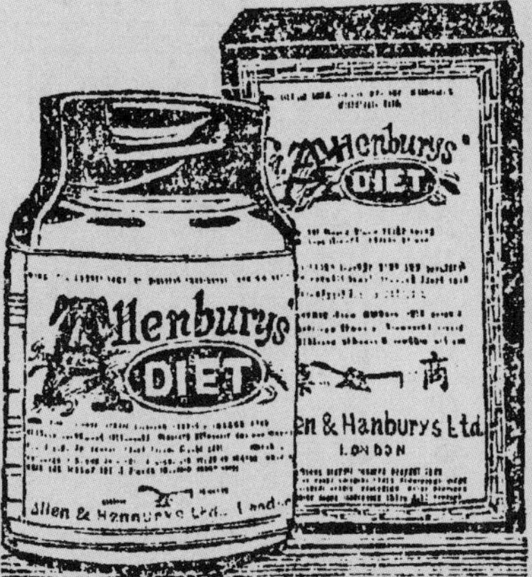

夫食物爲養身之要素、人盡知之、惟患病或體弱之人、消化力薄、殊難得合宜之食品、本公司有鑒於此、特製愛蘭百利代食粉、純用益精養血諸品配合而成、其味清香、其質滋補、製時已預先用法消化、故一入腸胃、旋卽作用、較之尋常牛乳米麥等、誠高出萬倍、凡患胃炎腸熱諸症、用之無不效驗神速、老年精神缺乏、用之則體强力壯、開胃提神、乳母乳汁淡薄、不足哺養嬰兒、用之可增乳水濃厚、且使嬰兒易於安寢、戒煙後元氣未復、所食之物、以致腹脹、用之有特別效驗、然不但爲家常之要品、卽航海旅行之人、帶之亦便、誠人生至寶之食料也、本公司創設英京倫敦、已將二百年、所製各種補劑、藥丸、藥片、以及醫科新發明器具、並閨閣一切用品、莫不膾炙人口、故歐美各國、無不爭購樂用、今特新設分行於上海北京路郵局對門八號、以便亞洲各醫院藥房就近購辦、凡欲知一切詳細者、請來函或駕臨索取一切仿書可也、

各大藥房均有出售

總行英京
分行上海

愛蘭漢百利有限公司謹啟

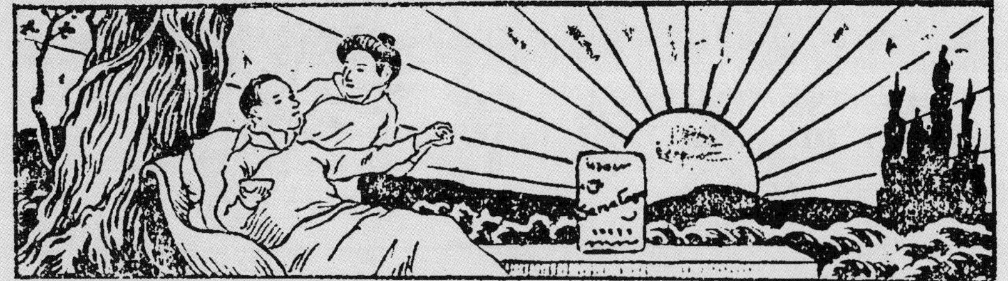

飼養病人

世界名醫皆核定散拿吐瑾Sanatogen延年益壽粉、爲無論病勢輕重、及患病初愈者、無上之食品也、其藥係用最純潔滋補之食物、與最有力滋補之藥料所修合、而實成爲補益腦部、及全體腦筋所必需之質料、所以散拿吐瑾延年益壽粉、有滋補調養之功、而能扶助病人速得復原也、　藍色脫新聞紙云、曾有許多證據、以證明散拿吐瑾延年益壽粉、爲使病人身體復原之食品、凡患諸虛百損等症者、服之更有裨益、　馮雷騰醫學博士云、余在醫院診疾、或出外行醫、常最喜用散拿吐瑾Sanatogen延年益壽粉、與身體軟弱之病人服之、所奏功效、非常滿意、散拿吐瑾Sanatogen延年益壽粉、各藥房均有出售、

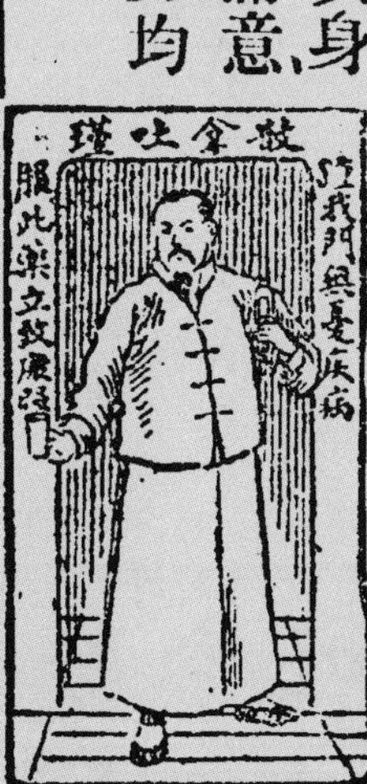

散拿吐瑾延年益壽粉

最著之證書

最著之證書

馮雷騰醫學博士、爲栢靈醫學大學堂內、第一醫學講習所之掌教也、

馮雷騰醫學博士、於內科用藥一道、研究最爲專精、故其所致與製造散拿吐瑾延年益壽粉主人之保證書、於閱報諸君覽之、最有裨益焉、其言曰、余在醫院診疾、或出外行醫、常最喜用散拿吐瑾 Sanatogen 延年益壽粉、與身體軟弱之病人服之、所奏功效、非常滿意、

馮雷騰頓首

散拿吐瑾 Sanatogen 延年益壽粉各藥房均有出售

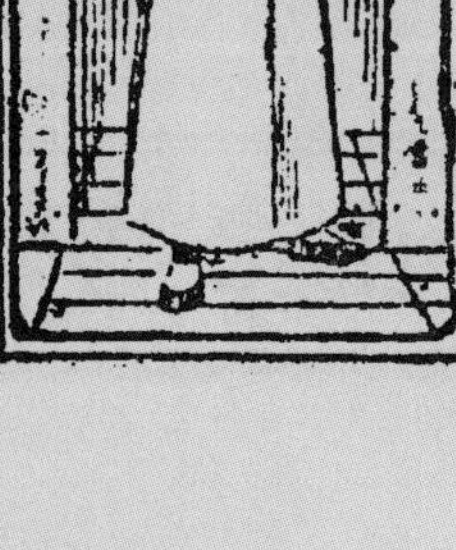

散拿吐瑾延年益壽粉

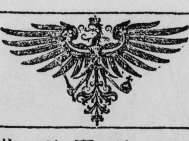

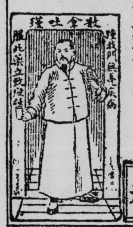

東來醫院創辦之緣起

四川萬縣陳興忠

內傷一症。莫險於肺癆。是症計分三期。第一期遺精盜汗。第二期咳嗽吐血。第三期發熱失音。(以上不過舉其大凡、)一期可治。二期難愈。三期必死。此病在中醫名曰弱症。在西醫稱爲結核。結核者。因不潔空氣中有一種微生體。由呼吸傳入肺中。肺弱者遇之。即有核粒在肺上紵起。以上諸症。漸次以作。故曰結核。(凡人項下及鼠蹊部、有小瘰癧者、皆有結核、) 此皆數十年來。東西醫學博士得之於顯微鏡中者。(將病人之痰以顯微鏡窺之、則見有結核菌、) 據各名醫之剖解調查。咸謂五百死尸中。統計肺部有結核病者。約得四百九十五人。又據日本死亡人口統計。謂七人中因此病死者得一人。我國素不講衛生。其中死於此病者。必不止此數。惜無調查統計耳。(近據上海工部局死亡統計、謂四人中因此病死一人、我邑閉塞、想又不止此數矣、) 蓋此病之所以如是盛行者。以其屬於傳染類。(多由痰傳染、因痰乾隨塵飛揚、吸入肺中、即沾染此病、) 其來也漸。故其去也難。若不爲之預防。則人每爲之暗殺。此誠弱國弱種之大原。所謂甚於洪水猛獸者也。（東西各國、消耗於此病之費、幾較海陸軍尤鉅、近且誓於五十年內消滅此毒）鄙人自幼時因於學校不講衛生、即罹此病。憶自十四五歲時。第一期之病。覺已時時發現。當時尙信中醫之說。以爲是陰虛陽虛也。久服其方無效。十八歲漸入二期。突然咯血盈盆成斗。始取岐黃仲景及晚近名醫各著述。晨夕研究。（鄙人寢饋於中醫者、殆已十年）按法立方。卒亦未見佳良效果。二十餘歲時。病根漸深。年必吐血數次。然猶幸營養佳良。納穀暢盛。尙未彙現別症。迨庚戌秋因盡私立兩等學校義務。精神失療。舊病大發。始而咯血數斗。繼而咳嗽頻數。二期之症都已畢現。身體遂以不支。閱上海報紙。見有丁君福保所著述醫學叢書發行。（現已有九十餘種）內言以西法治病。甚見奇效。亟爲購置展閱。一過覺各症之原因症狀及療法。皆如數掌上螺紋。無陰陽五行諸謬說。遂將昔年所藏內科各書。棄擲高閣。景仰之餘。亟思療治。去春決意赴上海。力疾跋涉。道出宜昌。精神愈疲。有英醫安君者。略爲診斷。即決爲最險之症。頗難療治。抵上海後。亟訪丁君。（丁君曾任大學堂譯學館生理算術教習、數學醫理、在上海稱巨擘、醫學尤爲我國開創家）丁君遂詳加診查果診得右肺已呈滲潤雖爲結核二期療以對症各法咳嗽吐血諸症不一月而大減嗣丁君又勸往日本青木學士處診察診斷出力所見亦復相同後丁君又語鄙人曰肺癆一症確係危險最近發明新藥名賫培爾苦林者將此注入體內較服藥奏效尤速現有李君振軒專行注射療法盍往一診鄙人當訪李君李君診斷後果施以注射各手術並內服藥劑表裏兼療果不數月而身體之健康完全恢復憶在宜昌經安君診斷時病勢作何景象至今又何景象回首眞不啻再世之人矣病愈後經丁李二君指導遂益刻意衛生醫學始入伍公廷芳所發起之愼食衛生會（會中江浙名人三四百、本院已設分會）繼入丁君所組織之中西醫學研究會（會內人已三四千、本院亦設分會）得與各名人討論因痛我國之黑暗及已身之疾苦並聞東瀛肺病名醫甚多遂益有志遊歷從事調查醫學診察已病去秋七月由上海東渡在東京得睹帝國醫科大學之宏富並經北里橋本兩名醫之治療遂益歎我國醫學之退化長此不知將如何矣當與李君商榷決意在我邑創辦醫院以救療同胞幸李君亦抱社會主義慨然應聘即在東購備藥物醫具九月回上海於是約定李君任醫藥之勞鄙人亦勉盡開辦及擔任薪金義務數月以來在申在萬經如許之手續至今始克組織就緒明知就緒之後經濟方面必有不足然爲吾邑醫學開通計爲我同胞公共衛生計不得不勉爲其難是所望於吾邑賢者有以鑒鄙人之苦心也李君江蘇陽湖望族先年亦患結核曾於章炳森先生(即章太炎先生之胞兄)處學習中醫上自岐黃仲景下及金元各家無不苦心研究嗣炳森先生監督嘉興中學李君偕往擔任算學教務(李君算術極精、十五歲時已通微積)、因精神過勞病勢益劇遂決意將中國醫學捨去專養疴於英人所立之普濟醫院中逾年病愈因習西醫於該院三年後往遊日本先後親炙彼邦諸醫學大家其於內傷外感及雜症各治療無不應手取效而東語尤精熟幾與日人無異鄙人在申在東日與周旋學問湛深尤爲欽佩故特聘來萬以普救同胞與日著手生春同登壽域不特鄙人之所希望實亦同胞所共深慶幸者也鄙人身罹癆瘵苦況備嘗奔走半世界以期挽回健康幸未遽歸朝露敢不勉竭餘力以期救同病於萬一今本院既已成立矣用將此次經歷及李君歷史並創辦醫院之原委略述如此

論醫學與科學之關係

金曾洵

時至今日。科學之發達。駸駸乎有一日千里之勢矣。而醫學之進步爲尤速者。其故何也。古無所謂醫學也。故醫與巫并稱。幾置之於九流之列。曾無足輕重於天壤間。而斯道之存。日以鄙塞。其不絕如縷者。微微乎若朝露晨星而已。自十八世紀以來。哲學興而眞理闡。承學之士。復能研思闡精。竭其致光大盡精微之力。以從事於科學。若物理學、若化學、若植物學、礦物學、若生理學、若心理學。類能窺其門牆。登厥堂奧。或慮其未合於理也。故著爲論說。以啟發之。或慮其未當於實也。故設爲實驗。以研究之。科學之眞相。遂漸畢露。於二十世紀之交。而無所容其隱匿。致使醫學一途。亦由淺而深。由粗而密。顯微闡幽。發揚蹈厲。以迄於今。而日益鼎盛者。夫豈無故而然哉。僕不敏、請試言醫學與科學之關係。

何謂醫學與物理學之關係。夫醫學用之器械多矣。即如療治器械。解剖器械。皆從物理器械之應用而來。物理學愈發達。則醫學器械。亦愈多發明。而醫學亦大有進步。況夫。電氣療法。近十餘年來。日新月盛。將來進步。亦正未可限量。其他如療治之法。日注射。曰接種。曰灌腸。曰吸入塗擦。曰洗滌。曰撒布。曰插入。曰腐蝕。曰貼用。曰罨法。曰湯浴。曰水浴等。何一非物理學之應用乎。

何謂醫學與化學之關係。醫之奏效。全在藥物。藥之化合。全恃化學。故夫性質之清濁。分量之多寡。審之也有恒。配合之重輕。分析之同異。定之也有制。無論液狀藥劑則有溶液劑、振盪合劑、飽和劑、浸出劑、乳劑、固形藥劑。則有粉劑、丸劑、錠劑、坐劑、小梃子劑、紙劑、膏藥劑。則有硬膏劑、擦劑、軟膏劑。其他一切之石鹼劑、罨布劑、糊泥劑、舐劑等。雖各有特效。各有專長。而神而明之。存乎其人而已。然則醫學與化學相關係者。豈淺鮮哉。

何謂醫學與植物學礦物學之關係。藥物雖藉化學之力。而藥物之材料。以植物礦物爲最多。以天然之物產。成不朽之奇方。雖曰天授。豈非人事哉。故夫關於植物學者。有甘味劑、苦味劑、芳香性藥劑、皮膚刺戟藥劑等。關於礦物學者。有酸類劑、亞爾加里劑、硫礦或沃素劑、鐵劑、水銀劑等。而兩者之相合而成。相觀而善者。尙更僕難數焉。

何謂醫學與生理學之關係。夫呼吸之作用。血脈之運行。骨格之支撑。臟腑之營養。無一非生理學所支配而成。故消化器疾病、呼吸器疾病、循環器疾病、泌尿器疾病、生殖器疾病、神經統系疾病、傳染病、全身病等。皆與生理息息相通。而無絲毫隔膜者也。然則兩者之關係又何待喋喋耶。

何謂醫學與心理學之關係。夫身體之疾病。多影響於精神作用。如知覺障礙、觀念障礙、判斷障礙、感情障礙、意志障礙等。雖從心理的障礙而來。而精神病者。遂從此生。如傳染病精神病、衰憊性精神病、中毒性精神病、退行期精神病、其他一切早發癡狂、痳痺狂、躁鬱狂、偏執狂、癲癇狂等。無非心理的作用。而治療之術。亦可以心理的療治法。治之。邇來催眠術之應用。尤爲治病之最著者也。

此其大畧也。若夫海陸。氣候之異宜。而醫術因之而異。人種。強弱之異狀。而醫藥有時。不同。交通過便。而傳染之病易生。天候不齊而流行之病易起。則醫學又與地理學政治學相關係者也。然更有進者。近十餘年來。醫學之發達。長足高掌。有非他科學所能及者。其發明之新理。亦沛然有不可遏抑之勢。丁斯世者。不特一身一家與醫家有相維繫之理。即一國之強弱優劣。亦視醫術之程度。以爲衡也。以其展發言之如此。以其價値言之。又如彼。而謂醫學非關係於國家。而爲諸科學之冠者乎。由此觀之。則又不僅與科學相關係而已也。

說醫

譚斌宜

夫人身體現百般之顯象。謂之生活顯象。其中不外細胞生活之湊合。而成營養、機能新生之三大端焉。此三者之功行。乃天然之性。自然之勢。所謂康健者也。至若細胞組織。生活反常。易其狀態。病原侵襲。謂之康健改變。則營養、機能、新生三者之功爲其牽制。於是生出一種之變化。或盛衰。或增減。或痛苦。而呈其顯象。則謂之病。

病之原理甚繁。有自覺之病。有他覺之病。有限於一處之病。有通體之病。全體各經無處不能不發病。如心臟、肝臟、脾臟、肺臟、腎臟、胃臟、大小腸、膀胱、溺道、各經、連網、腦系、皮膚、筋骨、脉絡、及五官各部。俱能發病。餘如傳染病。在在皆能阻人生活。短人壽命者也。

嗚呼。症候之多。能不藉醫者以謀哉。

吾國醫學。向不講求。以爲賤業。等於巫卜之流。故士大夫多以爲恥。故醫學一途。皆以不士不農不工不商者充之。夫人孰不欲愛生命。乃竟寄於彼輩之手。其不罹於死者。亦云幸矣。嘗觀吾國醫書。語多索解。且多矛盾。及指臟腑形狀部位。又多錯悞。卽如肺五葉以爲六葉。肝五葉以爲七葉。脾居左以爲居右。肝居右以爲居左。腎乃製溺之器。以爲藏精之具。其謂心所憶謂之意。意之所存謂之志。因志而存變謂之思。因思而遠慕謂之慮。慮而處物謂之智。此五者。皆藏於心也。既云。藏。於心。何得。又云。脾。藏。意。志。腎主。奇巧。肝主。謀。利。膽主。決斷。膻主。喜樂。其言。肝。左右有兩經。即血脂從兩脅肋起。既云肝。有兩經。又何得云。肝居左右脅。則屬肝。其言。脾屬土。土主。靜而。不主。動。脾動。則。不安。既云。脾。動。則。不。安。又何。得云。脾。聞。聲。則。動。動則。磨。胃。化。食。不動。則。食。不。化。其言。腎。有。兩。枚。中間。動氣。爲命門。既云。中間。動氣。爲命。門。何得。又。云。左。腎。爲。腎。右腎。爲命。門。種種矛盾之言。歷歷可見。數千年來。未曾改革。相延以至今日。何哉。一言以蔽之。曰賤視醫學。故也。

雖、然吾國醫學。査周有四科。曰疾醫。瘍醫。食醫。獸醫。(見周禮)唐有七科。曰體療。少小。耳目。口齒。角法。按摩。咒禁。(見六典)宋有三科。曰方脉。鍼科。瘍科。(見選舉志)元有十三科。曰大方脉雜醫科。小方脉科。風科。產科。兼婦人雜病科。眼科。口齒兼咽喉科。正骨兼金鏃科。瘡腫科。鍼灸科。祝由科。(見輟畊錄)明十三科。曰大方脉科。傷寒科。小方脉科。婦人科。口齒科。咽喉科。正骨科。痘疹科。眼科。鍼灸科。(見明會典)　本朝十一科。曰大方脉。小方脉。傷寒科。婦人科。瘡瘍科。鍼灸科。眼科。口齒科。咽喉。正骨科。痘疹科。今痘疹科歸小方脉。咽喉口齒共爲一科。并九科。(見大清會典)觀此則吾國歷代醫學之科目。可云周且備矣。然綜閱各書。皆以。相。生。相。尅。寒。熱。虛。實。表。裏。陰。陽。五。行。相。代。則以。此。為定。症之方針。若不。用。此。則無。法。可。以。定。症。其最。不。足。恃。者。又以。診。脈。為。定。症。書之所。詳。有望聞問切四法。如用。盡。四法。搜查。猶未。足。以。斷。症。況。祗。用。切。脈。一。法。乎。又豈知除。望。聞。問。切。外。尚有。用。器。械。檢。察。者。乎。假如膀胱內有石淋。臟腑內有損壞。如生瘡生瘤。及婦科子宮等病。果能。憑。三。手。指。按壓。方。寸。之。手。腕。而。知。之。乎。吾國。醫。士。既。不。知。今日。診。斷。之。多。法。而祗。以。寒。熱。虛。實。定。之。又。豈。有。不。悞。人。者。哉。

至吾人信醫。亦同具一種性情。因寒。熱。理。論。已。入。人。太。深。莫能。剖。釋。惡。寒。重。熱。平。日。又。已。有。戒。心。凡。遇。有。病。延。醫。診。視。必。先。向。醫。者。盡。吐。其。情。體。質。或。熱。或。寒。禁。忌。某。藥。只。出。己。之。成。見。不。容。醫。者。干。議。及。訂。方。藥。亦。竊。自。行。加。減。既。由。己。可。以。醫。治。又。何。必。延。醫。以。多。此。一。舉。

更有。守。身。極。嚴。主。寒。熱。理。論。意。以。為。寒。則。一。生。不。敢。食。一。蔬。一。菓。豈。知。寒。熱。與。病。理。無。甚。界。線。寒。者。生。病。熱。者。亦。能。生。病。總。之。有。一。病。則。有。一。藥。以。主。治。之。譬。如。吸。鴉。片。之。人。寒者與熱者煙癮俱同。均以鴉片治之。其功效無異。從未。有。分。開。寒。熱。之。煙。癮。而。治。之。治病。亦。如。是。矣。

又有家人有病。舉家若狂。慌忙無措。親朋滿屋。議論紛紛。莫衷一是。有云彼醫好。有云此醫好。或彼醫來。此醫往。或羣醫齊集。議論不一。各執其說。各有所長。有謂寒。有謂熱。有謂宜補。有謂宜瀉。已費竟日之長。病者未嘗一藥。卒之乞靈於泥土木偶。求賜神方。其小病。猶可急症。豈能久待。則因此而至悞事者。亦已多矣。

凡症候有病、發經過、轉歸等級。輕症無容醫治。其天然復性自有轉歸。惟重症。如小腸壞熱。肺炎。等症。必賴人工醫治以扶經過以至轉歸。行其天然復性自能全愈。吾國醫人未諳此病理也。

泰西各國醫學之發達。駸駸日上。幾有一瞬千里。不可壓止之勢。凡醫事。敎育。已侵我國權。吾國近日風氣。漸開。多有見及。頗有。力者。多培育。此才。以與歐美競爭。駕乎其上。幸勿以寒熱虛實表裏陰陽五行五運相生相尅之理論。見存也。可。

光華醫院記

葉天任

入五仙門東行數百武。則有壁宇倬詭。塗墁一新。途人過之。咸相愕然引領。其楣端大書光華醫社四字。宣統元年三月張公人駿所錫名也。門外曠地數畝。繞以女墻。門內樹以屏不使人外窺也。屏左右有廂。右乃藥室。廂外兩廊。多備棐几。爲贈醫暫駐地。屏後爲空階。階上一堂。頗嫻。靜。兩側。列。診。室。各。二。隴其。內。殊整。理。再進。傍東有室。題曰招待。室。明。窗。淨。几。肅然。而。無。譁。令人。怡。樂。久。之。對招待室之西。旁。曰手術室。藥建。如。法。貯大。小。醫。械。數。百。具。其大彙曰解剖器械。曰外科器械。曰齒科器械。曰眼科器械。曰耳喉鼻科器械。曰產科器械。曰皮膚病徽毒及泌尿生殖科器械。他曰痲醉器械。診察器械。電氣器械。縫合器械。綳帶及矯正器械。咸列於是。既精且備。又何。間。言。繞階而上。則病院三區。各有標誌。視病者何屬而住某區。牀褥用具。均院備有。穿院。西。偏。有樓。翼。然。構室。數。楹。於。其。上。窗。櫺。疏。朗。被。褥。精。緻。蓋上。等。病。室。也。復從病院前直趨而東。橫過隙道。是爲校地。由短廊迤南。三室平連。左右。教。室。也。多懸。圖。軸。中爲。理。化。室。物理。化。學。醫。藥。實。驗。諸。器。燦然。備。列。與短。廊。隱。相。對。中。隔。以。階。位。於。右。教。室。之。前。者。是校友。會。所。三面。咸。玻。屏。爲。之。五色。具。更烙。以。花。草。繆。篆。等。字。日光。射。之。爛漫。眩。目。不。可。視。稍步出。乃大堂。高敞。瑰。傑。薜櫨。縱。橫。其中。圖。籍。琳。瑯。都凡。數。千。冊。廣東。醫。學。圖。書。館。貯。藏。處。也。堂前一階。再北爲教室。置解剖模型二。人骨一。皮婆一。畫圖百餘軸。呼、既。有。典。籍。以。備。參。閱。復懸。圖。譜。備。人。型。以。資。瀏。覽。識。認。以是。求。學。學亦。何。陋。由堂西出。南折、即隙道。便通女醫院。傍隙道一廳。稍施丹臒。作休憩所。廳上結小閣。前則多種芭蕉。綠陰垂地。雜以桂樹數株。亦清芬沁人。再西出。則通贈醫暫駐地也。全宇爽塏宏壯。雕飾雅素。前爲某氏新第。俄沒於官。云夫吾粵醫院多矣。何獨有紀於是。曰吾粵醫院多矣。未有用新法以治療者。亦未有養植醫才者。苟欲求之。則屬諸外人。斯社肇端於戊申歲秒。不三月而成立。爲粵人所獨建。又能不與羣院相屬。孤峯突出。有明尊且秩焉。頃者世界醫學日進。新症亦日多。有非舊法所能治。張橫渠曰。濯去舊見。以新來意。我醫人豈可各承家技。始終順舊。封故步以戕生命。則新法尚焉。不寧惟是。日人大隈伯嘗言曰。清國開發第一義。當以醫師三十萬渡清。歐美各邦。均有以醫傳道會。今猶不劍及屨及。早自圖維。勢將何及。則植才又尚焉。斯社既有志此。余乃推其所由。草而記之。若夫生徒幾人。贈醫留院幾人。則徵册已錄。故弗及。

中國解剖學史料

陳垣

自世界醫學之輸入。日見發達。習然者。以爲世界醫學之所長。特解剖學。於是舉吾國昔日之近似解剖者。以爲爭勝之具。不知世界醫學。豈徒以解剖爲能事。解剖特基礎醫學耳。吾國內難甲乙諸經。何一非古代解剖學。第數千年來。未聞有能於古籍之外。新尋出一物。新發明一功用。而拘守殘帙。相與含毫吮筆。嚮壁構虛。而爭辨。

則有之抑亦大可駭已他人方日事探險日闢新島而我則日蹙百里乃誇大其祖若宗開國之雄烈以自慰抑亦可謂大愚也已吾今卽述其祖若宗開國之雄烈黃帝子孫有能來言悵復乎吾將執大刀劈斧從其後

靈樞經水岐伯曰天之高地之廣非人力之所度量而至也若夫八尺之士皮肉在此外可度量切循而得之其死可解剖而視之其藏之堅脆府之大小穀之多少脈之長短血之清濁氣之多少皆有大數

吾國之有解剖學當肇基於此此言天高地廣或非人力所能度量也若人則八尺之軀耳皮肉具在外可度量而死可解剖也嗚呼古代而不有解剖學則所謂五臟六腑者從何處名之哉

史記殷本紀紂淫亂不止微子數諫不聽遂去比干强諫紂怒曰吾聞聖人心有七竅信諸遂剖比干觀其心

聖人之心有七竅是必當時俚語也聖人亦人耳烏得與人殊紂之不信幸遇聖人迺得實驗惜乎書闕有間竟無剖視後之下文則以記者之記此非爲斯學計徒欲以彰紂之無道耳謂紂生解剖人爲無道可謂解剖人爲無道不可

漢書王莽傳。翟義黨王孫慶捕得。莽使太醫尚方與巧屠共刳剝之。量度五臟。以竹筳導其脈。知所終始。云可以治病

太醫醫官也。巧屠畧識解剖術者也。云可以治病者。記者謂莽之意以爲此可以治病也。嗚呼。孟堅文人耳。烏足知此之可以治病與否。味其言殆亦欲示莽之殘殺與史記之於紂同耳。惜乎莽得志未久。不能於此學有所補益。而爲吾道光也。

賓退錄。廣西戮歐希範及其黨凡二日。解五十有六人。宜州推官靈簡皆詳視之。爲圖傳世。

歐希範賊也。比干聖人也。剖聖人猶可。剖賊則益賊。益賊猶可。令後世羣以被人解剖者。唯賊則孰願犧牲其身以受解剖也。世人以解尸爲大罹胥於此爲厲階

郡齋讀書志存眞圖一卷。皇朝（謂宋）楊介編。崇寧間刑賊於市。郡守李夷行遣醫併畫工往親決膜摘膏肓曲折圖之。盡得纖悉。較以古書。無少異者。比歐希範五臟圖過之遠矣。實有益醫家也。

據此則歐希範五臟圖及楊介存眞圖。晁公武猶及見之。今二圖皆不可得見。存眞圖一卷。四庫目已不著錄。吾國人之不重實學可見一斑。雖然此二圖亦不傳耳。幸

而得傳其謬誤亦與古人等是何也則公武明言歐希範五臟圖不及楊氏圖而楊氏圖又與古書無少異既與古書無少異則亦何貴有新圖特恐楊氏圖未必無異於古書公武文人亦以古為尙故漫云爾。

醫旨緒餘。何一陽曰。余先年以醫從征。歷剖賊腹。考驗臟腑。心大長於豕心。而項平不尖。大小腸與豕無異。惟小腸上多紅花紋。膀胱眞是脬之室。餘皆如難經所云。亦無所謂脂膜如手掌大者。

醫旨緒餘引何一陽此言。所以駁三因方之以三焦為有形者也。諸家或以三焦為無形。或以為有形。

以為有形者曰。宋有舉子徐遁者。醫療有精思。曰齊嘗大饑。羣丐相臠而食。有一人皮肉盡而骨脈全者。視其五臟。見右腎之下。有脂膜如手大者。正與膀胱相對。有二白脈。自其中出。夾脊而上貫腦。意此即導引家所謂夾脊雙關者。而不悞脂膜如手大之爲三焦也。此三因方據徐遁之所見。以為三焦也。一

以為無形者曰。醫以靈素為宗。靈素不載。如張仲景華佗王叔和孫思邈皆擅名古今者。未有一言及此。史載秦越人隔垣洞見人臟腑者。假令三焦有形。何不言之。豈陳無

擇。(著三因方者)之神知出靈素諸公之上哉。此孫一奎說(即著醫旨緒餘者)二。又曰。三焦既有形。若是銅人圖必圖而表之。華氏內照圖亦必表而出之。三戴同父曰三因方之好異也。云三焦有形如脂膜。附於脊夾脊。若果如是。則內經難經言之矣。四何一陽又曰。世傳華佗神目。置人裸形於日中。洞見其臟腑。是以象圖。俾後人準之。爲論治規範。三國時殺人亦不少。華佗之醫不可謂無精思。豈有三焦如是而佗乃不之載哉。凡此皆駁三因方之以三焦爲有形者也。五。

諸說之是非。在今稍嘗從事解剖學者。亦知其爲聾盲辨日也。是者未必是。非者亦未必非。彼善於此。則陳氏(即三因方)爲勝矣。蓋陳氏對於古說。敢首倡異議。而諸家則亟伏於古人之下。古人不有言。不敢言也。吾因諸說之非今是古。足以爲今人戒。而其言又皆關涉於解剖學。故備述之。

至於扁鵲之隔垣洞見人臟腑。元化之裸人於日中而見其臟腑。皆與後世之稱得異人傳授者類。未必扁鵲元化無解剖之實驗。第不敢以宣於世。則託諸神目及非人。亦猶始種痘者之託於神人也。然扁鵲等之果曾實行解剖與否。書記所缺。亦不可誣。故祇可謂之神話解剖學而不可謂之人工解剖學今日本警律未得官許解剖死尸者處三日以上十日以下之拘留或一元以上一元九毫五仙以下之罰金醫學生恨無此一元二元之罰金耳苟其有之則何必遇長桑君飲上池水哉

若徐遁之因歲饑而得睹人相食者之殘骸以爲實驗之用則與王勳臣之考察叢塚露藏小兒同曰解則有之未可以爲剖也是可謂之借觀解剖學而不可謂之正規解剖學

聞見後錄載無爲軍醫張濟善用針得訣於異人云能解人而視其經絡則無不精因歲饑疫人相食凡視一百七十人以行針無不立驗亦與徐遁王勳臣同不得謂之正規解剖學亦借觀之解剖學而已

或曰王勳臣亦嘗親視凌遲犯人與前言歐希範五臟圖楊介存眞圖何一陽親剖賊腹之屬將毋同彼可爲正規解剖學矣則何以謂王勳臣爲借觀解剖學曰王勳臣所睹之凌遲犯人特爲凌遲已耳不因王勳臣之觀而有所加之意也勳臣有所不明不能令凌遲者操刀唯吾意所欲也則勳臣所得者特餕餘耳故不得爲正規解剖學無怪醫林改錯之錯與古人無異四十年前應有爲醫林改錯改錯者至今日則無謂耳

要之勳臣不可謂非熱心解剖學者也。特時局之

太平廣記醫三引廣五行記曰。永徽中有僧病噎。不食數年。臨終告其弟子曰。吾氣絕後。便可開吾胸喉。視有何物。弟子依言開視。得一物。形似魚而有兩頭。遍體悉是肉鱗。時夏中藍熟。寺衆於水次作靛。有一僧以少靛滴其中。須臾化水。世傳以靛水療噎疾。因此赤水元珠斥之。然不論其事理之如何。借曰有之。則此等可謂之病理解剖學。而非生理解剖學。

其他扁鵲之割皮解肌。湔浣腸胃。元化之刳破腹背。抽割積聚。(皆見本傳)與及諸史方術傳中醫人之能施行手術者。武人傳中武人之能受割治者。諸短書小說中所稱之西番僧回回醫者。如是等等。世人之好以中國醫術比方泰西醫術者。類能詳引。甚至好援西入中。以爲泰西諸學盡出諸我者。如格致古微格致精華錄之屬。於此等故實。亦類能言之。無煩贅述。然此皆祇可謂之手術學。而不得謂之解剖學。他日編手術學史料時另紀之。

編者曰。吾纂吾國解剖學史料既已。而嘆吾國解剖學之不振。其原因由於歷代施行解剖術者之不得其人也。一誤於紂。再誤於王莽。三誤於賊。千年古書言解剖學

者只有此數其無名之英雄私行解剖不及著書又無學人紀錄其事者不論其散見古籍爲吾弇鄙所未及見者姑俟他時之續述亦不論紂世所稱爲獨夫也其行事宜不可法於後世王莽所爲原與紂異其所規畫秦漢不過也漢人以爲賊後之人從而賊之竟以人廢言哉悲夫唐宋以後之解剖人又皆懲不畏死之草竊也以爲草竊乃得人人而誅之致剖之刳之不爲過然則凡天下被解剖者皆賊耶解剖人者皆紂王莽耶悃有靈樞經水之言在也岐伯黃帝非紂莽未聞岐伯黃帝所剖者必罪人安得將此數千年之輿論一旦改造之

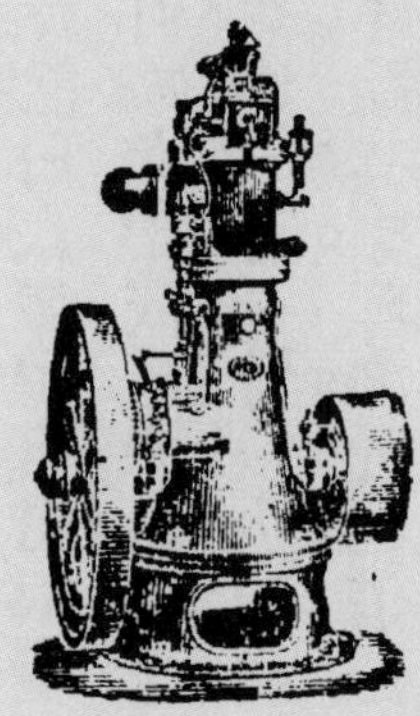

傳染病一般

日本愛知醫學專門學校教授黑田先生講義
日本愛知醫學專門學校學生陳昌道筆述

傳染病者高等動植細菌侵入人體或物體內發育繁盛而傳染於衆人之疾病也其稍高等之動物寄生而爲疾患則曰寄生蟲病寄生於膚表或局限之一部而不發全身症狀者如癬類是也化學品中毒但現毒狀傳染病毒入人身則發育極速產生有毒物質而傳染於衆人

各種傳染病皆有固有之病原呈多少特異之病變及症狀然疑似之處甚多檢出細菌後其斷定乃確

傳染病治癒之時亦有特異之點凡人體內之細胞對於病菌生一種對抗之機能而能戰勝之則細菌崩死而病治癒此種細胞於病後有習慣性遂能免疫於將來

傳染病之原因　千八百七十六年ロベルトコッホ Rodert Koch 氏出爲傳染病劃一新紀元發明疫學之觀察詳言生存力及抵抗力攷得理化學之消毒法制腐防腐法豫防消毒法臨床之診斷及人工免疫術至千八百八十二年ヲベヲン Inveran氏。發明細菌染色法。乃更得而攷其詳焉。

傳染之意義　傳染病者。微生細菌。侵入人身。與宿病之素因。互相投合而發者也。例如骨與筋肉等。潛伏化膿菌。每因挫傷與過勞等。而起急炎性症。或因感冒而起。若無素因則不惟不許其發育。且能撲滅之而成免疫性。然細菌過盛時。亦不能撲滅之。

原因　（一）細菌。即分裂菌。（二）發芽菌。（三）絲狀菌。即黴菌。其餘原生蟲。皆爲病原菌。

病原菌發育於體內。能爲健康之危害。非病原菌則不然。寄生於人體者爲寄生性細菌。寄生於死物體者爲腐性菌。皆不能發病。而亦與病原菌混合而生病。

病原菌皆有特異性。一種病原菌。每起一種之傳染。而不起他種傳染。如結核菌。或起於肺。或起於腹膜。又如肺炎。或起於腦膜。不過限局之異耳。麻剌利亞（瘧疾）與赤痢病之病原菌亦然。

細菌在體內。所以能生存者。以宿主之適當。故或身體發育微弱。或營養缺乏。或過勞與過房。亦能速其發育。若人體因營養適宜。而漸次強壯。則亦能撲滅細菌而收治癒之效果。凡病原菌必須營養分與溫度適宜。乃能發育。

土地及水中。多有虎列剌（霍亂）菌、腸窒扶斯菌及赤痢菌。

細菌在空氣中。若不値塵芥。則不能遊離至數米突以外。咳嗽時多由呼吸而直接傳染。或由溝渠傳染者亦有之。

百斯篤之傳染。每由鼠族。又如寒冷之感冒。亦爲呼吸器傳染病之素因。芽胞菌抵抗力最强。無芽胞之菌。如結核菌、化膿菌。其抵抗力亦甚强。如虎列剌菌、百斯篤菌、流行性感冒菌之抵抗甚弱。在乾燥處。芽胞菌不能生活。

遇攝氏四十五度以上之熱。細菌多死滅。惟芽胞菌須至百度而後死。

化學品的殺菌。各有差異。在粘液中之菌。如痰唾等。即遇富於殺菌力之汞。亦能使化成蛋白汞而包裹其細菌。故今日多用鹼性以治粘液中之菌。

用藥物止菌之生活。謂之緩和。止菌之發育。謂之防腐。殺菌謂之制腐。藥物之最猛烈而能殺滅芽胞菌者。謂之滅菌。

微生體之病原作用　細菌之發育。多因該部純粹之營養損失。或閉塞毛細管。而爲刺戟作用。到處之血管閉塞。則貴要之機能障礙。而起生命之危險。

病原菌之毒素。即由該菌體內分泌而出。最顯者如破傷風菌。質扶垤里菌。

近日行免疫法。多用細菌毒素注射。以爲抵抗。菌之毒素溶解於體內。(一)發熱毒。(二)發膿毒。化膿毒對於白血球。有牽引作用。爲發炎化膿之原因。又或爲結核與黴毒。或變壞疽。發熱毒若牽動溫熱之中樞。則起體溫之變化。若毒素過量。則來急劇之體溫下降而爲厥冷。四肢强直。通常因體溫昇騰。而起腸充血。粘液腺分泌亢進。淋巴濾胞腫脹。下痢。心悸。呼吸及脈搏頻數等病狀。知覺運動。亦多少障礙。若注射毒素多量。則爲羸瘦。或直接變爲實扶垤里。肝與腎變性。或間接而爲貧血與腎臟炎。若出血則多由出血性敗血症。菌障礙其血管。結核菌百斯篤。始則存於腺部。繼則蔓延於全身。

素因　素因爲病原體發育於身體內。若感於毒素。則爲宿病之性質。(宿主)有天然特異之素因。名先天性素因。又有出產後或因受乳而感受毒素者。謂之後天性特異之素因。

急性傳染病。多不問體質。而慢性傳染。則多起於脆弱之人。有由遺傳而發者。如結核、癲病。是由子宮內與精血中得者。曰遺傳。又如睪丸亦有遺傳之結核。不可不知。又如天然痘。多傳染於子宮內。或出產後無病。至青年始發。

後天病如下 (一)年齡。慢性病每因春期發動而起。(二)職業。醫師產婆。於手術時亦能傳染。勞動社會傳染最多。(三)生活狀態。貧者最多。是失於智識與衛生。(四)營養不良時易傳染。單純之感冒亦易誘起傳染。體溫下降時。抵抗力弱。其餘如精神過勞。營養不足或創傷亦易傳染。

免疫性 有抗毒性與抗毒素。先天性與後天性之別。又有人工免疫法。如種牛痘。注射百斯篤等。

先天性 抗菌性免疫 抗毒性免疫

後天性 抗菌性免疫 抗毒性免疫

傳染病之病理及症候

潛伏期 病原體得適當之媒介。侵入宿主體。不卽發病。經若干時日。其產出毒素。達於發病之量。然後發病。謂之潛伏期。發疹性傳染病潛伏期最準。餘則長短不一。因體質而異。瘧症由蚊傳毒。發病獨遲。下疳、淋病極速。

前驅期 於潛伏期之終。爲豫報發病期。其長短無定。

恢復期 病毒與細胞交戰。若病毒勝。則一部細胞或全身細胞皆死滅。若細胞勝。則毒素死滅而爲恢復。

傳染病熱由發熱性毒素而起。毒素極急劇時。體溫反不昇騰。而爲速下。發熱之經過有種種。(一)弛張熱。(二)間歇熱。(三)稽留熱。(四)再歸熱。又如痘瘡每於化膿時發熱。熱型之變化當牢記。或由稽留變爲突寒突熱。或變間歇。皆因合併症而發。

經過　急性傳染。畧有一定。可分爲前驅期、發病期、增進期、減退期、恢復期之數期。全經過之長短。以數日乃至一週內外爲最急。數週間亦屬急性。月餘則爲亞急性。數月以後。繼以肺結核有之。以後遺症之知識。可判定其豫後之良否。

診斷　診斷傳染病與實施豫防法。極關重要。設於此處診得一初發患者。則當速行豫防法。豫防得宜。必於衆人有非常之幸福。若診斷一誤。則適以搖惑人心。發病之時日亦極重要。蓋因其長短。可以爲豫後之補助。

傳染病之豫防及治療　傳染病之發生。其特異之件有數種。(一)病毒之存在。(二)其毒力及侵量。(三)傳播。(四)侵入。(五)個人素因。

至數年之久者。爲慢性。慢性症每無定型之經過。獨黴毒不然。此其異點也。

於一定之經過後。體中尚殘留病毒。或乘機再發。或發至數次。再歸熱其最顯著者。初患再發之期無一定。其再發亦無殊初發。然因再發而豫後變爲不良者不鮮。症狀不完之各種傳染病。雖各有特異之經過定型。然每多不備或變型。但得其特點。則此差亦微矣。蓋病症因病毒與人體而異。例如腸窒扶斯。有僅發熱而無別種現象。亦無固有之經過。亦不臥床。但覺消化障礙者。謂之逍遙性腸窒扶斯。或加以小之名。又如假痘與水痘等。亦屬不完全之症。

合併症。在混合傳染中。能擾亂傳染病。每於豫後不良時而起。例如咽頭潛伏肺炎菌時。復合併百斯篤。則起敗血症。其症重且複雜。豫後多不良。又如實扶垤里。復合併肺結核。則連鎖狀球菌。混合於傳染病後。遺症傳染病之特異狀退後。殘留於全身或局所之障礙。謂之後遺症。例如神經麻痺。或纖維駢合(癒着)或續發他病。如瘻症。

病理學淺說

陳昌道

病理學者。表示生活現象之稍異於健康之學問也。欲研究此學。必以解剖生理爲基礎。研究藥物及內外各科。而不從病理學入手。則不識病之本原。烏能下精確之診斷。以收治愈之效果。故學醫學者。必先研究病理學。猶求木之長者。必固其根本。欲流之遠者。必浚其泉源。輓近來醫學日益發達。譚病理之書。汗牛充棟。非十數載不能卒讀。

然其要旨不外三端。曰症候。曰病因。曰發病。蓋一定之疾病。必有一定症候而一定之症候。必有一定之原因。病理學者由各種症候而求其眞確之原因。原因既得然後診斷。及治療。乃有把握。病理解剖範圍甚廣。古昔學者總括之以爲研究。輓近科學進步。乃析而爲三。曰病變論。曰病因論。曰發病論。

古之醫者不明病理學。於是創爲種種邪說。或謂病爲鬼神爲祟。或謂疾病爲寄生物侵入人體而發。或謂由一種癌症發生穿鑿附會莫可究詰自四液說及血液病理學說出。其論乃稍稍近似。然尙非確當不易之說也。自病理學泰斗鳥伊氏之細胞病理學說出而後病之局在者乃有着落洵乎鳥伊氏之說千載不易矣。曷謂細胞病理學說千載不可易也。蓋病者生活體內之臟器及組織之細胞因外來之一定之刺載而起一定之反應卽起一定之變化生活體的細胞既起變狀從而官能亦失其常態是病之形態爲臟器之官能失其常而病之本體實爲臟器組織之細胞之生活失其常也故曰細胞病理學說千載不可易也臟器組織細胞之變態有久暫從而身體之違和亦有久暫。生命之安危因病勢之輕重而別病之經過有種種。(一)最急性(二)急性。(三)次急性。(四)慢性。病之豫後則視病因與器官之輕重體格之強弱而異。

(丙)公園內外遊行地之佈置計劃
(丁)街道之建築與去街道之壓土法（此節可參觀以下第九類交通門）

建築法

(甲)四面實砌法或二面實砌法或四面開窗不實砌法
(乙)建築所佔地及其他餘地
(丙)建築房屋之高率及其距離率
(丁)正院後餘屋之建築
(戊)城內分區之制與城外分縣之制
(己)熱道之建築法

二建築之計劃

普通房屋

房基

外觀規模及方向

房圖如房屋與園宇之關係

房屋建築之宜注意者

(甲)基地
(乙)去潮濕之法
(丙)築房屋牆垣之材料
(丁)房屋連接處及油畫粉漆
(戊)天花板與地板
(己)樓梯
(庚)門窗
(辛)隔牆及飾牆物（若紙與粉畫等）

(壬)房屋之頂蓋

房屋用磚乾燥之關係

(甲)關於潮濕之危害

(乙)免木質生菌蕈之法

屋舍通俗法

住宅宜注意之要事

(甲)住宅中爲起居室臥室廚室洗衣所及安設雜物之處應如何排列佈置及其多少大小高矮務求各適其用

(乙)房間之大小必視其寓居之人數而定如每人至少須若干立方尺空氣

經營各種住房之宜注意者

住戶之種類

(甲)普通小住房

(乙)地窖及閣樓

(丙)起居室與寢室務求適用

(丁)關於法律上各種之規定

改良住房之法

其他特別建造之房屋

(如學堂醫院貿易場菜市與禮拜堂戲園會場等皆應相地而定其建造式以適於用)

三通空氣法

新鮮空氣之必要

需用新鮮空氣之量數

天然之通氣法(如窗戶)

人力所造之通氣法
(甲)寒熱度之高下視通氣法之善艮爲比例
(乙)或從外設法吸引室內不潔之氣或由內設法排出室內不潔之氣而使空氣新鮮
(丙)在電車速行時之通氣法
(丁)關於空氣中之潮濕氣
(戊)試驗培護植物之通氣法

四生熱
屋舍中發生之熱度
熱度高下之必要數及生熱之理
生熱之材料
生熱法(利害損益)
(甲)分段生熱法(如用火盆火爐等)
(乙)全體生熱法(如用空氣水或水蒸汽)
(丙)用氣或電力之生熱法
(丁)遠引之生熱法
(戊)熱氣之分佈法及其定率
(己)生熱物發生熱之度數
(庚)生熱物之容量模樣及其特別性
使氣候減涼之法
(甲)遮蔽日光之熱度而使空氣減涼之法
(乙)由人力製造使空氣減涼之法

五光亮

天然之光亮

(甲)因天然之日光而利用之或廣佈之

(乙)由天空中發生之光

(丙)光亮進入多寡之比例恒與街道之廣狹房屋之高矮樹林之大小樓層之多寡及其窗牖之安設房間之深淺為率

(丁)廻光

(戊 測量屋舍內光亮多寡之法

人為光亮

(甲)人為光亮之原料(如膏油氣電等)

(乙)膏油氣電等之性質及其發生之功效如發生光力熱力之大小及其性質優劣等

(丙)用以上各物發生光亮者其所經空氣被穢汚則亦有危害處

(丁)用人為光亮之費用

(戊)發生光亮之附屬物(如天窗煙囱遮蔭廻光器等)

(己)間接之光亮

(庚)街道上之路燈光亮

六用水之法

少量用水

(甲)水缸

(乙)掘井及用管汲水之井

大麥	九•九七	一•六四	七三•〇〇	一二•三五
麥飯	三•七七	〇•二三	一八•七四	七六•〇六
粟	一一•五七	五•五五	六五•三四	一三•三四
粟飯	四•九六	二•七二	三一•九七	五八•八〇
小麥粉	一一•七〇	〇•九七	七一•〇三	一四•九七
蕎麥	一三•一三	二•七二	六八•六六	一二•九〇
麪包	五•五一	〇•二〇	五五•一六	三七•三一
生麩	一三•三一	〇•一七	一四•五三	七一•四六

菽類　此等之食物富於蛋白質。爲植物界之冠。故爲素食者不可缺之營養物也。豆腐味噌則爲其製品。

	蛋白質	脂肪	灰分	水分
黑豆	四〇•二五	一八•二六	四•五五	一一•〇九
大豆	三六•七一	一七•四三	五•〇〇	一三•四六
小豆	二二•〇一	〇•四〇	五五•五九	一二•七〇

豌豆	二三·六九	〇·五六	五一·〇三	一四·九〇
蠶豆	三八·八八	一·二九	四九·七四	一五·七六
菜豆	二〇·三〇	一·〇七	五三·一九	一七·五一
刀豆	二·三九	〇·一四	五·三一	八八·九六
豆腐	六·五五	二·九五	一·〇五	八八·七九
白味噌	一一·一二	四·九二	一四·〇二	五五·九七

野菜及海藻之類　野菜如馬鈴薯、甘藷、芋類。殆成於含水炭素。可代用穀類。故配用適當之蛋白質。即可爲有用之營養品。至其他之野菜類。雖無營養之價値。而能清潔血液。且助便通。添佳味於食物者。則可常用之。彼航海者若永不用野菜。則起敗血病。故知其有清血之功也。海藻之種類雖多。然少滋養質。且難於消化。茸者、亦爲海菜之類。無營養之效。

	蛋白質	脂肪	灰分	水分
甘藷	一·三五	〇·一九	〇·九三	六六·二八
里芋	一·四〇	〇·〇八	〇·九九	八五·二〇

蓮根	一・七〇	〇・〇八	一・一三	八五・九三
蕪菁	一・六二	〇・〇七	〇・七八	九四・〇〇
大根	〇・七三	〇・〇一	一・四九	九四・五五
牛蒡	一・三六	〇・〇七	〇・六三	七〇・五三
葱	一・四	〇・〇七	〇・四四	九二・六三
百合	三・三	〇・一	一・三五	六九・六三
馬鈴薯	一・四九	〇・一〇	一・〇三	七六・八〇
筍	一・八二	〇・一二	〇・七四	九〇・二六
胡瓜	〇・八五	〇・〇八	〇・四七	九六・六四
芹	二・〇一	〇・一三	一・〇四	九三・六〇
茄子	一・〇〇	〇・〇六	〇・四二	九四・〇〇
南瓜	〇・五六	〇・一三	〇・七五	九〇・二四
冬瓜	〇・二六	〇・〇二	〇・二三	九七・四二
椎茸	一一・六三	一・六八	四・三七	一四・五九

松茸	三七・三〇	〇・七六	一・〇〇	八一・七三

果實類　果實與野菜有同一之效力。雖直接無營養之價値。而可用爲嗜好品。又有通便利尿之效。可用以治病。又含有清涼爽快之漿汁。故適於熱性病患者之食用也。

	林檎	梨	杏	葡萄	蜜柑(即橘)
水	八四・七九	八三・〇三	八一・二二	七八・一七	八九・〇一
含窒物	〇・三六	〇・三六	〇・四九	〇・五九	〇・四四
遊離酸	〇・八二	〇・二〇	一・一六	〇・七九	二・四四
糖分	七・二二	八・二六	四・六九	二四・三六	四・五九
無窒物	五・八一	三・五四	六・三五	一・九六	〇・九五
木材素	一・五一	四・三〇	五・二七	三・六〇	一・九八
灰分	〇・四九	〇・三一	〇・八二	〇・五三	〇・四九

嗜好品　嗜好品有興奮神經、爽快精神、增進食慾、振作消化機能之效。雖直接無營養之價値。亦爲飲食物所不可少者。但不可多用耳。

嗜好品之主要者。茶、珈琲、酒類、菸(即烟草)、醋、醬油、食鹽、香味料等是也。

茶及珈琲　茶爲本邦人最多用者。乃一種之芳香性飲料也。其主成分爲茶素。（單甯酸越幾斯質）有類似酒精之作用。即亢進心機、減少睡眠、興奮腦之機能。使想像力銳敏。然多用之。則亦如酒精而起中毒。　珈琲之成分與茶相同。其作用亦相似。惟含單甯酸少。故催進消化機能。活潑腸運動之作用。比茶大也。（單甯酸有收斂性）

酒類　酒類甚多。如清酒、麥酒、葡萄酒及火酒之類。各由澱粉或糖分之變化而生者。皆含有酒精。酒精能刺戟胃腸之粘膜。催消化作用。亢進心機。起表皮血管之擴張。增加體力與體溫。活潑運動。強想像力。能慣身體之勞動。解精神之憂苦。然用之過度。則起痲醉之作用。甚至起酒精中毒而失生命。故酒精之利害。在飲用之多寡。不可不注意也。

麥酒者。粗惡品較少。（本邦製）且有健胃之作用。含營養質。故爲衛生上良好之飲料也。清酒、葡萄酒。亦爲適當之酒精性飲料。惟以人工混和酒精者多。故混和酒不可用也。　其他武蘭垤、（即白蘭地）燒酎之類。含酒精甚多。故單用之則有害。

莨　莨者。爲人類之嗜好品。最廣行者也。本非飲食物。只不過吸入其煙而已。其主成分爲尼古珍。有猛毒。其中毒作用。雖甚顯著。然習慣既久。亦不覺受害。宜少用之爲佳。

至呼吸器、消化器及心臟病者。則斷不可用也。然有謂其有殺菌之力。可視爲一種之消毒劑者。

醋醬油食鹽　此等之物。爲必要之調味料。衛生上別無可述也。

香味料　香味料者。胡椒、薑、秦椒、芥子、蕃椒、山葵之類。皆屬植物質。能刺戟消化器之粘膜。催分泌液。助消化作用。乃一種之健胃劑也。

第六章　衣服及皮膚

衣服有保護體溫。調節其消耗。以衛健康之目的。而欲全其目的與否。則在乎衣服之品質及形狀。

洋服密着皮膚。其中間大氣甚少。不適於調節體溫。且皮膚之分泌物。蒸發甚難。故不可爲適當之衣服。日本服則其中間失於太廣。其下部直觸大氣。故失溫太多。只適用於勞動者。惟中國服寛窄適中。最合於調溫之目的。

衣服之材料。爲木綿、毛布、絹布、麻布等。

衣服之保溫作用。主關其形狀及容積。例如同一木綿。輕鬆者。則其容積大而含大氣。

溫之傳達遲而放散少。反之其壓縮者則放溫速。故新綿比舊者暖。新法蘭絨比水洗者溫也。故欲防體溫之放散。必用乾燥輕鬆富於彈力內部多含大氣者。其最佳者。以毛布爲首木綿次之。絹布麻布方斯下矣

絹布麻布不適於冬日而於夏日最感清涼。夏日與冬日相反。不必保溫。故用極薄者以便大氣之流通。且衣服夏宜白色冬宜黑色。以白色吸入日光之溫線少而黑色多也。

麻布及木綿之類。吸收水分及蒸散之作用。比毛布甚大。例如投木綿與法蘭絨於水中。則其溼也甲多而乙少。乾燥之則又甲速而乙遲。故皮膚常蒸發水分者。宜以毛布爲襯衣。若用麻布。則發汗之際直溼潤。又速蒸發。故其際劇奪體溫。有起感冒者。用毛布則無此弊。以其功用與麻布相反也

又由氣候之寒暖。增減衣服。不可過劇。必徐徐行之。其他衣服宜稍寬闊。尤於小兒爲然。

帽子宜輕而鬆。以便大氣之流通。　領卷宜用法蘭絨、毛絲編物、毛皮等。日久則廢之。

靴之過高者及前方狹者有害。必大小適度且柔軟者爲佳。

衣服之直接於身體者。(如襯衣)宜常洗濯。又一切衣服。宜常拂塵而曝於日光。

皮膚營一種之呼吸作用。常排出少量之炭酸與多量之水分。尚有表皮之細胞、幼毛、汗腺及脂腺之分泌物。(卽汚垢)又有由大氣而來之塵埃等。皆不斷使皮膚之表面不潔者。而富於脂腺及汗腺之腋間股間等。尤爲不潔者也。此等之不潔物。每害皮膚之生理作用。卽閉其氣孔。妨汗脂之分泌。以致釀出皮膚病是也。故吾人宜常洗浴身體。使之清潔爲要。洗浴有冷水浴、溫湯浴、海水浴、鑛泉浴之四種。

冷水浴　冷水浴能強健皮膚。增進抵抗力。然其清潔皮膚之力。則弱於溫湯。且非熱帶國則四季皆難行之。只於夏時爲宜。每朝起床時。宜取井水。直灌全身。而後以乾布強擦之。不使殘餘水一滴。如此周年行之。則不惟皮膚強健。不起感冒。且心氣爽快。消化作用亢進。然此法只適於壯者。若婦女小兒或病者。則每朝以冷溼布拭上身。以乾布摩擦之。則其實效亦與前畧同。

溫湯浴　溫湯浴有清潔皮膚之目的。其溫度宜與體溫相同。卽自攝氏三十五度至四十度之間。溫度過高。則心機亢進。易起腦充血。凡心臟病、肺病、腦病等患者。均宜注意。凡夏時入浴。至多一日一回。盛夏之外。一週(卽一星期)三回。至少一週一回亦可。

殺淋菌之特效藥。或謂侵入深粗織內之淋菌。此藥亦能滅之。故淋疾用以注射尿道頗效。

用量 急性淋用〇、二五乃至二%之溶液又婦人尿道炎用五乃至一、〇%之溶液

赤酒

興奮劑。常與實芰答利斯丁幾並用。

用量 二五、〇一日三四回

樟腦

興奮劑。能亢奮延髓。增進呼吸中樞心筋機能之作用。諸般之虛脫症。或麻醉藥中毒之血行衰弱呼吸衰弱皆有卓效。

用量 一、〇乃至三、〇乃至五、〇

第三類

此類之藥。能退熱。能鎮痛。能治僂麻質斯、瘧疾等。

阿斯必林

(一)急性、慢性、淋病性、關節僂痲質斯。用阿斯必林。能退炎、止痛、消腫、爲特效藥。筋肉僂痲質斯。亦奏大效。

(二)鎮痛藥。各種神經痛、偏頭痛、頭痛、子宮癌、乳癌、脊髓痨之疼痛。服之皆有大效。

(三)滲出性肋膜炎腹水。用以促滲出物之吸收。

(四)解熱劑。肺痨熱。及各種熱病用之皆有奇效。

(五)眼科僂痲質斯性虹彩炎。虹彩毛樣炎。皆有卓效。

用量　一日三回每回〇、五乃至一、〇

按阿斯必林爲必不可缺之藥品。麟每遇上述之症。俱用阿斯必林治之。多獲奇效。無不應手者。閱者諸君放膽用之可也。

每有特異性者。服少許阿斯必林。即出汗不止。甚或呈虛脫症狀。若非心臟病及虛弱者。藥性一過。即全愈矣。切勿驚惶。醫者遇此。宜用語以安慰之。

此藥於八年前初至日本。用之輒多獲奇效。矢島國太郎有實驗報告四則。又有日人某報告六則。詳記於日本醫學雜誌內。前已譯成漢文。刻入西藥實驗談中。請閱之。

鹽規

功用頗多。此處用爲退熱劑及治瘧劑。退熱劑。以間歇熱爲最有效。然呼吸器病。有熱度痰不易出者。不可服。因有痰凝不出之弊。

治瘧劑。各種瘧疾均效。

用量　間歇熱〇、五乃至一、五發作前五時服之

撒曹

（一）退熱劑。肺炎、肋膜炎、痲疹等用之最宜。（虛弱者心病者禁用）

（二）急性僂痲質斯之特效藥。

用量　一日數回〇、五乃至二、〇

規尼涅與撒曹解熱之差異

規尼涅在熱之昇進期用之無效。須發熱前五六時用之。方有效。撒曹則不然。熱之亢進期用之有大效。惟保續時間無規尼涅長。此其差異處也。

ピラミドン（即別臘蜜童）

(一)解熱劑。腸窒扶斯熱。肺癆熱。用之最效。腸窒扶斯之全身症狀能輕減。能安靜睡眠。意識明瞭。肺癆者亦頗效驗。此外各種急性熱症。如肺炎、猩紅熱等。皆可用之。

麟按別腦蜜童每有特異性之人。服少許即出汗不止。甚或呈虛脫症狀。肺癆家尤易侵犯。用時須格外注意。慎之慎之。

附錄日本野尻藥劑師之談

辛亥夏六月。麟東渡日本。調查結核療法。抵東京住本鄉壹岐坂上。鄰家有結核大家橋本節齋醫學士在焉。學士藥劑師野尻喜久雄者。靑年好學。與麟往來頗睦暱。日必數見。一日偶談及別腦蜜童。野尻君言橋本學士用別腦蜜童退肺癆家熱。屢遇出汗不止。呈虛脫症狀。且常發於夜半者居多。病家驚惶失措。叩醫門乞治。因此學士從睡鄉中起牀。時值冬夜。嚴寒逼人。且學士素有肺疾。夜中診察一概謝絕。不勝其苦。現在常佐以樟腦酸合用。或用阿斯必林佐以樟腦酸。以防其弊云云。

按橋本醫學士以最優成績卒業於日本東京醫科大家。卒以用功過勤。自患結核。二十年來講求結核治法。病已全愈。著有新內科全書。近世內科全書。近世診斷學。今已將近世診斷學繙譯刻行。名診斷學大成。風行吾邦醫界矣。

(二)鎭痛藥。肋間神經痛。坐骨神經痛。偏頭痛。三叉神經痛。皆有效。
(三)鎭靜藥。精神病。熱性病用之。
(四)急性關節僂麻質斯。能奏偉效。
用量　一日一回乃至二回〇、二乃至〇、五一回之極量〇、五一日之極量
一、五

フェナセナン(即弗那攝精)
解熱劑。鎭痛劑。僂麻質斯劑。無副作用。用以治頭痛頗效。
用量　解熱一回與〇、二五乃至〇、五頭痛之特效藥一回與〇、三乃至〇、七
五關節僂麻質斯一日三四回每回與〇、三乃至〇、七五極量一回一、〇一日
三、〇

第四類

此類之藥。能健胃。或助消化。能止醱酵。皆治胃腸病之要藥。(惟第五五方爲止瀉劑。
被手民誤入此類)

昆儒蘭格皮(卽コンシュランゴ皮)

苦味健胃劑食思不振用之又爲治胃癌之主藥惡心疼痛輕減食慾增進。

用量　一日三、〇乃至五、〇

稀鹽酸

鹽酸缺少之消化不良最效。又可爲熱病患者之解渴清凉劑。

用量　一日數回每回五滴至十滴

百布聖

消化蛋白質之藥。用以助胃消化。

用量　〇、二乃至一、〇一日三次

番木鼈丁幾

能興奮胃之筋質增進食慾消化。

用量　一日三回每回二滴乃至六滴極量一回〇、五一日一、五

苦味丁幾(省曰苦丁)

健胃劑。食思不振用之有效。又可加入礙消化藥內。以助消化。

用量　一日數回每回二十滴

加斯加拉流動越

緩和利便藥。無他種下劑之弊。有他種下劑之利。久服無害。常習便秘最宜。緩和下劑中之最佳者也。

用量　一日三回每回三滴乃至十五滴普通瀉下藥每朝夕用二十滴乃至二十五滴

臭曹

功用與臭剝同。惟較臭剝平和。能鎭靜、鎭痙、催眠、爲治神經興奮症狀之要劑。第四十一方所以加此者。因兼有神經興奮症狀也。

用量　同臭剝

重曹

能溶解害消化之粘液。以助消化。又能中和酸類。胃酸過多及慢性胃加答兒有卓效。

用量　〇、五乃至二、〇

レゾルナン（卽列曹爾聖）

止胃中發酵腐敗性消化不良用之最宜。
用量　一日數回每回〇、一乃至〇、五

大黃末

苦味健胃劑多服則爲瀉劑。
用量　每回〇、五乃至一、五

タカヂアスターゼ（卽泰加奇阿斯泰材）

消化澱粉劑用以助胃消化功效極靈惟價極貴。
用量　一回〇、〇六至〇、一八一日〇、二至〇、三

煆性マグチシア（卽煆性麻偪湼矢亞）

少量中和胃酸爲健胃劑大量則爲下劑。
用量　一日數回每回〇、二乃至〇、五緩下藥用二、〇或五、〇乃至一〇、〇

健質亞那末

苦味健胃劑有最强之防腐作用。
用量　一回一、〇至三、〇一日三、〇至一〇、〇

硝蒼

(一)鎮吐藥各種嘔吐皆可用之。

(二)能止慢性胃炎胃潰瘍之疼痛。

(三)能止胃中發酵腐敗性消化不良最效。

結麗阿曹篤

爲結核劑惟此處用以止胃中發酵。

用量　用於肺結核則一日三回每回自○、○一漸增加至○、○五乃至○、一二日一、五

薄荷油

驅風、健胃又能止發酵及調味。

用量　○、○五或○、一乃至○、一五

鹽莫

功用頗多此處用以止胃痛。

用量　○、○○三乃至○、○一極量一回○、○三一日○、一

鹽酸古加乙涅

局所麻醉劑。此處用以止胃痛。

用量 〇、〇一乃至〇、〇三一日數回一回之極量〇、〇五一日之極量〇、一五

第五類

此類之藥。自五六方至六十一方則爲瀉劑。自六二方至六五方。則爲止瀉劑。惟六六方爲驅蟲劑。

蓖麻子油

緩和下劑。腸加答兒、赤痢初起時。服甘汞後用之最宜。

用量 大人一食匙乃至二食匙小兒一茶匙乃至二茶匙

甘汞

(一)能制腸胃之發酵。

(二)赤痢、腸窒扶斯初起時。頓服大量。有頓挫之效。

(三)緩下劑。欲得一回之便通者。用之頗宜。

(四)肝臟病。膽石症用之有卓效。

用量 一日數回每回〇、〇二乃至〇、〇六下劑〇、一乃至〇、二利尿劑一、〇乃至二、〇

加斯加拉流動越

緩和利便藥。無各下劑之弊。有各下劑之利。久服無害。常習便秘最宜。緩和下劑中之最佳者也。

用量 緩下藥一日三回每回三滴乃至十五滴普通瀉下藥每朝夕用二十滴乃至二十五滴

人工加爾爾斯泉鹽(省曰人工鹽)

能亢進胃腸之運動。將胃內容物送入於腸。胃液膽汁分泌增加。粘液溶化。酸類中和。故凡慢性胃加答兒、胃擴張、胃潰瘍、十二指腸加答兒、膽石、肝充血等用之皆獲奇效。

麟按久年胃炎以人工鹽治之不及半月全愈

用量 四、〇至一五、〇 空腹時頓服或一日三回分服運用每日一、〇乃至

三、〇

硫苦

鹽類瀉劑之最普通用者。瀉時不腹痛。不害消化。

用量 五、〇或一〇、〇乃至二〇、〇

沃剝（解見前）

六一方中所以用此者因患脚氣也。

用量 見前

硝蒼（卽亞硝酸蒼鉛）

止瀉劑。諸般下利均有奇效。

腸潰瘍用以保護潰瘍及防腐。同時能使腸之運動減弱。故各症佳良。

用量 一日三四回每回〇、五乃至一、〇

單那爾並

止瀉劑中之最佳者。諸般下利均有奇效。較硝蒼功用尤偉。且不害消化。因在胃中不起收斂性。至腸方分離起收斂作用。故有單甯酸之利。無單甯酸之弊。

用量　一回二、〇　一日一〇、〇若小兒則隨其年齡一日二三回每回〇、二或〇、三乃至〇、五

阿片末

功用頗多。此處用以止瀉。因其鎮靜腸蠕動機之力。較莫兒比涅尤大也。

用量　一回〇、〇〇五乃至〇、〇五一回之極量〇、一五一日之極量〇、五

阿片丁幾(卽阿片丁)

同阿片末

用量　一日數回每回二滴乃至五滴一回之極量一、五一日之極量五、〇

珊篤甯

驅蟲劑。蛔蟲、十二指腸蟲、用以內服。蟯蟲、用以灌腸。凡有蛔蟲之疑可服之。

麟按最好以患者糞便行顯微鏡檢查檢其有無蛔蟲卵。然後再投以此藥劑。尤能收確效。

甘汞

用量　大人一日二三回每回〇、〇二五乃至〇、一

緩和驅蟲劑。常佐珊篤甯用之。
用量　一日數回〇、〇二乃至〇、〇六

第六類

此類之藥。全爲驅黴劑。黴毒用之有特效。

水銀軟膏

黴毒之特效藥。第二期黴毒最效。用以塗擦皮膚。法如下。
用量　一回塗擦一、〇乃至四、〇
用法　先令患者入浴。第一日左上膊之內側塗擦。第二日在右膊之內側塗擦。第三日在胸腹部左側塗擦。第四日在胸腹部右側塗擦。第五日在左大腿之內側塗擦。第六日在右大腿之內側塗擦。第七日再令入浴。翌日仍如前記之順序。日日塗擦之。至第七日仍就溫浴。每次塗擦後。卽須就褥。凡每日塗擦之時。當取其少量置手掌中。以平等之壓力。徐徐塗擦一時間以上。將此藥擦入皮膚之內。然後再取少量塗擦。

醫事新聞

贈送貴重藥品　上海四川路四十四號寶威大藥行。贈送貴重藥樣三種。一爲麥精魚肝油。二爲雪花。三爲金鷄納霜丸。共裝一匣。如欲得此藥樣者。須備郵票二角。請寫明閱中西醫學報知　貴藥行分送麥精魚肝油等藥樣三種。茲特寄上郵費二角。祈檢收。請將該藥樣寄○○○○處交○○○爲荷。照此寫法寄去。最爲穩妥。如有能寫英文信者。該藥行又別有英文藥目以爲贈品云。

紹介醫學實習生　函授新醫學講習社第一次卒業生。如欲來上海實習者。可由本館之介紹。送入日本醫學士青木先生處實習臨症處方。每月膳宿費學費各五元。須按月先付。實習數月或數年。各由本人臨時酌定。

組織衛生部之請願　上海市議會。秋季議會議決。設立食物衛生化驗所。案由董事會規畫衛生事宜。擬具規約交議。一面先將清道事宜整頓等因。正在規畫間。據中國紅十字分會夏君紹庭殷君錫璋來函。擬具衛生應辦事宜八條。請求交議。並言本會同人。大都中西醫員熱誠志士。皆願犧牲其智力。組織衛生部。以分市政廳之勞。於地方上稍盡義務等因。祭閱條開各節。於衛生事宜。至爲詳備。惟化驗藥品。查驗食物。調查宰牲查察監獄四項。深恐不易實行。特將原擬八條。一併開列交議。

附開衛生事宜八條

(一)化驗藥品　禁煙以來。市上出售戒煙丸藥種類繁多。難免不肖之徒。攙入嗎啡及醉腦諸毒物。爲害不淺。應置備化學器具。用西法化驗

(一)查驗食物　魚肉蔬菜。業經腐壞。一切食物之發酵變味。食之最易召病。貧戶喜圖便宜。貪口傷生。所在都有。應設專員查驗。遇一切害生之物。即禁其發賣。

(一)調查宰牲　病斃六畜。食之傷人。近設宰牲公所。原爲取締屠戶之計。然人心叵測。必派專員調查。庶免流弊。

(一)清潔街衢　清潔道路。爲衛生第一要義。況今私街小弄。每將不潔之物。任意傾棄。以及溺厠位置未當。臭氣薰人。皆爲疫疾之媒。應派員隨時整頓。及灑除疫藥水。以杜微生蟲之發生。

(一)查察監獄　監獄刻雖改良重建。但牢中押犯衆多。偶有疾病。即易傳染。必派員月查數次。遇有疾病。即予醫治。並澆灌藥水。以杜傳染疫疾。

(一)施種牛痘　上海牛痘局雖有數處。然地廣人稠。故種者自種。而天花一症。不滅於前。今添設數處。俾住戶就近佈種。並擬採仿西人種痘之法。以保安甯。

(一)籌防時疫　疫癘之來。苟及早覺察。急籌消滅之策。卽不致蔓延。應由醫員隨時考察。一遇是症。卽籌種種隔絕杜滅之策。以安閭閻。

(一)推廣施醫　貧民有疾。不卽醫治。不特變成痼疾。且易傳染他人。應推廣施醫。俾有病卽治。以杜疫死。

內務部令內外兩廳查禁售賣各項固精種子藥品文　內務部令。查本京內外城各藥肆所售各項藥品固精種子之丸散居多。此項賣藥。難保不含毒質。賊性戕生。實屬有乖天和。若不分別查禁。何以重衞生而維風化。所有各藥房發售此項賣藥。計有若干種類。仰該廳詳細調查。分別土貨洋貨。列表報部。以憑核辦。此令。

北京外城巡警總廳批醫生徐延祚等稟請考驗醫學文　稟悉。查考驗醫生。向由前民政部及內外兩廳分別辦理。現在官制。醫士藥劑師。應由教育部試驗。內務部僅有監查之責。爲此批仰該醫生等。逕赴教育部呈請試驗可也。此批。

內務部禁煙　內務部令。查鴉片流毒。婦孺皆知。而紙煙爲害。則盡人習焉不察。晚近以來。嗜此者幾遍全國。凡政、學、軍、商、農、工、各界。無男無女。無老無幼。及一切市井流氓。窮檐乞婦。罔不爭相購吸。一時成爲風氣。至今惡俗相沿。變而加厲。大有不吸紙煙。不得爲文明。不吸外洋上等紙煙。不足爲光彩之勢。故極富家一人一日之費。每足敷貧民一家五口之養而有餘。以致消耗日增。利權外溢。爲中國一大弊害。查近年海關進口稅紙煙一項。年約九百餘萬。實足駭人聽聞。若任其遷流。非惟小民生計愈窮。而於全國利源。亦將大受影響。夫紙煙一物。本非生人日用所必需。而貽毒至今。竟成爲一般社會之普通專嗜品。較諸吸食鴉片僅及於少數人民者。其害尤爲酷烈。考東西各國。未成年之吸食紙煙者。例禁綦嚴。至婦女吸食紙煙。更爲人所輕視。斷無全國男女老幼。而可任吸紙煙之理。今我國人喜新厭古。鬭靡增華。事事襲人皮毛。恬不爲怪。可用者購之。不可用者亦爭購之。澆風普及。固不獨紙煙爲然。而即此一端。已足重爲民生之累。本部有整飭風俗之責。對於吸食紙煙一事。不惜告誡殷拳。爲此通告全國人民。知悉。須識崇儉。方能致富。宜惜此有用之金錢。況煙毒足以戕生。何取乎不良之習慣。今各省通商大埠。國人漸悟其害。已有不吸紙煙會之設。既懲痼習。復挽利權。用意至爲深遠。實堪嘉尚。特恐山陬海澨。不克周知。竊願全國上中下三種社會人等。交相勸勉。互切箴規。務令湔除舊染之汚。收回無窮之利。本部有厚望焉。

警察廳又干涉厠所　粵垣警察廳長陳景華。以省垣厠所。湫隘卑濕。極形汚惡。而厠夫人等。又復不事清潔。汚臭不堪。殊於衛生有礙。現擬添築公厠。特飭行各區認眞取締。如有不潔厠所。或於通衢大道建築不合地點之處。應令停業。以重衛生。

按我國人向不知衛生。故可稱爲無便所之國。亦可稱爲隨處全是便所之國。試一游中國街。便見人家牆角邊及街盡頭處柵門口。便溺遍地。臭氣撲鼻。不可嚮邇。種種醜狀。而居民乃習焉不怪。是亦可哀矣。今陳廳長乃毅然將便所改良。吾謂此舉不特於公共衛生有關。即國體亦大受影響也。（蓮伯）

清道夫夜以繼日　粵垣城廂內外各街市。所有魚菜攤。堆滿路旁。前經警察廳長陳景華。飭令各區設糞洗所一處。按期洗掃。實爲保護衛生而設。乃查近日各處街市。往往有魚鱗菜屑。狼籍滿地。腥臭蘊蓄。實爲瘟疫媒介之原。雖有清道夫每日掃除。而隨掃隨棄。堆積如故。特行傳諭各區。轉飭市上小販商人。各用洋錫小桶。貯載魚鱗菜屑等物。由各區添派夜清道夫。按址挑收。以重清潔云。

昔明治大學英語教習村井知至。在教室演說言支那之人。不識衛生。其人民所居。

無非卑濕湫隘塵囂之所。余初抵烟台。過日人居留地。猶高廠清潔。及入支那街。湫隘潮濕。臭氣薰蒸。不可嚮邇。外人莫不掩鼻而過。(中畧)其下又云。余三年前游美。所見紅印度人。以爲世界獨一無二劣種。而不謂今之支那人殆有甚焉。雖其言未免過於尖利刻毒。然亦未始非由我國衛生行政不振有以致之。蓋入其國觀其道路。卽知其國人智愚文野。今陳警廳此舉。可謂知所先務矣。然仍有不慊於余心者。粤垣向無菜場。故魚菜小販隨地擺設。而薰洗所夫役每當日間萬衆來往時用水洗掃。往往因此汚路人衣履。此不特爲招怨之叢。且路上行人往來如織。瞬息又將該街躪汚。(因所洗掃者僅限於擺魚菜攤處他處則否)枉却執政者之用心耳。余以爲莫如速設菜場。令各魚菜等販遷入。否亦須於夜深行人稀少時。然後洗掃。方爲得計也。　(蓮伯)

弱母竟產偉男　加勞多省固蘭正臣埠電云。本埠西婦顧力修。刻產一男。母子均獲平安。查該婦身重僅九十磅。而所產之子重量幾及其母五分之一。初生時已有十八磅重。以一弱質之母而產一偉丈夫子。可謂罕聞云。

胡樹藩字越華四川萬縣人成都陸軍軍醫學堂本科畢業現任蜀軍第二團團醫長蜚聲軍界稱頌之不衰

陳興倫號敦五四川萬縣人平時博覽古今醫籍手不釋卷近復研究西醫孜孜不倦並精通東文

常友典號敦五四川萬縣人肄業綏定理化學堂精通中醫博覽古今醫籍上自岐黃仲景下至金元各大家無不羅列胸中近復研究西醫頗有心得

陳殿林號詠濤四川萬縣人恒德學堂教習熱心提倡醫學不遺餘力兼工詞章

熊德沛號漢興四川石砫廳西界沱人世業藥熱心公益以提倡醫學爲已任又注意交通分辦郵政兼精通東文

常友虞號松琴四川萬縣人南鄉學堂畢業熱心提倡西醫不遺餘力

秦山森原名鈞江蘇吳縣人同仁中日各醫院優等畢業生留日醫界急進會發起人民軍起義回國效力入中國赤十字會第二團開赴戰地扶救創痍在徐州廣東林淑惠司令聘充衛生隊醫官南北統一後回甯委任二十二師軍醫處長兼第四陸軍醫院醫務總長道高術妙有口皆碑

褚娥別號支亞浙禾人也年十六歲浙江民政司慧生姪女嘉秀女子公立學堂畢業生善英語民國元年入海甯女子醫學校學習西醫此吾國將來女界中之救生軍也

徐敏脩字俊卿年四十三歲安徽太和籍癸卯任阜陽聚景高等小學算學教員一載丁未任本縣蠶桑學堂國文教員一載熱心公益提倡醫學

吳志奇字澤清號紹棠江蘇阜甯人原籍江西法政學堂最優等畢業生杏林醫院優等畢業生同濟診病所所長本會發起會員前任陸軍軍醫官調任衛生隊長親臨金陵徐州宿遷高作皂河諸戰地救護病傷各兵二百餘名往返清江徐州調治盡痊刻因民國底定由徐辭職至省創設中西衛生醫院公推爲院長金陵病家趨之若鶩無不稱其術之神焉

黃國材號杜臣年三十二歲附生師範畢業生仰山高等小學教員精算學通中西醫理小試其技無不如意

趙瑞麟字子祥號壽人年三十二歲直隸奉天府文安縣人研究醫學頗多心得

楊贊素字后欽江蘇吳縣人年三十五歲現任工黨閘北部交際員熱心提倡醫學

陳翹牧年三十六歲廣東梅縣丙村人丙市三堡公學教員於改良醫學頗具熱誠

黃冠字耀南年三十九歲江蘇溧陽人家居高塍精擅中醫

吳迴字越英年二十三歲江蘇宜興人居和橋精中醫前二年曾入杭州生理衛生講習會又在杭州廣濟醫學堂肄業於解剖生理病理衛生等無不通曉現在高塍行道

殷履科號駿生吳縣附生年三十七歲精內科近復研究西學以期會通

沈同燕號叔南江蘇常熟縣人研究醫學多心得

易國恂號文垓年三十四歲湖北省隨縣人湖北軍醫學堂專科畢業生歷充鄂軍政府軍務司醫務科副科長及衛生科長現代理醫務局局長蜚聲軍界幾於有口皆碑

姚敬堂字純甫年四十六歲蘇州吳縣人通縣醫學研究會會員精內外科頗得社會信任

馬鼎字象山年二十一歲江蘇南通縣人江甯醫學研究會會員精內外科今夏立局送診頗著成績

胡來貢號景芬廣州順德桂洲杜巷人前香港聖士提反高等學校畢業生英國惡士佛大學攷列最上級學生醫國醫民本會有厚望焉

俞之壽字佐卿年四十四歲浙江上虞縣蒿壩鄉孔祠生向充本邑明強雀門蒿峰等小學校教員近復苦攻醫籍心得頗多

徐時號立民又號柏英江西龍南人同盟會會員贛南寧軍國民總會秘書長法政學堂教員對於公益夙具熱誠

楊述岑年二十二歲河南確山縣人束髮攻書乙巳入本邑高等學堂肄業後因家事累身不獲卒業即退學家居專攻生理衛生解剖之學下帷苦修攤學之士也

汪昌炳號少青安徽休甯縣人年二十一歲五世業醫家學淵源人咸景仰

姚璣字朗秋江蘇南滙縣人年三十歲師範畢業生提倡醫學頗具熱心

陳密號啓先浙江紹興嵊縣人年三十八歲少修儒術後以母與妻均瘵死遂棄儒之書而肆力醫典內經傷寒金匱以及晉唐間諸大家著作無不羅列胸中嗣見諸家說類多五行生尅司天在泉等虛誕之弊無裨實際乃專攻西籍寢饋有年頗富心得精益求精前途未可量也

半夏消痰丸

每瓶大洋一元

功效 一治溫痰、寒痰、燥痰、濕痰、以及老年痰多等症。二治各種痰之不易吐出者。能將氣管內之分泌液化薄故爲袪痰藥。三治晨咳、夜咳、燥咳、寒咳、勞咳、以及傷風咳嗽等症。故爲鎮咳藥。四治呼吸器病之喘息及心臟病之喘息。故又爲呼吸困難之緩解藥。有此四端所以咽頭炎、氣管支炎、肺勞病、百日咳、流行性感冒、氣管支喘息、肺炎、肋膜炎、等皆可治之。

用法 每食後服四粒、至五六粒爲止、一日三次、用開水過下、

衛生 房內空氣宜流通。嚴禁煙酒。宜習練深呼吸法。深呼吸者。在日光下。潔淨之空氣中。挺身直立。緊閉其口。將肺內之濁氣。從鼻孔盡力呼出。呼至不能再吸。於是將外面之清空氣。從鼻孔用力吸入。吸至不能再吸。第一次行完後。休息片時。再行第二次。每日朝暮。可作二回。每回可作十餘次。其效果能使肺臟擴張。肺內之容積變大。肺葉之尖。因深呼吸之鼓動力。亦能盡其功用。以營其呼吸。預防肺病之法。莫妙於此。

無錫丁氏監製

總發行所上海棋盤街文明書局及各埠文明書局

丁福保介紹英國新藥散拿吐瑾

英國有一新補藥。名曰散拿吐瑾。Sanatogen內含蛋白質燐質最多。凡癆病、血薄、心悸、健忘、消化不良、房事過度、神經衰弱、產後、病後等服之。均有奇效。服藥稍久。其效尤顯。各國醫生。均用此藥治一切虛弱病。日本最新出之醫學字典內。亦將此藥收入。其成分及功用論之甚詳。余用此藥已有數千人之多。其成績均佳。斷非他種補劑所可比擬。各大藥房均有出售。敝處亦有批發。定價較廉。

上海派克路昌壽里丁廣啟

南洋勸業會超等獎賞　精製補血丸

功效　一治貧血諸症。　二治萎黃病。　三治急性病後之衰弱。　四治大出血後之衰弱。　五治色慾過度。　六治慢性下痢之衰弱。　七治患瘰癧之衰弱者。　八可爲患癆疾者之第一補品。　每瓶大洋一元。

此丸與精製半夏消痰丸。皆屢試屢驗。頗有特效。前經南洋勸業會用化學法分析。知此二藥之功用。確爲各藥房之冠。性又和平。人人可以試服。◉總發行所上海棋盤街文明書局上海新馬路昌壽里五十八號無錫丁寓。從郵局可以購寄。

本局特別啟事

敝局所刊醫書。已有百餘種。風行海內。兼代售東西洋各大藥房種種藥品。各埠函購書藥者。紛至沓來。日必數十起。其中多有以郵票作代價者。刻因郵票堆積甚多。故特謹告各埠購書藥諸君。嗣後函購敝局醫書藥品。請由郵局匯兌現洋。如遇郵匯不通之處。萬不得已而用郵票者。概作九折計算。如價洋壹圓。須寄郵票壹圓壹角。多則以此類推。寄郵票之定率。每郵票一個以壹分者爲最佳。最大者不得過三分。凡三分以上之郵票。一概不收。統希　公鑒　上海新馬路昌壽里醫學書局謹啟

牙科博士高長順

牙醫博士高長順君。美國牙科大學博士。日本片山先生之高足也。學業精純。迥異儕輩。且曾親赴東西各國研究考察。業更大進。近懸壺於滬北壽康里內(英大馬路小菜場對過)就醫之衆。戶限爲穿。因先生着手成春。故雖道路遙遠。莫不慕名來就也。夫牙齒與生命有密切之關係。上海不學無術之輩。紛紛懸牌。貽害無底。爰將眞才實學之高君表而出之。俾世之患牙病者。知所問津焉。席子佩啟

謹謝特別捐款

順德胡景芬君慨助本會特別捐五元謹誌於此以表謝忱

欽定四庫全書提要醫家類

我朝四庫全書。其富過於前代所藏遠甚。即以醫家一類言之。著錄者凡九十六部。一千七百四十三卷。而存目之書。亦有九十四部。六百八十一卷。附錄六部二十五卷。可謂多矣。曾文正云。著述者之衆。若江海然。非一人之腹所能盡飲也。要在慎擇焉而已。學者欲讀古書。非得提要鉤元之法。無由得其門徑而擷其精華。四庫提要編纂者。皆一時名士。即論醫家一類。抉擇精嚴。品評確當。披讀一過。於我國醫學之淵源。歷代醫籍之流派。已能得其大凡矣。用特摘出印成單行本。以供吾國之研究醫學者。　每部三角

國朝名人書札

此書乃搜集國朝名人百餘家通用手札編輯而成。共分十四類。一、通問類。二、復答類。三、請求類。四、復謝類。五、延請類。六、辭卻類。七、餽贈類。八、祝賀類。九、唁慰類。十、借助類。十一、頌讚類。十二、論述類。十三、規諫類。十四、家書類。每類又分子目數十門。指明其所為何事。所求何物。全書都札幾及千篇。分訂三巨冊。世界文化日進。人事日繁。韶華轉眼。寸陰可貴。吾國各界。素尚尺牘。一紙應文。不惜攻究。費時失事。莫此為甚。何如擬一部成書。振筆直抄。以節下之時間。用於有為之事業乎。此同人編輯此書之宗旨也。　每部大洋一元五角

張嘯山先生尺牘　二角

顧亭林先生尺牘　二角

朱鼎甫先生尺牘　二角

吳穀人先生尺牘　三角

陳其年 尤西堂 先生尺牘　二角

惲子居先生尺牘　二角

洪稚存 楊蓉裳 先生尺牘　二角

管異之 梅伯言 先生尺牘　二角

芙蓉山館師友 王眉叔先生 尺牘　二角

劉芙初 李申耆 先生尺牘　二角

寶威大藥行製藥公司廣告

TRADE MARK **‘BIVO’** 商標

別福 商標

牛汁鐵精酒

BEEF AND IRON WINE

別福牛汁鐵精酒乃按醫藥科學所精製質料純粹氣味甘芳所含各種育質均有構造身體原素故有恢復奮興之功〇牛汁鐵精俱是血肉要質佐以滋補要品融以葡萄美酒其功效更爲靈捷完善凡服此酒無不相應如響〇人身之有血猶水之有源源竭水涸血枯身衰故血爲生命之要乃最寶貴者也凡臟腑骨骼無不由血構造亦無不由血養育故血足身必强血不足身必弱此不易之理然人無不需血故人無不需補補血最佳之品別福牛汁鐵精酒爲最著名者也〇別福牛汁鐵精酒不第補血而已凡體質有所虧損均能補益提壯如服後飲食倍進此胃經工作爲其所奮興也身量漸重此體質爲其補益也既有若此効力其憔悴衰弱虛耗消瘦疲憊種種服之何患不靈柔弱婦女衰頹老人尤當視爲養生至寶購服者務宜認明別福商標是爲至要中國各埠著名西藥房均有發售

英京　上海　寶威大藥行